常用药膳方 精编

范新六

编著

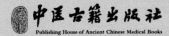

中医古籍出版社

Publishing House of Ancient Chinese Medical Books

图书在版编目（CIP）数据

常用药膳方精编 / 范新六编著. — 北京：中医古籍出版社，2023.11
ISBN 978-7-5152-2386-5

Ⅰ.①常… Ⅱ.①范… Ⅲ.①食物疗法—食谱 Ⅳ.①R247.1②TS972.161

中国版本图书馆CIP数据核字（2021）第279266号

常用药膳方精编
范新六　编著

策划编辑　郑　蓉
责任编辑　吴　迪
封面设计　王　磊
出版发行　中医古籍出版社
社　　址　北京市东城区东直门内南小街 16 号（100700）
电　　话　010-64089446（总编室）010-64002949（发行部）
网　　址　www.zhongyiguji.com.cn
印　　刷　廊坊市靓彩印刷有限公司
开　　本　710mm×1000mm　1/16
印　　张　25.25
字　　数　434千字
版　　次　2023 年 11 月第 1 版　2023 年 11 月第 1 次印刷
书　　号　ISBN 978-7-5152-2386-5
定　　价　98.00 元

本书获得北京市丰台区卫生健康委员会中医药振兴项目

（编号 6978）资助

作者简介

范新六，男，北京中医药大学中医诊断学博士，副主任医师，中华中医药学会委员，中国中医药研究促进会理事，北京中西医结合学会委员。现任职于首都医科大学全科住院医师规范化培训基地，从事中医临床、教学、科研相关工作，发表论文 40 余篇。

前　言

药膳食疗历史悠久，它既可以治病，又可以滋补保健，而且美味可口，深受百姓喜爱。目前市场上虽然相关书籍种类繁多，但良莠不齐，非常不利于没有医学背景的人群参阅。笔者从浩瀚书海中精挑细选出一千余首药膳方，方便读者阅读学习。

本书概述部分介绍食养、食疗和药膳的源流，附录部分列出药食两用品种 110 个。除了概述和附录，共分二十一章，第一章阐述药膳常用剂型，按功效分为 18 种，按加工工艺分为 5 种。第二章收录常用药膳食物 32 种。第三章收录常用药膳本草 51 种。第四章至第十二章根据 50 种常见内科疾病，收录常用药膳方 598 个。第十三章至第十五章根据 11 种常见外科疾病，收录常用药膳方 67 个。第十六章根据皮肤病 8 种，收录常用药膳方 63 个。第十七章根据 15 种妇科疾病，收录常用药膳方 128 个。第十八章根据 8 种小儿疾病，收录常用药膳方 43 个。第十九章根据 10 种五官疾病，收录常用药膳方 78 个。第二十章根据 5 种老年病，收录常用药膳方 78 个。第二十一章收录养生方 5 类，常用药膳方 71 个。合计收录常用药膳方 1126 个。

为了方便读者掌握药膳所需原料、制法、适用范围和使用注意事项，每个药膳方相关条目分为【组成】【制法】【功用】【按语】四个部分，同时标明引用文献出处。本书中收录的古代药膳方，绝大部分是原方引用，为方便读者阅读，对部分药膳方以现代语言进行了阐释。

本书收录药膳方以操作简单、材料便宜、南北兼收、药食结合、切合临床等为指导原则。收录的药膳方多以便于操作的粥类、膏类、饮品类为主，工艺较为复杂的酒剂不多，操作繁复的菜肴类收录得也较少。收录药膳所需材料也多为价格普通的本草，需要类似虫草、燕窝、鹿茸等名贵中药材的药膳方则较少收录。本书收录的大多为药食结合的方子，纯食疗的方子较少。本书收录的药膳方中少数动物药材现已被药典除名或被列为保护动物，如穿山甲、老虎（虎骨）、野鸡等，本书仅作收录，供读者参阅。考虑到中国地大物博，收录药膳方时，尽量做到开放包容、南北方风格药膳兼收并容。结合笔者二十余年临床经验，所选病种均为临床常见病和多发病，收录的药膳方十分适合大众使用。

本书适用于中医工作者和对中医药膳有兴趣者学习和参考。

本书编录过程较为仓促，不足之处，敬请指正！

范新六

2021 年 10 月于北京

目 录

概　述

　　食养、食疗、药膳三者都源于"药食同源"的理论，在应用的材料、服食的对象及使用目的上却存在着区别。食养的材料是食物，目的是养生（保健、长寿），对象是健康与亚健康人群。食治的材料是食物，目的是治病，对象是病人。药膳的材料是食物与药物混用，目的是养生与治疗，对象是健康、亚健康人群和病人。

　　食养是依据个人体质，科学严谨地搭配食材，从而起到养生保健的作用。在疾病初起和渐消期，可合理运用食养理论，扶正以驱邪。正如《黄帝内经·五常政大论》所说："大毒治病，十去其六；常毒治病，十去其七；小毒治病，十去其八；无毒治病，十去其九；谷肉果菜，食养尽之；无使过之，伤其正也。"简言之，即用食物调整机体的状态。

　　食疗是以中医学辨证论治和整体观念为基础，将食物作为药物，运用方剂学原理进行施治。"食疗"一词源于《备急千金要方·卷二十六·食治方》，其所云："知其所犯，以食治之。食疗不愈，然后命药。"

　　"药膳"一词，则最早见于《后汉书·列女传》，书中有"母亲调药膳思情笃密"的文字。药膳是将药物与食物结合的产物，是食养、食疗的拓展物，是"药食同源"理论的精华，提高了食疗、食养的作用效果——疗效显著增加；扩大了其作用范围——无论健康与否，无论为何种体质，均可辨证施膳；更丰富了养疗种类——原材料增多，食用性药物的加入。

　　商朝，伊尹善调五味，教民五味调和，在中国食养文化史中占有重要地位，被中国烹饪界尊为"烹调之圣"。伊尹烹制的"紫苏鱼片"，可能是我国最早运用中药紫苏来制作的药膳。

　　唐朝药王孙思邈基于《黄帝内经》《神农黄帝食禁》和张仲景的著作等中的有

关理论，结合自己的医学知识，撰成"食治方"卷。他把以食充饥与食养、食疗、食治、药治做了严格的区别，对食治展开了系统的理论撰述，并阐述了每味食材的功效与性味。

唐朝孟诜的《食疗本草》集古代"药食同源"理论之大成，是全世界现存最早的一部药膳学方面的专著，孟诜也被誉为食疗学的鼻祖。

宋徽宗下旨编写的《圣济总录》中记载了285个食疗保健方，适用于29种病证，尤为突出的是在药膳的制作方法和类型方面有所创新。其中不仅有饼、羹、粥，还有面、散、酒、汁、饮、煎等烹制方法的记载。

宋太宗命翰林医官王怀隐等编写《太平圣惠方》，其中九十六、九十七卷是食治篇，分29门，载方320首。该书以孙思邈食治理论为指导，所治疾病涉及内、外、妇、儿各科。《太平圣惠方》中食治方的特点是用料以家禽（鸡）、家畜（猪、羊等）为主。对禽畜之使用，不同部位用于不同目的，如猪分成十三部分以作药用，鸡分雌雄、黑黄羽色、肉的部位等，羊从内脏到骨头共分成十四个部分，真可谓选料讲究精细，堪与现代食品学中营养价值的分析媲美。至于加工方式，既有《外台秘要》的各种剂型，还有馄饨、毕罗、䭔品等名出现。在食治方运用中体现了"同病异治"，内服、外治同用，不同年龄、不同体质不同处方的特点。

元代朱震亨著有《丹溪心法》《医学发明》《局方发挥》等，其研发的"参麦团鱼""沙参麦冬炖猪肘""玉竹心子"均属于典型的滋阴药膳方。

元代饮膳太医忽思慧所著《饮膳正要》，总结了古人养生保健的经验以及烹饪的技术，提出食养、食疗须以"春食麦""夏食绿""秋食麻""冬食栗"四时为宜的理论，并根据元代皇帝食疗的需求精心设计了"生地黄鸡""木瓜汤""良姜粥""山药面""渴忒饼儿""葛根羹""姜黄腱子""五味子汤"等药膳方剂，可谓药膳学的百科全书。

明朝张景岳著有《类经》《景岳全书》，其中《景岳全书》中的养生思想为"治形保精"与"滋养阳气"为主，张景岳本人创制的"天麻鱼头""人参生脉鸡汤""附片羊肉汤""归芪鸡汤"等都是著名的食疗方，至今仍在使用。

清代王士雄的著作《随息居饮食谱》，可谓清代最具代表性的食疗专著，全书收日常茶饮食物330余种，分为水饮、谷食、调和、蔬菜、果实、毛羽、鳞介等七类，并介绍了每种食物的性能及功效。王士雄明确提出了素食、荤食两大类，在方式上有主食类、佐餐类、饮料类，饮料类选用茶、露、鲜汁，真正体现了温病急宜存阴补液之特色。他强调"辨证饮食""量腹节受"为食疗之原则，创立了"雪羹汤""天生复脉汤""天生甘露饮""天生白虎汤"等食疗名方，开拓了有清热救阴治疗特点的食疗方药。

东亚民间都有食补和制作药膳的习俗。民间将以补虚为目的食疗，称为食补，如明代《韩氏医通》之"霞天膏"以黄牛肉煮膏，是最具代表性的食补方。

第一章 ◆▷

药膳常用剂型

药膳的分类方法很多，如《食医心鉴》根据病类分为 15 类，每病类又各分为粥、菜、酒等不同膳食类别。《遵生八笺》根据药膳加工工艺分为 10 余类，如茶泉类、汤品类、熟水类、果实粉面类等。现代药膳学根据不同需要，一般从两个方面分类：一、根据功效分类，可分为益气健脾类、补血养营类、气血双补类、滋阴生津类、助阳健身类、安神益智类、开胃消食类、温里散寒类、理气止痛类、活血化瘀类、平肝息风类、解表散邪类、祛痰止咳类、清热解毒类、祛风除湿类、利水退肿类、润肠通便类、养生保健类等 18 类。二、根据加工工艺分类，可分为粥类、蜜膏类、鲜汁饮露类、酒醴醪类、菜肴类等 5 类。

第一节　根据功效分类

一、益气健脾类

应用具有益气健脾作用的药物和食物为原料经烹调制成的药膳食品，功能为益气补血，健脾和胃。适用于脾胃气虚者，症见面色萎黄，消瘦乏力，食少纳呆，腹胀便溏，舌淡脉虚等。无病者食之，亦有强身健体之效。常用的本类药膳有理脾糕、薯蓣膏等。

二、补血养营类

应用具有补血养营作用的药物和食物为原料经烹调制成的药膳食品，功能为补血和血，益气养营，适用于营血亏虚者，症见面白无华，唇甲色淡，头晕目眩，心悸失眠，手足发麻，月经量少色淡，舌淡苔白，脉细弱等。无病者服之，亦有强身健体之效。常用的本类药膳有当归烧羊肉、何首乌烧鸡、菊花肝膏等。

三、气血双补类

应用具有气血双补作用的药物和食物为原料经烹调制成的药膳食品，功能为益气健脾，补血和血，适用于气血两虚者，症见面白神疲，头晕眼花，少气乏力，心悸失眠，舌淡脉虚等。无病者服之，亦有强身健体之效。常用的本类药膳有八宝鸡汤、十全大补汤、红杞田七鸡等。

四、滋阴生津类

应用具有滋阴生津作用的药物和食物为原料经烹调制成的药膳食品，功能为滋阴清热，生津止渴，适用于阴虚亏者，症见消瘦颧红，口燥咽干，潮热盗汗，五心烦热，失眠多梦，舌红少苔，脉细数等。无病者服之，亦有强身健体之效。常用的本类药膳有冬虫草米粥、银耳羹、蛤蟆鲍鱼等。

五、助阳健身类

应用具有助阳健身作用的药物和食物为原料经烹调制成的药膳食品，功能为补肾壮阳，强身健体，适用于阳衰体虚者，症见面色㿠白，精神萎靡，倦怠乏力，畏寒肢冷，阳痿早泄，不育不孕，舌淡苔白，脉沉细等。无病者服之，亦有补益强壮之效。常用的本类药膳有壮阳狗肉汤、双鞭壮阳汤、杜仲猪腰等。

六、安神益智类

应用具有安神益智作用的药物和食物为原料经烹调制成的药膳食品，功能为镇静安神，养心益智，适用于心气不足、心血亏虚者，症见眩晕健忘，心悸怔忡，失眠多梦，舌淡苔白，脉细弱等。无病者服之，亦有益智健脑之效。常用的本类药膳有玫瑰花烤羊心、冰糖莲子、柏子仁炖猪心等。

七、开胃消食类

应用具有开胃消食作用的药物和食物为原料经烹调制成的药膳食品，功能为开胃进食，消导化滞，适用于胃虚伤食者，症见食少纳呆，脘腹胀闷，嗳气吞酸，恶心呕吐，苔腻，脉弱或滑等。无病者服之，亦有促进消化、增强体质之效。常用的本类药膳有五香槟榔、萝卜饼、山楂肉干、消食茶膏糖等。

八、温里散寒类

应用具有温里散寒作用的药物和食物为原料经烹调制成的药膳食品，功能为温中散寒，止痛止泻，适用于脾胃阳虚、寒邪内侵者，症见脘腹冷痛，呕吐清水，腹胀腹泻，畏寒肢冷，舌淡苔白，脉沉迟等。常用的本类药膳有丁香鸭子、砂仁猪腰、姜椒煨鸡块等。

九、理气止痛类

应用具有理气止痛作用的药物和食物为原料经烹调制成的药膳食物，功能为疏肝解郁，理气止痛，适用于肝气郁结、气滞作痛者，症见抑郁易怒，善太息，胸胁脘腹胀闷痛，苔薄白，脉弦等。常用的本类药膳有佛手酒、糖渍橘皮、香附川芎茶等。

十、活血化瘀类

应用具有活血化瘀作用的药物和食物为原料经烹调制成的药膳食品，功能为活血通经，化瘀止痛，适用于瘀血内阻者，症见局部刺痛，固定不移，或阵发性心胸憋闷疼痛，痛引肩背内臂，舌质紫暗或有青紫色斑点，脉涩等。常用的本类药膳有丹参酒、红花酒、清蒸蒜头甲鱼等。

十一、平肝息风类

应用具有平肝息风作用的药物和食物为原料制成的药膳食品，功能为平肝潜阳，息风止痉，适用于肝阳偏亢、肝风内动者，症见头痛头胀，眩晕耳鸣，肢体麻木，手足震颤，语言謇涩，头重足飘，舌质红，脉弦数等。常用的本类药膳有天麻鱼头、罗布麻速溶液、菊楂决明饮等。

十二、解表散邪类

应用具有解表散邪作用的药物和食物为原料经烹调制成的药膳食品，功能为疏风解表，适用于感受外邪、客于肌表者，症见恶寒发热，头身疼痛，咽痛咳嗽，鼻塞流涕，苔薄白，脉浮等。常用的本类药膳有姜糖苏叶饮、桑叶薄竹饮、麻黄醇酒等。

十三、祛痰止咳类

应用具有祛痰止咳作用的药物和食物为原料经烹调制成的药膳食品，功能为祛痰止咳平喘，适用于痰阻气道、肺气不宣者，症见咳嗽气喘，胸闷痰多，或痰黏难咯，痰中带血等。常见的本类药膳有蜜饯百合、贝母酿梨、糖橘饼、糖溜白果膏等。

十四、清热解毒类

应用具有清热解毒作用的药物和食物为原料经烹调制成的药膳食品，功能为清热凉血，解毒消肿，适用于里热偏盛、痈肿疮疡者，症见身热面赤，心烦口渴，便秘尿赤，或身发痈肿疮疡，舌红苔黄，脉数等。常用的本类药膳有银花菜、西瓜饮、苦菜姜汁等。

十五、祛风除湿类

应用具有祛风除湿作用的药物和食物为原料经烹调制成的药膳食品，功能为祛风除湿，通经活络，适用于外感风寒湿邪，客于关节经络者，症见关节疼痛，屈伸不利，肿胀发凉，或头身困重，腹胀便溏，苔白腻，脉沉弦或沉迟无力等。常用的本类药膳有虎骨酒、五加皮酒、三蛇酒等。

十六、利水退肿类

应用具有利水退肿作用的药物和食物为原料烹调制成的药膳食品，功能为健脾益肾，利水退肿，适用于肺、脾、肾三脏功能失调，水湿内停者，症见周身浮肿，小便不利，肢体困重，脘闷腹胀，腰膝酸软，舌淡苔白，脉沉细或沉弦等。常用的本类药膳有赤冬鲤鱼、车前子茶、赤小豆鱼粥等。

十七、润肠通便类

应用具有润肠通便作用的药物和食物为原料经烹调制成的药膳食品，功能为养阴生津，润肠通便，适用于气阴不足、肠道津亏者，症见大便秘结，难于排出，数日一行，腹胀腹痛，头晕咽干，倦怠乏力，脉虚或沉涩等。常用的本类药膳有三仁丸、杏仁芝麻汤、苏麻粥等。

十八、养生保健类

本类包含各种保健药膳，如减肥降脂药膳，如茯苓饼子、辟谷膏等；美发乌发药膳，如乌发蜜膏、蟠桃果等；润肤养颜药膳，如枸杞膏、红颜酒等；延年益寿药膳，如八仙长寿膏、长生固本酒等；益智健脑药膳，如琼玉膏、水芝汤、神仙富贵饼等。

第二节　根据加工工艺分类

一、粥类

粥是用较多量的水加米或面，或在此基础上再加入其他食物或中药，煮成汤汁稠浓、水米／面交融的一类半流质食品。其中以米为基础制成的粥又称为稀饭，以面为基础制成的粥又称糊，加入中药制成的粥又称药粥。

从其功效而言，粥可分为两大类：一是滋补强壮类，二是疾病防治类。从其组成原料讲，粥可分为谷物类、蔬菜类、豆类、植物药类、花类、干果类、动物类等。谷物类粥如糯米粥，将糯米熬煮，待米粥较稠黏时加入白糖调匀，功用补气益肺、健脾和胃、敛汗止泻。蔬菜类粥如马齿苋粥，将马齿苋和粳米同煮粥，空腹食用，适用于脚气，头面水肿，心腹胀满，小便淋涩。豆类粥如赤小豆粥，先煮赤小豆将烂时，放入粳米共煮为稀粥，功用健脾利水，消肿止泻。植物药类粥如黄芪粥，将黄芪煎熬取汁，加粳米煮熬成粥，适用于劳倦内伤，食少便溏，中气下陷，久泻脱肛，体虚自汗等。花类粥如菊花粥，粳米煮至半熟时，加入菊花末，熬熟服用，功用疏风清热，清肝明目。干果类粥如枸杞子粥，将枸杞子、粳米、白糖各适量煮熬成粥，功用滋补肝肾，益精明目。动物类如牛乳粥，将粳米熬煮成粥，加入牛奶、白糖，烧沸即成，功用补虚损，润五脏。

二、蜜膏

蜜膏，是由鲜果汁、鲜药汁或药物的水煎液经过煎熬浓缩，加蜂蜜调和而成的稠膏。因其具有滋补功效，故俗称"膏滋"。如《饮膳正要》中具有补髓添精之功的羊肉膏，《万氏积善堂集验方》中用于治疗须发早白或脱发的乌发蜜膏等。

三、鲜汁、饮、露、汤

（一）鲜汁

鲜汁多由汁液丰富的植物果实、茎、叶和根块，经捣烂、压榨取得。鲜汁一般单独饮用，也可加入适量的水和酒。鲜汁多用现取，不宜存放。

（二）饮

饮为我国古代药剂之一。常用的药料有植物的花、叶、果实、皮、茎枝、细根，以及经薄切或粉碎的其他药料等。饮是以质地轻薄或具有芳香挥发性成分的药材为原料，不宜煎煮，经沸水冲泡、温浸而成的一种专供饮用的液体。

（三）露

露是用自然界植物的花、果或其他材料经蒸馏而得到的一种液体。本品多作为饮料或其他药品、食品原料。

（四）汤

汤是用较多量的水加入食物或中药烹制而成的，以汤汁为主的一类食品。汤的制作多用煮或炖的方法。

四、酒、醴、醪

酒、醴、醪均属于补酒。酒主要含普通药材成分，醴含有普通药材成分和糖的成分，醪含有普通药材成分、糖成分和酿酒所产生的酒渣成分。

药酒制作方法主要有冷浸法和煮酒法（热浸法）两种。

冷浸法：把药料按量置于容器内，加入适量的酒密封，每天振摇或搅拌一次，在常温暗处浸泡20天左右，冬季可长。吸取上清液，再把药渣榨出液与上清液混合，滤过澄清即可。

煮酒法（热浸法）：先把药料和酒放在搪瓷罐、小铝锅等容器中，再将该容器放入另一盛水的大锅里煮炖，时间不宜过长，一般见药面出现泡沫即可，然后密封，静置一段时间即可饮用。这种方法既能提高药物成分的浸出率，又能加快浸取速度。

五、菜肴药膳

菜肴药膳的原料包括各种生熟蔬菜、禽、肉、蛋、乳、水产等。药膳以汤为主要形式，其烹调工艺主要有炖、蒸、煮、焖、煨、熬、卤等方法。菜肴药膳以保持中药和食物的原汁、原味为特点，适当佐以辅料调制其色、香、味、形，做到既有可靠的疗效，又有较鲜美的色、香、味、形，使人们乐于食用。因此，一般药膳中的药物多有补益、保健作用，性味也较平和，通常用量不大，比较安全可靠。

菜肴药膳可以作为正餐主菜，也可以作为辅食加餐，具体服用方式应随菜肴的品种和食用量而定。如川贝雪梨炖猪肺，其组成为川贝母 15 克，雪梨 2 个，猪肺 40 克，冰糖少许。制用法：川贝母洗净，雪梨去皮，切成小方块；猪肺洗净，挤去泡沫，切成长 2 厘米，宽 1 厘米的块；将川贝母、梨块、猪肺共置锅内，加入冰糖、水适量，置武火上烧沸，再用文火炖 2 至 3 小时即成。分顿食用，适用于结核咳嗽，咯血，老年热咳等。

第二章 ◈

常用药膳食物

第一节　米谷类

粳米

禾本科植物粳稻的成熟去壳种仁。味甘、苦，性平，无毒。主益气，止烦，止泄，和胃气，长肌肉。适用于脾胃气虚，食少纳呆，心烦口渴，泻痢。

糯米

禾本科植物糯稻的成熟去壳种仁。味苦，性温，无毒。温中，令人能食，多热，大便硬。主补中益气，健脾止泻，缩尿，敛汗。适用于脾胃虚寒泄泻，消渴尿多，气虚自汗。

粟米

粟米即小米，禾本科植物粱或粟的成熟种仁。味咸，性微寒，无毒。主养肾气，去脾胃中热，益气。陈者味苦，主治胃热，消渴，利小便。

小麦

禾本科植物小麦的种子。味甘，性微寒，无毒。主除热，止燥渴、咽干，利小便，养肝气，止漏血、唾血。

大麦

味咸，性温、微寒，无毒。主治消渴，除热、益气、调中。

黑大豆

大豆的黑色种仁。味甘，性平。主健脾益肾。可用于肾虚腰痛，耳聋，遗尿。

第二节　兽类

牛

牛肉味甘，性平，无毒。主消渴，止哕泄，安中益气，补脾胃。牛髓功效，补中，填精髓。

羊

羊肉味甘，性大热，无毒。主暖中，头风，大风，汗出，虚劳，寒冷，补中益气。羊肝性冷，疗肝气虚热，目赤、暗。羊肾性温，补肾虚，益精髓。羊骨性热，治虚劳，寒中，羸瘦。

山羊肉

牛科动物青羊的肉。味甘，性热。功能补虚助阳。适用于虚劳内伤，筋骨痹弱，腰脊酸软，以及阳痿、带下、不孕等症。

第三节　禽类

鸡

丹雄鸡肉味甘，性微温，无毒。主妇人崩中漏下，赤白沃，补虚，温中，止血。乌骨鸡，味甘，性平，无毒。功效补肝益肾，补气养血，退虚热。

鸭

鸭肉味甘，性冷，无毒。补内虚，消毒热，利水道及治小儿热惊痫。

第四节 鱼类

鲤鱼

味甘，性平。功效健脾和胃，利水下气，通乳，安胎。

鲫鱼

味甘，性平。功效调中，益五脏，利水消肿，通血脉。

海参

味甘、咸，性平。功效主补元气，滋益五脏六腑，去三焦火热。

第五节 果类

梨

味甘，性寒，无毒。功效止咳化痰，清热降火，清心除烦，润肺生津，解酒。

栗

味咸，性温，无毒。主益气，厚肠胃，补肾虚。炒食，壅人气。

核桃

味甘，性平、温，无毒。食之令人肥健，润肌、黑须发。功效补肾益精，温肺定喘，润肠通便。

松子

味甘，性温，无毒。治诸风头眩。散水气，润五脏，延年。

莲子

味甘，性平，无毒。补中养神，益气，除百疾，轻身不老。

鸡头

鸡头即芡实。味甘，性平，无毒。主湿痹，腰膝痛，补中，除疾，益精气。

木瓜

味酸，性温，无毒。主湿痹邪气，霍乱吐下，转筋不止。

第六节　菜类

白冬瓜

味甘，性平，微寒。主除小腹水胀，利小便，止渴。

藕实茎

味甘，性平、寒，无毒。主补中，养神，益气力，除百疾，消热渴，散血。

回回葱

回回葱即洋葱。味辛，性温，无毒。温中，消谷，下气，杀虫。

枸杞叶

茄科植物枸杞的嫩茎叶。味苦，性寒。功效补虚益精，清热明目。

马齿苋

马齿苋的全草。味酸，性寒。功效清热解毒，凉血止痢，除湿通淋。

银耳

别名白木耳。味甘、淡，性平。功效滋补生津，润肺养胃。

第七节　料物性味

白芝麻

味甘，性大寒，无毒。治虚劳，滑肠胃，行风气，通血脉，祛头风，润肌肤。与乳母食之，令子不生病。

胡麻

胡麻即黑芝麻。味甘，性微寒。除一切痼疾，久服长肌肉，健人。油，利大便。久服面光泽，不饥。

桂皮

樟科植物天竺桂的树皮。味甘、辛，性大热，有毒。主温中，利肝肺气。

白砂糖

以甘蔗或甜菜的汁液经精制而成的乳白色结晶体。味甘，性寒、冷利，无毒。主治心腹热胀，口干渴。润心肺大小肠热，解酒毒。

麻油

麻油即芝麻油。味甘，性微寒，无毒。功效润肠通便，解毒生肌。

第三章 ◆

常用药膳本草

第一节 解表药

淡豆豉

淡豆豉由豆科植物大豆的成熟种子发酵制成。味苦、辛，性凉，具有解表，除烦的功效。适用于感冒，症见寒热头痛、口渴咽干、烦躁胸闷、虚烦不眠等。应用于诸多药膳方，如适用于体虚感冒的淡豉葱白煲豆腐，风寒感冒的葱豉粥，治疗疮疡初起的豉粥等。

本草逸闻：唐上元二年间，洪州都督闫某重修滕王阁，感外邪，周身发冷，汗不得出，骨节酸痛，咳喘不已，胸中烦闷，夜不能寐。闫某年迈，不敢用发汗之麻黄峻剂。王勃家乡制作豆豉，先将苏叶与麻黄等浓煎取汁，用以浸泡大豆，再煮熟发酵而成，可作小菜。王勃建议闫都督服用豆豉发散表邪，三天后闫某痊愈。

药理作用：淡豆豉有微弱的发汗作用，并可健胃，助消化。

生姜

姜的新鲜根茎入药，味辛，性温。归肺、脾、胃经。行阳分而祛寒发表，宣肺气而解郁调中，畅胃口而开痰下食。通神明，祛秽恶，救暴卒。凡中风、中暑、暴卒等症，姜汁和童便*饮效；搽冻耳，熬膏涂；辟雾露山岚瘴气，早行含之。应用于诸多药膳方，如治疗血虚寒凝月经不调的当归生姜羊肉汤，生津止渴的八仙膏等。

使用注意：本品助火伤阴，故实热及阴虚内热者忌用。

---

*　古方中有童便入药的记载，本书列出供参考。

白芷

白芷的干燥根入药。本品气芳香，味辛。以粉性足，棕色油点多，香气浓郁者为佳，生用。药性辛温，归肺、胃、大肠经。功效解表，祛风止痛，宣通鼻窍，燥湿止带，消肿排脓。适用于风寒头痛，血瘀血燥，经络阻滞之面色晦暗，黄褐斑等。应用于诸多药膳方中，如治疗口臭的五香丸，适用于偏头痛的黄牛脑子酒，洗面白肤的五神汤等。

使用注意：本品辛香温燥，阴虚内热者忌服。

第二节　清热药

芦根

芦苇的新鲜或干燥根茎。味甘，性寒，归肺、胃经。功效清热泻火，生津止渴，除烦，止呕，利尿。可用于热病烦渴，肺热咳嗽，胃热呕哕，热淋涩痛等。应用于诸多药膳方中，如治疗烦热口渴的芦根粥，呃逆反胃的竹茹芦根茶，适用于易饥多饮消瘦的五汁饮等。

使用注意：脾胃虚寒者慎用。

决明子

决明或小决明的干燥成熟种子。味甘、苦、咸，性微寒。归肝、大肠经。功效清肝明目，润肠通便，可用于目赤涩痛，羞明多泪，目暗不明，头痛眩晕，肠燥便秘等。应用于药膳方中有治疗目赤肿痛的决明子粥，习惯性便秘的决明苁蓉茶等。

使用注意：本品性寒滑肠，气虚便溏者不宜用。

第三节　润下药

火麻仁

草本植物大麻的成熟种子。味甘，性平，归脾、胃、大肠经。功效润肠通便，滋养补虚。适用于津血亏虚所致的便秘、消渴等。常用药膳方如治疗便秘的苏子麻仁粥，小便频急涩痛的冬麻子粥。

药理作用：火麻仁含脂肪油约30%，脂肪油有致泻作用，在肠中遇碱性肠液后产生脂肪酸，刺激肠壁，使蠕动增强，从而起到通便作用。

使用注意：过量服用可引起众多不良反应，孕妇慎用。

第四节　祛风湿药

五加皮

五加科植物细柱五加的干燥根皮入药，习称"南五加皮"。味辛、苦，性温，具有祛风湿，强筋骨的作用。谚语云：宁得一把五加，不用金玉满车；宁得一斤地榆，安用明月宝珠。五加皮适用于风湿痹病，筋骨痿软，小儿行迟，体虚乏力，水肿，脚气肿痛。药膳方如五加皮醪适用于风湿性关节炎，五加皮粥治疗小儿行迟。

本草逸闻：昔鲁定公母，单服五加皮酒，以致长生。

药理作用：五加皮有抗炎、镇痛、镇静作用，能提高血清抗体的浓度，促进单核巨噬细胞的吞噬功能，有抗应激作用，能促进核酸的合成，降低血糖，有性激素样作用，并能抗肿瘤、抗诱变、抗溃疡，且有一定的抗排异作用。

使用注意：阴虚火旺者忌服。

木瓜

蔷薇科植物贴梗海棠的干燥近成熟果实入药，味酸，性温，归肝、脾经，能够舒筋活络，化食止渴。气脱能收，气滞能和，调营卫，利筋骨，祛湿热，消水胀，治霍乱转筋，腰足无力，煮汁饮良。多食损齿、骨，致小便不利。常用药膳方如治疗胃肠痉挛的木瓜饮，健筋骨的小儿脚痿行迟方等。

本草逸闻：昔有患足痹者趁舟，见舟中一袋，以足倚之，比及登岸，足已善步矣。询袋中何物，乃木瓜也。

使用注意：内有郁热，小便短赤者忌服，胃酸过多者慎服。

第五节　化湿药

草豆蔻

草豆蔻的干燥近成熟种子。味辛，性温，归脾、胃经。功效燥湿行气，温中止呕。适用于寒湿阻滞中焦，脾胃气滞所致的脘腹痞满，胸胁胀闷，纳差，胃寒呕吐等。常用药膳方如治疗呕逆不食的草蔻良姜羊肉汤。

使用注意：阴虚血燥者慎用。

草果

草果的干燥成熟果实。味辛，性温，归脾、胃经。功效燥湿温中，截疟除痰。适用于寒湿内阻所致的脘腹痞满，胸胁胀闷，纳差，呕吐泄泻，以及妊娠呕吐不能食。常用药膳方如治疗腹痛胀满的草果煮酒。

使用注意：阴虚血燥者慎用。

荷叶

莲科植物莲的干燥叶。味苦、涩，性平，归肝、脾、胃经。具有降脂，减肥，抗氧化，抗衰老的作用。对平滑肌有解痉作用，对胰脂肪酶有抑制作用。功效清暑化湿，升发清阳。适用于暑湿所致之烦渴，泄泻，食欲不振等。常用药膳方如治疗暑湿证的荷叶粥。

使用注意：荷叶畏桐油、茯苓、白银。

第六节　利水渗湿药

茯苓

茯苓的干燥菌核入药。味甘、淡，性平，归心、脾、肾经。功效利水渗湿，健脾，宁心安神。适用于脾虚湿盛所致的各种水肿，泄泻，痰饮，纳差等；心脾两虚所致的心悸，失眠等。常用药膳方如治疗肥胖的茯苓饼子，治疗失眠的茯苓酒等。

使用注意：虚寒精滑，阴虚无水湿者忌服。

薏苡仁

薏苡的干燥成熟种仁。本品气微，味微甘、淡，性凉。以粒大、饱满、色白者为佳，生用或炒用，归脾、胃、肺经。功效利水渗湿，健脾止泻，除痹，排脓，解毒散结。可用于水肿，脚气浮肿，小便不利，脾虚泄泻，湿痹拘挛，肺痈，肠痈等。《本草经疏》言其"性燥能除湿，味甘能入脾补脾，兼淡能渗湿，故主筋急拘挛不可屈伸及风湿痹，除筋骨邪气不仁，利肠胃，消水肿令人能食"。应用于诸多药膳方中，如治疗食少便溏的八宝饭，风湿关节炎的薏苡仁醪，利水消肿的薏苡仁粥等。

使用注意：本品性质滑利，孕妇慎用。

第七节　温里药

荜茇

胡椒科植物荜茇的干燥近成熟或成熟果穗入药。味辛，性热，归胃、大肠经。具有温中散寒，下气止痛的功效。本品辛散温通，能温中散寒止痛，降胃气，止呕呃。适用于中寒脘腹冷痛，呕吐，泄泻，寒凝气滞，胸痹心痛，头痛，牙痛。药膳方如牛奶子煎荜茇适用于腹泻痢疾。

本草逸闻：贞观年间，太宗苦于痢疾，众医不效，问左右能治愈者，当重赏。术士献方，用牛奶子煎荜茇法，太宗服之痊愈。

药理作用：具有调节胃肠运动，抗胃溃疡，降胆固醇，抗动脉粥样硬化，镇静，镇痛，解热等作用。

使用注意：阴虚火旺，实热内盛者忌服。

第八节　理气药

陈皮

橘的干燥成熟果皮入药。本品气香，味辛、苦，以色鲜艳、香气浓者为佳。药性温，归脾、肺经。功效理气健脾，燥湿化痰，可用于脾胃气滞、湿阻之脘腹胀满，食少吐泻，呕吐，呃逆，湿痰寒痰，咳嗽痰多，胸痹等。应用于诸多药膳方中，如治疗脾胃虚寒的陈草蜜膏，小儿食积的千金肥儿饼等。

使用注意：本品辛散苦燥，温能助热，故内有实热，舌赤少津者慎用。

第九节　消食药

山楂

山楂的干燥成熟果实。本品气微，味酸、甘、微涩，性微温，归脾、胃、肝经，以片大、皮红、肉厚、核少者为佳。功效消食健胃，行气散瘀，化浊降脂。可用于肉食积滞，胃脘胀满，腹痛泄泻，泻痢腹痛，疝气疼痛，血瘀经闭、痛经，产后瘀阻腹痛，心腹刺痛，胸痹心痛，高脂血症等。应用于诸多药膳方中，如治疗妇女产后瘀血疼痛的山楂粥，小儿食积的消食饼，降血脂的山楂玉米须荷叶茶等。

使用注意：脾胃虚而无积滞者忌服。孕妇、胃酸过多、消化性溃疡者慎服。忌铁、铝器具。

莱菔子

萝卜的干燥成熟种子，别称萝卜子。味辛、甘，性平，归脾、胃、肺经。功效消食除胀，降气化痰。可用于食积气滞所致的脘腹胀满，嗳腐吞酸，大便秘结等，痰壅气滞之咳嗽痰多，胸闷喘满等。常用药膳方如治疗咳嗽气喘的萝卜子粥。

使用注意：本品辛散耗气，故气虚及无食积、痰滞者慎用，不宜与人参同用。

第十节　止血药

槐花

槐的干燥花蕾。药味苦，性微寒，归肝、大肠经。功效凉血止血，清肝泻火。能降压、降血脂，扩张冠状血管，改善心肌循环。应用于血热所致之肠风便血，痔疮下血，尿血，血淋，鼻出血，痈肿疮疡等。常用药膳方如治疗头痛目赤的槐米饮，适用于高脂血症的槐花茶等。

使用注意：止血多炒炭用，清热泻火宜生用，脾胃虚寒及痰湿内盛者慎服。

苎麻根

苎麻的干燥根和根茎。药味甘，性寒，归心、肝经。功效凉血止血，安胎，清热解毒，利尿。可用于血热出血，热盛胎动不安，胎漏下血，痈肿疮毒等。本品既能止血，又能清热安胎，为安胎之要药。

第十一节　活血化瘀药

鸡血藤

密花豆的干燥藤茎。药味苦、甘，性温，归肝、肾经。功效活血舒筋，养血调经，用于血瘀所致之月经不调，痛经，闭经，手足麻木，肢体瘫痪，风湿痹痛等。常用药膳方如治疗经前腹痛、产后腹痛的鸡血藤膏。

使用注意：本品性偏温，阴虚火旺、湿热内蕴及无瘀滞者慎用，孕妇忌用。

益母草

益母草的干燥全草，别名坤草。药味苦、辛，性微寒，归心、肝、膀胱经。功效活血调经，利尿消肿，清热解毒。用于月经不调，产后恶露不尽，功能性子宫出血，痛经，产后虚劳，腹痛，头晕烦躁，口渴食少，急性肾炎，面浮肢肿。常用药膳方如治疗产后虚劳的益母草粥等。

使用注意：忌铁器，孕妇慎用。

第十二节　化痰药

沙棘

沙棘的干燥成熟果实。本品气微，味酸、涩，性温，归脾、胃、肺、心经。以粒大、肉厚、肥润者为佳，生用。功效健脾消食，止咳祛痰，活血散瘀。可用于咳嗽痰多，脾虚食少，食积腹痛，瘀血经闭，胸痹心痛，跌仆瘀肿。

川贝母

贝母的干燥鳞茎，生用。药味苦、甘，性微寒，归肺、心经。功能清热润肺，化痰止咳，散结消痈。可用于肺热燥咳，干咳少痰，阴虚劳嗽，痰中带血等症，也可用于疮毒，乳痈等。

使用注意：不宜与川乌、草乌、附子等药同用。

第十三节　止咳平喘药

苦杏仁

杏的干燥成熟种子。本品气微，味苦，性微温，有小毒，归肺、大肠经。以颗粒均匀、饱满、完整、味苦者为佳。功效降气、止咳、平喘，润肠通便。可用于咳嗽气喘，胸满痰多，肠燥便秘等症。应用于诸多药膳方中，如治疗肺虚久咳的杏仁猪肺汤，用于支气管哮喘的杏仁粥等。

使用注意：内服不宜过量，以免中毒。大便溏泻者慎用，婴儿慎用。

不良反应：误服过量苦杏仁可导致机体中毒。未经加工的苦杏仁毒性较高，成人吃 40～60 粒，小孩吃 10～20 粒，就有中毒的危险。苦杏仁，含有 2%～4% 苦杏仁苷。苦杏仁苷可在体内被分解，产生氢氰酸，氢氰酸与细胞线粒体内的细胞色素氧化酶三价铁反应，抑制酶的活性，从而引起组织细胞呼吸抑制，出现临床中毒症状。

附药：甜杏仁

杏的干燥成熟味甜的种子。味甘，性平，归肺、大肠经。功能润肺止咳，润肠通便。适用于虚劳咳嗽，肠燥便秘。

现代研究：甜杏仁，不含或仅含 0.1% 的苦杏仁苷，脂肪含量达 45%～67%。本品具有丰富的营养价值。每 100 克杏仁中含蛋白质 25～27 克，油脂 45～67 克，碳水化合物及粗纤维 12～19 克，还含有钙、磷、铁、硒等多种矿质元素和维生素 E、维生素 B_1、维生素 B_2、维生素 B_5、维生素 C 等多种维生素。

白果

银杏的干燥成熟种子。本品气微，味甘、微苦、涩，性平，有毒，归肺、肾经。以粒大、种仁饱满、断面色淡黄者为佳。功效敛肺定喘，收涩止带，缩尿。可用于喘咳气逆，痰多，带下，白浊，遗尿，尿频等。应用于诸多药膳方中，如治疗久咳痰火者的六汁饮，适用于生津止渴的八仙膏等。

使用注意：本品生食有毒，不可多用，小儿尤当注意。

不良反应：白果内服用量过大，易致中毒，生品的毒性更大，而以绿色胚芽最毒。白果中所含的银杏毒及白果中性素（白果酸、白果醇及白果酚等）有毒，口服先致胃肠道刺激症状，毒素吸收后作用于中枢神经系统，先兴奋后抑制。

第十四节　安神药

酸枣仁

酸枣的干燥成熟种子，以粒大、饱满、外皮紫红色者为佳。药味甘、酸，性平，归肝、胆、心经。功效养心补肝，宁心安神，敛汗，生津。用于虚烦不眠，惊悸多梦，体虚多汗，津伤口渴等。常用药膳方如治疗虚烦不眠的酸枣仁粥。

使用注意：有实邪及滑泄者慎服。

第十五节　平肝息风药

天麻

天麻的干燥块茎。药味甘，性平，归肝经。功效息风止痉，平肝潜阳，祛风通络。可用于肝阳上亢引起的目眩、头痛，痰浊上扰型眩晕等症。常用药膳方如治疗高血压肝阳上亢的天麻鱼头汤，用于骨节疼痛的天麻石斛酒等。

使用注意：脾虚者慎服。

第十六节　补气药

人参

五加科植物人参的干燥根和根茎。野生者名"山参"，栽培者俗称"园参"。味甘、微苦，性微温，归脾、肺、心、肾经。功效大补元气，补脾益肺，生津养血，安神益智。应用于诸多药膳方，如治疗支气管哮喘的人参胡桃汤，适用于五劳七伤的牛髓膏，补益肾精亏虚的补精膏等。

人参常用服用方法：（1）炖服。将人参切成 2 毫米薄片，放入瓷碗内，加满水，密封碗口，置于锅内蒸炖 4 ～ 5 小时即可服用。（2）嚼食。以 2 ～ 3 片人参含于口中细嚼，生津提神，甘凉可口，是最简单的服用方法。（3）磨粉。将人参磨成细粉，每天吞服，用量视个人体质而定，一般每次 1 ～ 1.5 克。（4）冲茶。将人参切成薄片，放在碗内或杯中，用开水冲泡，焖盖 5 分钟后即可服用。（5）泡酒。将整根人参或切成薄片装入瓶内用 50 ～ 60 度的白酒浸泡，每日服用。（6）炖煮食品。将人参和猪肉、鸡、鱼等一起烹炖，滋补强身。

使用注意：忌铁器。阴虚阳亢，痰热壅滞咳嗽，肝阳上升，目赤头晕以及火郁内实之证均忌服。不宜与藜芦、五灵脂同用。

黄芪

豆科植物蒙古黄芪或膜荚黄芪的干燥根入药。味甘，性微温，归脾、肺经。功效为补气升阳，益卫固表，利水消肿，生津养血，托毒生肌。本品入脾经，为补益脾气之要药，还具养血之功，且能通过补气助于生血。适用于脾气虚或肺气虚所致之乏力，食少便溏，中气下陷，久泻脱肛，便血崩漏，表虚自汗，水肿，内热消退，血虚萎黄，半身不遂，痹痛麻木，痈疽难溃，久溃不敛等。应用于诸多药膳方，如治疗自汗的黄芪猴头汤，适用于疮疡久不收口的黄芪粥，治疗糖尿病口干多饮的玉液羹等。

药理作用：能够增强机体的免疫力和应激能力，延缓衰老；强心，扩张血管，改善微循环，降血压，抑制血小板聚集，促进骨髓造血；保肝，抗菌抗炎，抗病毒，抗氧化，抗肿瘤等。

使用注意：凡表实邪盛，内有积滞，阴虚阳亢，疮疡初起或溃后热毒尚盛等证，均不宜用。

山药

别名薯蓣，薯蓣的块根入药。味甘，性平，归脾、肺、肾经。色白入肺，味甘入脾，能够益气养阴，补脾肺，涩精气。治健忘遗精，利丈夫，助性能力。煮熟和蜜，或为汤煎，或为粉，并佳。干山药可入药用。应用于诸多药膳方，如治疗虚劳咳嗽的珠玉二宝粥，适用于五劳七伤的山药饦，补益脾胃的九仙薯蓣膏等。

使用注意：湿盛中满或有实邪、积滞者不宜服用。

白术

菊科植物白术的干燥根茎。味苦、甘，性温，归脾、胃经。苦能燥湿，甘能补脾。功效补气健脾，燥湿利水，止汗，安胎。应用于诸多药膳方，如治疗泄泻便溏的白术猪肚粥，适用于小儿食积的消食饼，祛病延年的白术酒等。

使用注意：本品性偏温燥，如阴虚内热或津液亏耗致燥渴便秘者，不宜使用。

石蜜

糖的过饱和溶液，主要含有果糖和葡萄糖（两者约占 70%），低温时会产生结晶，生成结晶的是葡萄糖，不生成结晶的部分主要是果糖。味甘，性平，归脾胃、肺、大肠经。功效调补脾胃，缓急止痛，润肺止咳，润肠通便。应用于诸多药膳方，如治疗肺热咳嗽的秋梨蜜膏，补元气的桂圆参蜜膏，适用于口渴口干的藕蜜膏。

使用注意：痰湿内蕴，中满痞胀及大便稀溏者不宜服用。

第十七节　补血药

当归

伞形科植物当归的干燥根入药。味甘、辛，性温，归肝、心、脾经。具有补血活血，调经止痛，润肠通便的功效。当归甘温质润，长于补血，为补血之圣药。因长于活血行滞止痛，故为妇科补血活血、调经止痛之要药。适用于血虚所致之萎黄，眩晕，惊悸，月经不调，闭经，痛经，以及虚寒腹痛，风湿痹痛，跌仆损伤，痈疽疮疡，肠燥便秘等。应用于诸多药膳方，如治疗胃肠功能紊乱的当归生姜羊肉汤，补养气血的归元仙酒，适用于健忘怔忡的参归腰子等。

药理作用：抗血栓，抑制血小板聚集，扩张血管，降压；增强造血功能，抗心肌缺血、缺氧、缺糖，促进免疫功能；对子宫平滑肌具有兴奋和抑制双向作用；保肝，镇静，镇痛，抗炎，抗辐射损伤。

使用注意：湿盛中满，大便溏泄者忌用。

鲜地黄

鲜地黄为地黄的新鲜块根入药。味甘、苦，性大寒，入心、肾经。生掘鲜者，捣汁饮之，或用酒剂，则不伤胃。具有清热泻火，养阴生津的功效。应用于诸多药膳方，如治疗肺热咳嗽的地黄粥，适用于反胃恶心的门冬粥，足痿软无力的羊蜜膏等。

干地黄（生地黄）

干地黄即生地黄，区别于鲜地黄，为地黄块根经烘焙至八成干入药，味甘，性寒，归心、肝、肾经。能填骨髓，长肌肉，利大小便，调经安胎。功效清热凉血，养阴生津。应用于诸多药膳方，如适用于生血乌发的地黄膏，治疗腰背疼痛、不能久立的生地黄鸡，延年益寿的菊花地黄枸杞酒等。

使用注意：脾虚湿滞，腹满便溏者不宜使用。

熟地黄

地黄块根的炮制加工品。以好酒拌砂仁末，浸、蒸、晒九次用。地黄性寒，得酒与火与日则温。性泥（黏腻），得砂仁则利气，且能引入丹田。味甘，性微温，归肝、肾经。能滋肾水，补真阴，填骨髓，生精血，聪耳明目，黑发乌髭。治劳伤风痹，胎产百病，为补血之上剂。应用于诸多药膳方，如治疗肾虚腰膝酸软的神仙固本酒，适用于老人元气亏虚的调元百补膏，须发早白的乌须酒等。

使用注意：脾胃虚弱，气滞痰多，腹满便溏者不宜服用。

何首乌

何首乌的干燥块根入药，味苦、甘、涩，性微温，归肝、肾经。功效平补肝肾，涩精，润肠通便。苦坚肾，温补肝，甘益血，涩收敛精气。强筋骨，乌髭发，故名首乌。令人有子，为滋补良药。应用于诸多药膳方，如治疗须发早白的造酒乌须方、乌发蜜膏等。

本草逸闻：明嘉靖初，方士邵应节进七宝美髯丹，世宗服之，连生皇子，遂盛行于世。该方以何首乌为君药，用赤、白首乌各一斤，黑豆拌，九蒸晒；茯苓半斤，乳拌；当归、枸杞、菟丝子各半斤，俱酒浸；牛膝半斤，酒浸，同首乌第七次蒸至第九次；补骨脂四两，黑芝麻炒，蜜丸，并忌铁器。

使用注意：大便溏泄及有湿痰者慎服，不宜多服久服。肝功能损害者忌用，忌铁器。

龙眼肉

龙眼肉，又名桂圆，为龙眼的假种皮，味甘，性温，归心、脾经。功效补益心脾，养血安神。应用于诸多药膳方，如治疗心神不宁失眠的龙眼酒，适用于焦虑抑郁的二仙酒，虚劳羸瘦的代参膏等。

使用注意：消渴、腹胀或有痰火者不宜服用。

第十八节　补阳药

肉苁蓉

肉苁蓉的干燥带鳞叶的肉质茎入药。味甘、咸，性温，归肾、大肠经。功效补肾阳，益精血，润肠通便。肉苁蓉是一种寄生在沙漠树木梭梭根部的寄生植物，从寄主梭梭中吸取养分及水分。素有"沙漠人参"之美誉，具有极高的药用价值，是中国传统的名贵中药材。最早见于《神农本草经》："主五劳七伤，补中，除茎中寒热痛，养五脏，强阴，益精气，多子，妇人癥瘕。久服轻身。"

本品补而不峻，故名从容。《本草汇言》："肉苁蓉，养命门，滋肾气，补精血之药也……男子丹元虚冷，而阳道久沉，妇人冲任失调而阴气不治，此乃平补之剂，温而不热，补而不峻，暖而不燥，滑而不泄，故有从容之名。"肉苁蓉鲜干片（新鲜肉苁蓉直接切片风干）可直接泡水、泡酒、炖汤。应用于诸多药膳方，如治疗肾虚阳痿的肉苁蓉粥，适用于手足痿软无力的起痿猪腰丸，《本草经疏》："白酒煮烂顿食，治老人便燥闭结。"

使用注意：相火偏旺，大便泄泻，实热便结者不宜使用。

益智

益智的干燥成熟果实入药。味辛，性温，归脾、肾经。功效温脾止泻摄唾，暖肾固精缩尿。应用于诸多药膳方，如治疗老年精血衰退的八仙长寿膏。

使用注意：阴虚火旺，大便秘结者忌服。

第十九节　补阴药

黄精

百合科植物滇黄精的干燥根茎入药。味甘，性平，归脾、肺、肾经。功效润肺滋阴，补脾益气，补中益气，安五脏，益脾胃，润心肺，填精髓，助筋骨。以其得坤土之精粹，久服不饥。本品既补脾气，又养脾阴，还能补益肾精，延缓衰老，改善肝肾亏虚，须发早白等早衰症状。适用于脾胃气虚，体倦乏力，胃阴不足，口干食少；肺虚燥咳，劳嗽咳血；精血不足，腰膝酸软，须发早白，内热消渴。应用于诸多药膳方，如使人"轻身不饥"的蒸黄精，治疗须发早白的黄精酒，滋补肝肾的五精酒等。

本草逸闻：脂川一大户虐待婢女，婢逃入山，拔草根食之甚美，久食不饥。夜宿树下，见草动疑为虎，上树躲避，及晓而下，凌空若飞鸟。家人砍柴见之，告其主人，设网捕不得。有人道：此岂有仙骨？不过服食灵药罢了！遂设酒馔于路，婢果来食之。食讫遂不能去。擒而询之，指所食之草，乃黄精也。

药理作用：具有抗菌，抗病毒，抗氧化，抗疲劳的作用；可以提高免疫力，促进 DNA 和蛋白质合成；能降血糖，降血脂，增加冠脉流量，强心，抗心肌缺血。

使用注意：本品性质黏腻，易助湿壅气，故脾虚湿阻，痰湿壅滞，气滞腹满者不宜使用。

天冬（天门冬）

块根入药，味甘、苦，性大寒，归肺、肾经。补虚劳，治肺痿，止渴，祛热风。可去皮、心，入蜜煮之，食后服之。若曝干，入蜜丸尤佳。亦用洗面，甚佳。应用于诸多药膳方，如治疗肺虚久咳的天门冬膏，延年益寿的天门冬酒等。

使用注意：虚寒泄泻者慎服。

桑椹

桑的干燥果穗入药。味甘、酸，性寒，归心、肝、肾经。功效滋阴养血，补肝益肾，生津润燥。用于治疗阴血亏虚所致头晕耳鸣，须发早白，肠燥便秘，津伤口渴等。应用于诸多药膳方，如治疗须发早白的桑椹醪，肠燥便秘的桑椹粥，适用于筋骨痿弱的法制黑豆等。

使用注意：脾胃虚寒而大便溏者不宜服用。

百合

百合的干燥肉质鳞叶入药。味甘、微苦，性微寒，归心、肺经。功效养阴润肺，清心安神，用于治疗肺阴亏虚所致之久咳，痰中带血，心烦失眠等。应用于诸多药膳方中，如治疗干咳的蜜蒸百合，虚烦不眠的百合粥，产后虚弱的百合粳米鸡等。

使用注意：风寒咳嗽及中寒便溏者不宜服用。

枸杞子

枸杞的干燥成熟果实。本品气微，味微甜，性平，归肝肾经。以粒大、色红、肉厚、质柔润、籽少、味甜者为佳。功效滋补肝肾，益精明目。用于肝肾阴虚，精血不足，腰膝酸痛，眩晕耳鸣，阳痿遗精，内热消渴，血虚萎黄，目昏不明。《本草经疏》言其"为肝肾真阴不足，劳乏内热补益之要药"。应用于诸多药膳方中，如治疗阳痿早泄的枸杞子粥，适用于视物昏花的杞实粥，五劳七伤的地黄醴等。

使用注意：外邪实热，脾虚有湿及泄泻者不宜服用。

黑芝麻

芝麻的干燥成熟种子入药。别名胡麻、巨胜、乌麻。本品味微甘，有油香气，性平，归肝、肾、大肠经。以个大色黑、饱满、无杂质者为佳，生用或炒用，用时捣碎。功效补肝肾，养精血，润肠燥。药食两用，为滋补圣品，用于精血亏虚，头晕眼花，耳鸣耳聋，须发早白，病后脱发，肠燥便秘等。应用于诸多药膳方中，如治疗腰膝无力的巨胜酒，延年益寿的神仙乌麻酒，妇人乳少的巨胜粥等。

使用注意：大便溏泄者不宜服用。

北沙参

珊瑚菜的干燥根入药。味甘、微苦，性微寒，归肺、胃经。功效养阴清肺，益胃生津。用于肺热燥咳，阴虚劳嗽痰血，胃阴不足，咽干口渴。应用于药膳方，如治疗口干食少的沙参炖肉，滋胃阴的沙参麦冬炖猪肘等。

使用注意：不宜与藜芦同用。

第二十节　收涩药

山茱萸

山茱萸的干燥成熟果肉。本品气微，味酸、涩，性微温，归肝、肾经。以肉肥厚、色紫红、油润柔软者为佳。功效补益肝肾，收涩固脱。用于肝肾亏虚，眩晕耳鸣，腰膝酸软，阳痿遗精，遗尿，月经过多，崩漏带下，大汗虚脱，内热消渴。《本草纲目》集历代医家应用山茱萸的经验，把山茱萸列为补血固精，补益肝肾，调气，补虚，明目和强身之药。常用于诸多药膳方中，如治疗消渴、小便频数的滋补饮，用于老年记忆力减退的八仙长寿膏，适用于遗精滑精的薯蓣酒。

使用注意：素有湿热而致小便淋涩者不宜服用。

莲子

莲的干燥成熟种子入药。别名，水芝丹。以个大、饱满者为佳。味甘、涩，性平，归脾、肾、心经。功效补脾止泻，止带，益肾涩精，养心安神。用于脾虚泄泻，妇女带下，肾虚遗精、滑精，遗尿、尿频，虚烦，心悸，失眠。应用于诸多药膳方中，如治疗五脏虚损的水芝丸，脾虚泄泻的莲子粥，胃肠功能失调的莲子猪肚等。

芡实

芡的干燥成熟种仁，别名鸡头实。味甘、涩，性平，归脾、肾经。以颗粒饱满，断面色白，粉性足者为佳，生用或炒用。功效益肾固精，补脾止泻，除湿止带。用于肾虚遗精，遗尿尿频，脾虚久泻，妇女带下等。应用于诸多药膳方中，如治疗遗尿的芡实粥，和胃补虚的辟谷糕，适用于小儿体虚的七仙炒面等。

使用注意：大小便不利者不宜服用，食滞不化者慎服。

乌梅

梅的干燥近成熟果实入药。味酸、涩，性平，归肝、脾、肺、大肠经。以个大、肉厚、色黑、柔润、味极酸者为佳，生用，去核用。功效敛肺，涩肠，生津。用于肺虚久咳，久泻久痢，虚弱消渴。应用于诸多药膳方中，如治疗久泻不止的乌梅粥，生津止渴的丁香酸梅汤。

使用注意：多食损齿，伤脾胃。外有表邪或内有实热积滞者不宜服用。

第四章 ◆

呼吸系统疾病药膳方

第一节 感冒

感冒多由外感风寒或风热所致，治疗该病药膳方常用祛风解表的如豆豉、紫苏叶，疏散风热的如牛蒡子等配制。

一、粥类

葱豉粥（《太平圣惠方》）

【组成】淡豆豉 25 克，葱白 20 克，粳米 50 克。

【制法】粳米加清水武火烧沸，改文火慢煎，待米熟时，加入葱白、姜末、豆豉、胡椒，继煎 15 分钟即可。早晚趁热服食。

【功用】发汗解表。适用于伤风感冒，症见恶寒发热，头痛鼻塞，咽喉肿痛，二便不利等。

【按语】葱豉粥适用于风寒感冒，服食后覆被取汗，效果更佳。外感风热者忌用。

藿香粥（《医余录》）

【组成】藿香 15 克（鲜者 30 克），粳米 100 克。

【制法】将藿香洗净，放入锅内，加水适量，煎煮 5 分钟，取汁待用。粳米淘净，放在锅内，加水适量，煮粥，待粥将熟时，加入藿香汁，再煮沸后即成。每日 2 次，稍温顿服。

【功用】化湿开胃，和中止呕，发散表邪。适用于外感暑湿，发热胸闷，食欲不振，头重体倦，呕恶吐泻等。

【按语】《医余录》中说："藿香粥散暑气，辟恶气。"《慈山粥谱》称之"兼治脾胃，吐逆霍乱，心腹痛。开胃进食"。可见该粥历史悠久，功效卓著。不过，阴虚火旺，胃热作呕者忌食。

菊花粥（《老老恒言》）

【组成】干菊花 15 克，粳米 60 克，冰糖适量。

【制法】将菊花去蒂择净，磨成细末，备用。将粳米淘洗干净，放入锅内，加水适量和少许冰糖，煮至半熟时，再加入菊花末，继续用文火煮至熟即成。

【功用】疏风清热，清肝明目。适用于外感风热，头痛目赤，咽喉肿痛，高血压等。

【按语】菊花粥功用广泛，《老老恒言·粥谱》中说："养肝血，悦颜色，清风眩，除热解渴明目。"本粥夏令食最宜，春秋亦可，冬令不宜多服。气虚胃寒泄泻者少用。

梨汁粥（《本草求真》）

【组成】鲜梨 3～5 个，粳米 50 克，冰糖适量。

【制法】将梨洗净切碎，捣烂取汁去渣，粳米淘净，冰糖适量，同入锅内，加水适量，煮为稀粥。

【功用】生津润燥，清热止咳。适用于热病津伤，心烦口渴，小儿疳热，风热咳嗽等。

【按语】本品稍温服食，每日 2～3 次。因梨性偏凉，凡脾胃虚寒，便溏腹泻者不宜服，产妇勿食。

枸杞叶粥（《圣济总录》）

【组成】枸杞叶 30 克，葱白 7 茎，薤白 10 克，炒豆豉 10 克，粳米 100 克。

【制法】先煎枸杞叶、薤白、豆豉等，去渣取汁，后入蜜煮成粥，空腹食用。

【功用】益肾，祛风，除热止咳。适用于热病后，虚羸烦热，口干喜饮，胸闷气短，肢体疼痛。

【按语】枸杞叶为茄科植物枸杞或宁夏枸杞的嫩茎叶，功效补肝益肾，生津止渴。治虚劳发热，烦渴，目赤昏痛，障翳夜盲，崩漏带下，热毒疮肿。

防风粥（《千金月令》）

【组成】防风 10 ～ 15 克，葱白 2 茎，粳米 50 ～ 100 克。

【制法】防风、葱白煎煮取汁，去渣。粳米按常法煮粥，待粥将熟时加入药汁，煮稀粥食。

【功用】祛风解表，散寒止痛。适用于外感风寒，症见发热、畏寒、恶风、自汗、头痛、身痛等。

【按语】防风以根入药。味辛、甘，性温。有解表发汗，祛风除湿的作用，主治风寒感冒，症见头痛、发热、关节酸痛。

二、汤饮类

五神汤（《惠直堂经验方》）

【组成】荆芥、紫苏叶、生姜（各）10 克，茶叶 6 克，红糖 30 克。

【制法】荆芥、紫苏叶、生姜、茶叶加水，文火煎沸，加入红糖溶解搅匀，趁热服用。

【功用】发汗解表，适用于风寒感冒，症见恶寒、发热、身痛、无汗等。

【按语】本药膳适用于风寒感冒之初起的患者。阴虚内热及表虚自汗者忌用，外感表证属风热者忌用。

芥菜汤（《食疗本草学》）

【组成】芥菜 250 克，生姜 10 克，红糖 30 克。

【制法】前 2 味洗净，切碎，水煎取汁，加红糖，温服。

【功用】发散风寒，温胃止呕。适用于风寒感冒而有胃寒呕逆者。

【按语】芥菜种子及全草均可供药用，能化痰平喘，消肿止痛。种子磨粉称黄芥末，为调味料。《本草纲目》："通肺豁痰，利膈开胃。"《藏本草》："种子用于胃寒吐食，心腹疼痛，腰痛肾冷。"

姜糖苏叶饮（《本草汇言》）

【组成】生姜 3 克，紫苏叶 3 克，红糖 15 克。

【制法】将生姜、紫苏叶洗净，切成细丝，同置杯中，加沸水浸泡 5～10 分钟。拌入红糖搅匀，早晚趁热服食。

【功用】发汗解表，祛寒健胃。适用于风寒感冒，症见恶寒、发热、头身痛等。

【按语】素体阴虚，或湿热内蕴，或外感风热者忌用。

陈皮姜糖水（《中国药膳学》）

【组成】陈皮 10 克，生姜 3 克，红糖适量。

【制法】前 2 味水煎取汁，入红糖调味，温服。

【功用】解表散寒，温中止呕，化痰。适用于风寒感冒，症见咳嗽痰多、胃寒呕吐等。

【按语】陈皮为橘的干燥成熟果皮，味苦、辛，性温，归肺、脾经。功效理气健脾，燥湿化痰。

苏叶茶（验方）

【组成】紫苏叶 3 克，茶叶（炒）6 克，炒盐 6 克。

【制法】紫苏叶、茶叶共煮开，放炒盐搅溶，去渣，慢慢呷汤。

【功用】清肺利咽。适用于感冒引起的声音嘶哑。

【按语】紫苏叶为紫苏的干燥叶，味辛，性温。功效解表散寒，行气和胃。

姜茶（《世医得效方》）

【组成】生姜、草茶各等分。

【制法】生姜切碎，如粟米大，加茶煎。每服 6 克，代茶饮。

【功用】适用于感冒风寒或雨淋水浸之后引起的畏寒发热，腹部冷痛，以及血管硬化、高脂血等症。

【按语】草茶特指烘烤而成的茶叶，相对于加工方法不同的团茶而言。

枣姜茶（验方）

【组成】红枣（焙干去核）50 克，生姜（切片）50 克，甘草 6 克。

【制法】同煮煎汁，滤渣，代茶饮。

【功用】益气补虚。适用于营卫失和，胃气虚弱所致体虚易感冒，经常出现清窍不利的鼻流清涕等症。

【按语】生姜为姜的新鲜根茎，功效解表散寒，温中止呕。

大蒜姜糖水（《中国药膳学》）

【组成】大蒜、生姜（各）15 克，红糖适量。

【制法】前 2 为水煎，加入红糖。日 1 剂，分 3 次饮服。

【功用】解表散寒，温胃解毒。适用于感冒、流感等。

【按语】大蒜功效解毒消肿，杀虫，止痢。大蒜素具有杀菌力强，抗菌谱广的特性，被称为"植物性天然广谱抗生素"。

牛蒡子茶（《食疗本草》）

【组成】牛蒡子 200 克。

【制法】拣去杂质，置锅内，用小火炒至微鼓气，外呈微黄色并略有香气，取出放凉，研成细末。每服 10 克，用开水冲泡，当茶徐徐饮之。

【功用】清热解毒。适用于外感风热，发热偏重，微恶风寒，咽红肿痛，咳嗽痰少、色黄黏稠，鼻塞头痛之热毒不太重者。

【按语】牛蒡子，为牛蒡的干燥成熟果实。生用或炒用，用时捣碎。具有疏散风热，宣肺透疹，利咽散结，解毒消肿之功效，属于解表药中的发散风热药。

葱豉茶（《太平圣惠方》）

【组成】葱白 3 茎，淡豆豉 15 克，荆芥 3.9 克，薄荷叶 30 片，栀子仁 5 枚，生石膏 50 克，紫笋茶末 5 克。

【制法】葱白去须，石膏捣碎，除茶末外共下水煎，去渣，取汁，下茶末，煎 5 分钟。日 1 剂，分 2 次温服。

【功用】适用于外感风寒，症见高热头痛、肢节酸痛等。

【按语】紫笋茶产于浙江省长兴县。唐陆羽著《茶经》称："阳崖阴林，紫者上，绿者次；笋者上，芽者次。"紫笋茶制茶工艺精湛，茶芽细嫩，色泽带紫，其形如笋，唐代广德年间至明洪武八年间，紫笋茶被列为贡茶。

核桃仁五味子蜜糊（《饮食疗法》）

【组成】核桃 5～8 个，五味子 2～3 克，蜂蜜适量。

【制法】核桃去壳取仁，与洗净的五味子、蜂蜜共捣成糊状，日 1 剂，分 2 次服。

【功用】益气补肺。适用于肺气虚之气短自汗，时寒时热，易患感冒等。

【按语】五味子功能敛肺滋肾，《本草经疏》："五味子主益气者，肺主诸气，酸能收，正入肺补肺，故益气也。"

三、酒醴类

防风酒（《肘后备急方》）

【组成】防风 30 克，白酒 250 毫升。

【制法】将防风放入白酒内浸泡 20 日，随量饮。

【功用】有预防温疫之效。

【按语】防风以根入药。味辛、甘，性温。有解表发汗、祛风除湿的作用，主治风寒感冒，症见头痛、发热、关节酸痛。

葱豉酒（《本草纲目》）

【组成】葱根、豆豉、醇酒适量。

【制法】葱根、豆豉适量洗净浸酒中，煮饮。

【功用】解烦热，补虚劳，治伤寒头痛寒热，冷痢肠痛，有解肌发汗之效。

【按语】豆豉是由用黄豆或黑豆泡透蒸熟或煮熟以后，经发酵制成，可用于调味，也可入药。豆豉作为调味品，适合烹饪鱼肉时解腥调味。豆豉作为中药，味咸，性平，归肺、胃经，功效和胃，除烦，解腥毒，祛寒热。

荆芥豉酒（验方）

【组成】豆豉 250 克，荆芥 10 克，米酒 750 克。

【制法】荆芥、豆豉洗净晾干，酒煮 5～7 沸，去渣取汁，收贮备用。随个人量温饮。

【功用】适用于外感风寒，发热无汗。

【按语】荆芥味辛，性微温，功效解表散风，透疹，消疮。用于感冒，头痛，麻疹，风疹，疮疡初起。

四、菜肴类

川芎煮鸡蛋（《疾病的食疗与验方》）

【组成】川芎 6～9 克，鸡蛋 2 个，大葱 5 根。

【制法】同入砂锅中水煮，鸡蛋熟后剥壳，再煮片刻。吃蛋饮汤，每日 1 次，连用数日。

【功用】功能疏风，散寒，止痛。适用于外感风寒之头痛，痛连项背，恶风畏寒等症。

【按语】川芎辛温香燥，走而不守，功效活血行气，祛风止痛，适用于头风头痛，风湿痹痛等症。

淡豉葱白煲豆腐（验方）

【组成】淡豆豉 12 克，葱白 15 克，豆腐 2～4 块。

【制法】豆腐加水 1 碗半，略煮，入豆豉，煎取大半碗，再入葱白，滚开即出锅，趁热服（豆豉可不吃），随后盖被取微汗。

【功用】发散风寒。适用于外感风寒，伤风鼻塞，鼻流清涕，喷嚏，咽痒咳嗽等。

【按语】葱白，为葱近根部的鳞茎，味辛，性温，具有发汗解表，通达阳气的功效。适用于外感风寒，阴寒内盛，格阳于外，脉微等。

第二节　慢性支气管炎

慢性支气管炎，是气管、支气管黏膜及其周围组织的慢性非特异性炎症。主要症状为咳嗽、咳痰，或伴有喘息。常用药膳方有地黄粥、瓜蒌饼、青龙白虎汤等。

一、粥类

地黄粥(《遵生八笺》)

【组成】鲜地黄、白蜜、粳米、酥油。

【制法】鲜地黄十余斤,捣汁。每汁一斤,入白蜜四两,熬成膏。每煮粥三合,入地黄膏三二钱,酥油少许。

【功用】滋阴润肺。适用于咳嗽、气短,如急慢性气管炎,肺气肿等病。

【按语】地黄性质黏腻,有碍消化,凡气滞痰多,湿盛中满,食少便溏者忌服。

甘蔗粥(《遵生八笺》)

【组成】甘蔗榨浆 600 毫升,粳米 300 克

【制法】甘蔗取汁 600 毫升,入粳米 300 克煮粥,空腹食之。

【功用】治咳嗽虚热,口燥,涕浓,舌干。

【按语】甘蔗具有清热生津,润燥,和中的功效。

萝卜子粥(《寿世青编》)

【组成】萝卜子 20 克,粳米 100 克。

【制法】将萝卜子炒熟,磨成细粉,待用。粳米淘净,放入锅内,加入萝卜子粉,水适量,同煮为稀薄粥。每日 2 次温服。

【功用】化痰平喘、行气消食。适用于慢性气管炎、肺气肿等,症见咳嗽气喘,痰多气逆,消化不良,食积停滞,脘腹胀满等。

【按语】本品不适于体弱气虚者服用。在服粥期间,不宜服人参。

蛤蚧粥(《本草纲目》)

【组成】蛤蚧 1 对,党参 30 克,化蜡 60 克,糯米 50 克。

【制法】先用酒和蜜将蛤蚧涂身,炙熟,党参、化蜡研末,与蛤蚧和匀做成 6 个饼,再煮糯米稀粥,入 1 饼搅化,慢慢热食,日数次。

【功用】补益肺肾,纳气平喘。适用于喘咳,颜面、四肢浮肿,动则汗出。

【按语】可用人参 6 克研末代替党参。蛤蚧有小毒,磨末冲服用量为 0.5~1 克。

二、膏类

五味子炖蜜糖（《本草衍义》）

【组成】五味子 3 克，蜜糖 25 克。

【制法】五味子、蜜糖加水少许，放炖盅内，隔水炖约 1 小时，再以开水稀释服用。

【功用】敛肺止咳。适用于久咳不愈的肺痨咳嗽及老年人慢性支气管炎咳嗽等。

【按语】五味子干燥成熟果实入药，习称"北五味子"，具有收敛固涩，益气生津，补肾宁心之功效。常用于久嗽虚喘，梦遗滑精，遗尿尿频，自汗盗汗，心悸失眠等症。

黄芪膏（《医学衷中参西录》）

【组成】生黄芪、鲜白茅根各 20 克，石膏 20 克（捣细），甘草 10 克，山药末 15 克，蜂蜜 50 克。

【制法】前 3 味加水同煎 30 分钟，去渣取汁 2 杯，入甘草、山药末再煎，同时不断搅动，勿令焦底，膏成调入蜂蜜，煮沸。分 3 次服下。

【功用】清热润肺，益气养阴。适用于肺虚有热之喘咳，老年体弱，发热日久，心慌气短，动则喘甚，畏风自汗，食少乏力等症。

【按语】黄芪补气固表，白茅根凉血清热，石膏清泄肺热，山药补益肺脾之气，甘草清热止咳，蜂蜜润肺止咳，合用治疗肺虚热咳症。

蜂蜜桃肉（验方）

【组成】核桃肉、蜂蜜（各）1000 克。

【制法】核桃肉捣烂，调入蜂蜜，和匀。每服 1 匙，温开水送下，日 2 次。

【功用】补肾纳气，适用于虚喘证。

【按语】核桃味甘，性温，可补肾，固精强腰，温肺定喘，润肠通便，主治肾虚喘嗽，腰痛。

三、汤饮类

青龙白虎汤（《王孟英医案》）

【组成】橄榄 30 克，生芦菔 60 克。

【制法】将橄榄和生芦菔洗净，切细，一同入砂锅，加水适量，水煎取汁，频频饮之。

【功用】清热化痰，消食利咽。适用于痰热咳嗽伴食积者。

【按语】生芦菔即鲜萝卜，味辛、甘，性凉，入肺、胃经，有除痰润肺、下气消食、解毒生津之功，为食疗佳品。《王氏医案》认为，橄榄色青，芦菔色白，合而为剂，解膏粱鱼面之毒，用以代茶，能使脏腑清和。

鲫鱼红糖甜杏汤（《补品补药与补益良方》）

【组成】鲫鱼 500 克，甜杏仁 9 克，红糖适量。

【制法】鲫鱼治净，与甜杏仁、红糖共入砂锅熬至鱼熟，饮汤食鱼。

【功用】益气健脾，理肺活络。适用于慢性气管炎，气阴不足而致咳嗽痰多的调补和治疗。

【按语】每 100 克鲫鱼嘌呤含量约为 137 毫克，属于中高嘌呤食物。在痛风急性发作期，病人每天的嘌呤摄入量应限制在 150 毫克以内，此时应禁止吃鲫鱼，在痛风缓解期，病人可限量吃鲫鱼。

四、菜肴类

气管炎药膳方（《中国瑶药学》）

【组成】罗汉果半个，红毛毡 10 克，七叶一枝花 6 克，红毛蛇 10 克，鼠曲草 10 克，肉桂叶 6 克，生姜 6 克，猪肺一具。

【制法】罗汉果、红毛毡、七叶一枝花、红毛蛇、鼠曲草、肉桂叶、生姜和猪肺入锅共炖服。

【功用】适用于慢性气管炎。

【按语】瑶医用的植物药，常与动物的肉、骨头或内脏配伍。因为植物药大多采用新鲜的原生药，未经过加工炮制，这样水煎或外洗，药力一般较猛，易因过量而产生不良反应。其中打类药（瑶药中具散瘀消肿止痛作用的药物）与动物性药物配伍后，药力会和缓些。再则，配以骨头等共炖，煎煮的时间较长，一些具有毒性的植物药，久煎后毒性可降低。

瓜蒌饼（《黄帝素问宣明论方》）

【组成】瓜蒌瓤（去子）250 克，白砂糖 100 克，面粉 750 克。

【制法】把瓜蒌瓤与白砂糖放入锅内，加水适量，以小火煨熟，拌匀成馅。面粉发酵成软面团，擀面皮，添加瓜蒌馅，制成面饼，烙熟或蒸熟即可食用。每日早晚空腹食用。

【功用】清热化痰，散结润肠。适用于痰热咳喘，喘息性支气管炎等。

【按语】脾虚便溏，湿痰、寒痰者不宜。

怀药酥（《中国药膳》）

【组成】山药 250 克，黑芝麻 10 克，白糖 100 克，植物油适量。

【制法】芝麻炒香，山药洗净，去皮，切成菱形块，入六成热的油锅内，炸至外硬内软，浮于油面时捞出。另将炒锅烧热，滑过油，放入白糖，加少许清水，熬至糖汁呈米黄色，挑起成丝状时，倒入山药块，不停地翻动，使之外面包上一层糖浆，撒入黑芝麻。随意食用，或佐餐食。

【功用】补脾胃，益肺肾。适用于脾胃虚弱，食少体倦，泄泻，肺虚久咳，肾虚小便频数等症。

【按语】山药功效健脾，补肺，固肾，益精。《神农本草经》曰："主伤中，补虚羸，除寒热邪气。补中，益气力，长肌肉。久服耳目聪明。"

风栗煲猪瘦肉（《饮食疗法》）

【组成】栗子 250 克，猪瘦肉 200 克，食盐、味精各适量。

【制法】将栗子去壳，猪肉切块，煮汤，加食盐、味精调味服食。

【功用】益气养血，滋阴补肾。适用于体虚及老人慢性支气管炎屡治不愈等症。

【按语】风栗，板栗之别称，原产我国，是我国最早食用的坚果之一。

玉参焖鸭（《大众药膳》）

【组成】玉竹、沙参（各）50 克，老鸭 1 只，调料适量。

【制法】老鸭去毛、肠杂，洗净，放砂锅内，将沙参、玉竹放入，加水适量，先用武火烧沸，再用文火焖煮 1 小时，鸭肉炖熟烂，放入葱、生姜、味精、精盐等调料，饮汤吃鸭。

【功用】补肺滋阴。适用于肺阴虚咳喘，津亏肠燥便秘。

【按语】玉竹养阴润燥，生津止渴；沙参养阴清热，润肺化痰，益胃生津，合用可滋补肺胃之阴虚。

第三节　咽炎

咽炎多由火热内盛或阴虚所致，治疗该病药膳方常用润肺养阴的如百合、玄参，清热解毒的如胖大海、生地黄等配制。

一、粥类

百合羹（民间验方）

【组成】鲜百合30克（或干者10克），白糖适量，淀粉适量。

【制法】百合洗净，加水煮至将熟时，加入淀粉调匀成羹，再加白糖少许，随意食。

【功用】润肺养阴。适用于肺阴虚所致声音嘶哑，时而干咳，口干咽燥，倦怠乏力，舌红少津等症。

【按语】百合以干燥肉质鳞叶入药。具有养阴润肺、清心安神之功效。治疗阴虚燥咳，劳嗽咳血，虚烦惊悸，失眠多梦，精神恍惚等症有明显效果。

二、汤饮类

甘桔速溶饮（《伤寒论》）

【组成】生甘草60克，桔梗30克，白糖粉200克。

【制法】先以冷水泡透生甘草和桔梗，再加水适量煎煮。每20分钟取药液一次，加水再煎，共煎3次。将3次所得药液合并煎煮，继以小火煎煮浓缩至黏稠时，停火。待冷却后，拌入干燥的白糖粉200克把药液吸净，混匀，晒干，压碎，装瓶备用。每次10克，以沸水冲化，频频饮用，每日3次。

【功用】清热利咽。治疗急慢性咽炎、喉炎。

【按语】桔梗宣肺、利咽、祛痰，适用于咳嗽痰多，胸闷不畅，咽痛音哑等症。

二汁饮（《中国药膳学》）

【组成】鲜藕 100 克，白梨 100 克。

【制法】二者分别榨汁，混合。每服 1 盅，日 3 次。

【功用】清热凉血，生津止渴。适用于热病烦渴，咽干不适等症。

【按语】脾胃虚寒者慎用。

生津茶（《慈禧光绪医方选议》）

【组成】青果（橄榄）5 个，金石斛 6 克，甘菊 6 克，荸荠 5 个，麦冬 9 克，鲜芦根 2 支，桑叶 9 克，竹茹 6 克，鲜藕 10 片，黄梨 2 个。

【制法】青果、荸荠洗净去皮，黄梨洗净去皮切片，鲜芦根洗净切碎。同其他药物同入锅内，加水煎煮取汁。代茶频饮。

【功用】解表清热，生津止渴。适用于外感风热及口干咽燥，燥咳不爽，手足心热等症。

【按语】本膳食滋阴为主，兼以解表。

甘蔗百合荸荠饮（民间验方）

【组成】甘蔗汁 50 克，荸荠汁 25 克，百合 20 克。

【制法】上 3 味，水煎，水沸 30 分钟后，取汤饮服。

【功用】润肺止咳。适用于肺阴亏虚所致咽干、干咳等症。

【按语】荸荠清热止渴，利湿化痰，适用于治疗热病伤津烦渴，咽喉肿痛，口腔炎等症。

玄麦甘桔茶（民间验方）

【组成】玄参 30 克，麦冬 15 克，甘草 9 克，桔梗 12 克。

【制法】上 4 味共研粗末，煎汤，取汁，代茶频饮。

【功用】养阴利咽。适用于急、慢性咽炎和扁桃腺炎。

【按语】玄参清热凉血，滋阴降火，解毒散结，脾胃有湿及脾虚便溏者忌服。

丝瓜速溶饮（《药膳食谱集锦》）

【组成】经霜老丝瓜 1 条，白糖 500 克。

【制法】将丝瓜去子，切碎，加水适量，煎煮 1 小时，去渣，文火煎煮浓缩至较黏稠将要干锅时停火，待凉拌入干燥的白糖粉，吸净煎液，混匀，晒干，压碎，装瓶。每服 10 克，沸水冲化，代茶频饮。

【功用】清热解毒。适用于急、慢性咽炎，以及喉炎、扁桃腺炎等症。

【按语】丝瓜清热化痰，凉血解毒，常用于身热烦渴，咳嗽痰喘，乳汁不通等症。脾胃虚寒或肾阳虚者不宜多服。

大海瓜子茶（民间验方）

【组成】胖大海 3 枚，生冬瓜子 10 克。

【制法】上 2 味水煎，取汁。代茶饮。

【功用】清热解毒。适用于急、慢性咽喉炎，声音嘶哑等。

【按语】胖大海清热润肺，利咽开音；冬瓜子润肺，化痰。合用治疗咽炎效果明显。

五汁茶（民间验方）

【组成】蜜柑 10 克，鲜藕 12 克，荸荠 15 克，青果 10 克，生姜 1 克。

【制法】蜜柑去皮、核，藕去皮、节，荸荠去皮，青果去核，生姜去皮。共捣如泥，用布包压榨挤汁。代茶频饮。

【功用】清热解毒。适用于咽肿、目赤、烦渴、咳嗽、纳呆、欲呕等症。

【按语】青果，橄榄的干燥成熟果实入药。具有清热解毒，利咽、生津之功效，治疗咽喉肿痛、烦热口渴效果明显。别称谏果，因初吃时味涩，久嚼后香甜可口，余味无穷，比喻忠谏之言，虽逆耳，但利民，于人健康有益。

大海生地饮（验方）

【组成】胖大海、生地黄（各）12 克，冰糖 30 克。

【制法】上 3 味泡水代茶饮。

【功用】清利咽喉。适用于声音嘶哑。

【按语】生地黄清热凉血，养阴生津；胖大海清利咽喉；冰糖补中益气，和胃润肺，止咳嗽，化痰涎。合用治疗声音嘶哑效果好。

双叶荸荠梅花茶（验方）

【组成】枇杷叶、金橘叶（各）3克，荸荠皮6克，梅花3朵。

【制法】开水冲泡，代茶饮。

【功用】清利咽喉。适用于声音嘶哑。

【按语】枇杷叶清肺止咳，和胃止渴，适用于肺热痰嗽，胃热呕哕等症。

第四节　咳嗽

中医将咳嗽分为外感咳嗽和内伤咳嗽两大类。内伤咳嗽多由肺脏虚弱、痰湿蕴肺、肝火犯肺及肾脏亏虚造成。常用药膳方有莱菔子粥、黄精粥、秋梨蜜膏、蜜蒸百合等。

一、粥类

牛蒡粥（《食医心鉴》）

【组成】牛蒡根30克，粳米50克。

【制法】牛蒡根煎15分钟，去渣留汁，与粳米同煮至粥成，加白糖适量，调味。早晚服食。

【功用】益肺清热，利咽散结，适用于胃肺虚热，复感外邪，咽喉肿痛，咳嗽，咯痰不爽等。

【按语】牛蒡根，味苦、微甘，性凉，归肺、心经。功能散风热，消毒肿。

莱菔子（萝卜子）粥（《老老恒言》）

【组成】莱菔子15克，粳米100克。

【制法】将莱菔子炒熟，磨成细粉。将粳米洗净，与莱菔子粉一同置锅内，武火烧沸后，文火熬煮成粥。每日温服。

【功用】降气化痰，消食和胃。适用于食积，咳嗽痰多等症。

【按语】莱菔子为十字花科植物萝卜的成熟种子，又名萝卜子，味辛、甘，性平，归肺、脾、胃经，功能消食除胀、降气化痰，"治痰，有推墙倒壁之功"。

木耳粥（《鬼遗方》）

【组成】银耳5～10克（或黑木耳30克），粳米100克，红枣5枚，冰糖适量。

【制法】将木耳放入温水中泡发，摘去蒂，去杂质，并将木耳撕成瓣，放入锅内。粳米淘洗干净，红枣去核洗净，都放在锅内，加适量水，煮粥如常法，加入冰糖汁即成。

【功用】滋阴润肺，活血润燥。适用于阴虚劳嗽，痰中带血，气喘，崩中漏下，痔疮出血，大便干结等症。

【按语】木耳分黑、白两种。白木耳又名银耳，具有滋阴润肺，益气养胃，活血补脑等作用。多用于肺热咳嗽，便秘下血，月经不调及血管硬化等症。黑木耳又称桑耳，具有滋养益胃，活血润燥之功。适用于肠风下血，崩中漏下，痔疮出血，便秘，高血压等症。黑、白木耳功用大致相同，但白木耳经济价值较高，临床常用黑木耳，既经济实惠，又不失滋补营养之效。黑木耳有一定的破血作用，故孕妇忌用。

生姜粥（《兵部手集方》）

【组成】鲜生姜6克，粳米60克，红枣2枚。

【制法】生姜洗净切片，或用鲜生姜15克捣汁，粳米（或糯米）淘净，红枣去核洗净，一同放入锅内，如常法煎熬成粥。

【功用】暖脾胃、散风寒。适用于脾胃虚寒，呕吐清水，呕逆反胃，风寒感冒，肺寒咳嗽，头痛鼻塞等。

【按语】本粥性味辛温，阴虚火旺，火热腹痛，汗症，出血症患者忌食；本品亦不宜多食，食用过多，可引起喉疼、口干、便秘等症。

黄精粥（《调疾饮食辨》）

【组成】黄精15～30克（或鲜黄精30～60克），粳米100克。

【制法】黄精清水浸泡数小时后捞出，切碎待用。粳米淘净，与黄精同放锅内，加水适量，熬煮成粥。

【功用】润肺益气，滋阴补脾。适用于虚弱劳损，干咳无痰，肺痨咳血，体虚食少，倦怠乏力等。

【按语】本品宜每日早晚空腹温热服食，但因本品性较滋腻，凡脾虚有湿，咳嗽痰多者不宜服。

玉竹粥（《粥谱》）

【组成】玉竹 20 克，粳米 100 克，冰糖适量。

【制法】先煎玉竹，去渣取汁，后入粳米煮粥，粥熟后，放入冰糖，稍煮。空腹食用。

【功用】滋阴润肺，生津止渴。适用于肺胃阴伤，口渴咳嗽，干咳少痰或无痰等症。

【按语】玉竹，为百合科植物玉竹的干燥根茎入药，具有养阴润燥，生津止渴之功效。

山药杏仁粥（《家庭食疗手册》）

【组成】山药、杏仁（各）50 克，粟米 250 克，酥油适量。

【制法】山药煮熟，烘干，粟米炒熟，共为面。杏仁去皮、尖，炒熟，为面。每晨空腹以白汤调杏仁面 10 克，山药、粟米面适量，再入酥油少许服食。

【功用】补脾益气，温中调肺。适用于脾肺不足之倦怠乏力，食少便溏，寒饮咳嗽等症。

【按语】本方使用甜杏仁。甜杏仁，性平，偏于滋润及养护肺气，作用缓和，其润肠通便之功效较苦杏仁更为显著，并能润肺，宽胃，祛痰止咳。适用于肺虚久咳或津伤、便秘等症。

二、膏类

甘草膏（《遵生八笺》）

【组成】粉甘草一斤，纯净水一升。

【制法】粉甘草一斤，锉碎，沸汤浸一宿，尽入锅内满，用水煎至半，滤去渣，扭干取汁。再入锅，慢火熬至二碗。换大砂锅，炭火慢熬至一碗，以成膏子为度。其渣减水煎三两次，取入头汁内并煎。

【功用】润肺，止咳，化痰。适用于慢性咳喘等症。

【按语】甘草不宜与海藻、京大戟、红大戟、甘遂、芫花同用。

秋梨蜜膏（《本草求原》）

【组成】鸭梨 1.5 千克，鲜生姜 250 克，蜂蜜适量。

【制法】鸭梨洗净去核，切碎，以洁净纱布绞汁；再以鲜生姜洗净切丝，以洁净纱布绞汁备用。取梨汁放在锅中，先以大火，后以小火煎熬浓缩，至黏稠如膏时，加入一倍的蜂蜜、姜汁，加热至沸停火，待冷装瓶备用。每次一汤匙，以沸水冲化，代茶饮用，每日数次。

【功用】润肺清痰，降火除热。适用于肺热型咳嗽、痰黄、喉痛等症。

【按语】本品甘寒酸温，侧重清热生津，滋润止咳，故凡痰湿咳嗽者不宜服用。

二冬膏（《慈禧光绪医方选议》）

【组成】天冬、麦冬（各）25 克，川贝母粉 60 克，蜂蜜适量。

【制法】二冬煎液去渣取汁，加贝母粉，炼蜜收膏。每服 10 毫升，早晚服用。

【功用】滋润肺肾，清热止咳。适用于肺肾阴虚有热或肺肾阴伤之燥咳，咽喉疼痛，声哑失音，虚劳咳嗽。

【按语】外感咳嗽及非阴虚咳嗽不宜用。

秋梨膏（《医学从众录》）

【组成】秋梨 3 千克，麦冬 30 克，款冬花 20 克，百合 30 克，贝母 30 克，冰糖 640 克。

【制法】梨切碎，榨取汁。麦冬、款冬花、百合、贝母加水煎煮，去渣取液备用。将药液兑入梨汁，文火浓缩至稀膏时，加入捣碎的冰糖末，搅拌溶解，再煮片刻。早晚服食，每服 15 毫升。

【功用】养阴生津、润肺止咳。适用于阴虚肺热，咳嗽无痰，或痰少黏稠，口干咽燥等症。

【按语】梨性寒凉，脾胃虚寒，大便溏泄及肺寒咳嗽者不宜使用，不宜与蟹同食。

四汁膏（《寿世青编》）

【组成】雪梨、甘蔗、鲜藕、薄荷叶各等分。

【制法】上4味捣汁，入砂锅内文火熬膏，频频饮。

【功用】清痰降火，下气止血。适用于阴虚肺燥，咳嗽咽干等。

【按语】薄荷疏散风热，清利头目，利咽透疹。擅治外感风热，头痛，咽喉肿痛，口疮，牙痛等。

松子胡桃泥（《外台秘要》）

【组成】松子仁30克，胡桃仁60克。

【制法】上2味，共研磨成泥状，用蜂蜜15克混匀收藏。早晚饭后服食，每服1汤匙，开水冲服。

【功用】滋阴润肺。适用于阴虚肺燥，咳嗽咽干等症。

【按语】松子仁具有滋阴润肺，美容抗衰，延年益寿等功效。用于肺燥咳嗽，慢性便秘等疾病，有"长寿果"之称。

三、汤饮类

鸡蛋银耳沙参冰糖汤（民间验方）

【组成】鸡蛋2个，银耳10克，北沙参15克，冰糖适量。

【制法】将鸡蛋打入碗内，搅匀；银耳发透，去蒂洗净，与沙参同煎片刻，放入冰糖，煎1个小时左右，兑入鸡蛋，搅匀。饮汤食银耳。

【功用】滋阴润肺。适用于肺阴虚干咳不愈，咽干痛，口渴等症。

【按语】银耳，又名白木耳，为真菌银耳的子实体，一般寄生在麻标或槲栎的腐朽树干上，功效清补润肺，生津滋液，治劳咳。

百合党参猪肺汤（《中国药膳学》）

【组成】百合30克，党参15克，猪肺250克。

【制法】上3味加水炖至肺熟，加盐少许调味，饮汤吃猪肺。

【功用】补肺气，养肺阴。适用于肺虚久嗽，反复发作，难于治愈者。

【按语】百合养肺阴，党参补肺气，猪肺补肺脏，合用治疗久咳效果佳。

清热止嗽茶（《慈禧光绪医方选议》）

【组成】甘菊花、炙枇杷叶（包）、霜桑叶（各）6克，广陈皮、酒黄芩（各）3克，生地黄、焦枳壳（各）4.5克，鲜芦根2支。

【制法】芦根切碎，上药共为粗末，水煎，取汁。代茶温饮，日1剂。

【功用】适用于外感风热，肺热咳嗽，恶心痰多，口渴咽干，大便干结等。

【按语】桑叶疏散风热，清肺润燥。治疗风热感冒，温病初起，肺热咳嗽等。

四、酒醴类

绿豆酒（《寿世青编》）

【组成】绿豆60克，山药60克，黄柏45克，牛膝45克，玄参45克，沙参45克，白芍45克，山栀子45克，天冬45克，天花粉45克，蜂蜜45克，当归36克，甘草9克，白酒适量。

【制法】将上述中药粉碎，装入纱布袋中扎紧，把药袋放入干净罐子中，加适量酒密封浸泡一周后，兑入蜂蜜。

【功用】滋阴润肺，清热解毒。适用于肺津不足，燥热干咳，口干易烦等。

【按语】该酒药虽寒凉而酒性大热，凡有动血之症，如咳血、牙龈出血等现象则应慎用。

五、菜肴类

蜜蒸百合（《太平圣惠方》）

【组成】百合100克，蜂蜜50克。

【制法】将百合洗净后加入蜂蜜搅拌均匀。将混合后的百合蜂蜜放入容器中，隔水蒸熟即可。随时含服，慢慢吞咽。

【功用】润肺止咳。适用于干咳、燥咳，咳而无痰或少痰等症。

【按语】痰湿内蕴，中满痞胀及肠滑泄泻者不宜食用。

百冬灌藕（《**常用特色药膳技术指南**》）

【组成】生百合 60 克，山药 100 克，白茯苓 60 克，天冬 60 克，鲜藕 400 克，牛奶 150 毫升，大枣 50 克，蜂蜜 200 克。

【制法】将生百合、山药、天冬研烂，加蜂蜜再研磨极细，与白茯苓研末后调匀。红枣煮熟去核做成枣泥，加入茯苓混合物，调入牛奶，令稀稠适中，灌入藕孔中，令孔皆满。将藕头堵住藕孔，再用竹签固定结实，上屉蒸熟，趁热服食。

【功用】润肺、健脾、补肾，化痰、止咳、平喘。适用于秋燥咳嗽，干咳少痰，痰中带血，咽炎等。

【按语】风寒咳嗽，虚寒性出血，脾胃不佳者忌食。

桂花饼（《**寿世保元**》）

【组成】桂花 30 克，儿茶 15 克，诃子 7 个，甘草 3 克，面粉 200 克。

【制法】上诸药，锉为末，纳入面粉，桂花水搅拌，做成饼，蒸熟。每服食一枚，早晚服食。

【功用】清痰降火，止嗽生津。适用于肺热咳嗽。

【按语】桂花为木樨科植物木樨的花。具有温肺化饮，散寒止痛之功效。用于痰饮咳喘，脘腹冷痛，经闭痛经，牙痛，口臭等。

寒咳药膳方（《**中国瑶药学**》）

【组成】罗汉果半个，七叶一枝花 3 克，肉桂 6 克，香信 9 克，柑陈皮 3 克，鲜姜 3 克，猪肺 1 具。

【制法】前 6 味，煎汁去渣，配猪肺炖服。

【功用】适用于寒性咳嗽。

【按语】香信，香菇的异名，《本经逢源》："大益胃气。"

第五节　慢性阻塞性肺病

慢性阻塞性肺疾病（慢阻肺）是一种以气流受限为特征的疾病，其气流受限不完全可逆，呈进行性发展，与肺部因有害气体或有害颗粒引起的异常炎症有关，是一种破坏性的肺部疾病，系世界范围的多发病、常见病。在我国，80%～85%的肺源性心脏病是由慢阻肺引起的。

中医学理论认为是肺、脾、肾三脏之虚成为慢阻肺反复发作的内因。肾主纳气，如果肾的纳气功能减退，摄纳无权，吸入之气不能归纳于肾，就会出现呼多吸少，吸气困难，动则喘甚等肾不纳气的虚喘证，此亦慢阻肺的标志性症状，可以通过"补肾"而达到"纳气平喘"之目的。常用药膳方有杏仁猪肺粥、桂圆参蜜膏、六汁饮等。

一、粥类

珠玉二宝粥（《医学衷中参西录》）

【组成】生山药60克，生薏苡仁60克，柿霜饼24克。

【制法】将山药、薏苡仁捣成粗粒，放入锅内，加水适量，用火煮至烂熟，再将柿霜饼切碎，调入煮好的粥内，搅匀融化即成。每日早晚温热服用。

【功用】滋养脾肺，止咳祛痰。适用于脾肺阴亏，食欲不振，虚劳咳嗽等。

【按语】本品若用纯白柿霜代替柿霜饼，止咳效果更好。将柿霜加入已煮好的粥内，即可服食。然而，凡寒痰咳喘者不宜食用。

杏仁猪肺粥（《食鉴本草》）

【组成】甜杏仁50克，猪肺200克，粳米100克，食用油、食盐、味精各适量。

【制法】将猪肺洗净切块。甜杏仁用温水浸泡，搓去外衣，与洗净的粳米共煮至粥半熟。将猪肺放入锅中，继续文火煮至粥熟，调食用油、食盐、味精，趁温服食。

【功用】润肺补肺。适用肺阴亏虚之久咳，慢性阻塞性肺病等。

【按语】饮食宜清淡，忌辛辣及油腻肥甘之物，忌烟、酒。

黄芪粥（《太平圣惠方》）

【组成】黄芪39克，人参10克，白茯苓15克，桑白皮15克，生姜6克，红枣5枚，小米100克。

【制法】先煎前5味药，去渣，后下枣及米煮粥，空腹食之。

【功用】健脾补肺。适用于脾肺气虚，气短乏力，或肢体浮肿，尿少，或肺气虚而咳嗽痰多者。

【按语】人参价格昂贵，可以党参 15 克代替。

二、膏类

五汁蜜膏（《经验广集》）

【组成】鸭梨 1 千克，白萝卜 1 千克，生姜 250 克，炼乳 250 克，蜂蜜 250 克。

【制法】将鸭梨削皮去核，白萝卜、生姜分别洗净切碎。分别以洁净的纱布绞汁。把梨汁、萝卜汁放入锅中，先用武火，再用文火煎熬浓缩至稠黏如膏，然后兑入姜汁、炼乳和蜂蜜，搅匀，再加热至沸后停火，待冷装瓶备用。服用时每次 1 汤匙，用沸水冲服，亦可用黄酒少许顿服，1 日 2 次。

【功用】清热润肺，化痰止咳。适用于虚劳久咳，干咳痰黏，肺结核低热等症。

【按语】凡风寒、痰湿咳嗽者不宜服。

猪油蜜膏（《本草纲目》）

【组成】猪油 100 克，蜂蜜 100 克。

【制法】将猪油、蜂蜜分别放入锅内用小火煎煮至沸，停火凉温，然后把猪油倒入蜜锅中，混合调匀，冷却装瓶备用。每服 1 汤匙，每日 2 次。

【功用】补虚润燥。适用于肺燥咳嗽，肠燥便秘及身体消瘦等。

【按语】猪油甘寒，蜂蜜甘平，二物相合，相得益彰，共同发挥补虚、润燥、解毒的作用。

桂圆参蜜膏（《得配本草》）

【组成】桂圆肉 120 克，党参 250 克，沙参 125 克，蜂蜜适量。

【制法】桂圆肉、党参、沙参放入锅中，加水适量，待浸泡发透后加热煎煮，每 20 分钟取煎液 1 次，加水再煎，共取煎液 3 次，合并煎液，用文火煎熬浓缩，至黏稠如膏时，加蜂蜜一倍，至沸后停火，待冷后装瓶备用。每次用沸水冲化一汤匙，顿服，1 日 3 次。

【功用】清肺热，补元气，开声音，助筋力。适用于体质虚弱，消瘦，烦渴，干咳少痰，声音嘶哑，无力疲倦等。

【按语】本品甘甜，滋补力较强，凡气滞者不宜使用。桂圆的中药正名为龙眼。

三、汤饮类

五味子汤（《饮膳正要》）

【组成】北五味子（净肉）250克，紫苏叶100克，人参（去芦，锉）65克，砂糖500克。

【制法】上4味，用水4升，熬至2升，滤去滓，澄清，任意服之。

【功用】适用于肺之气阴两伤，肾水不能上承而引起的咳嗽、胸闷、口渴不能多饮、气少乏力等症。

【按语】五味子具有收敛固涩，益气生津，补肾宁心之功效，常用于久嗽虚喘。

六汁饮（《寿世保元》）

【组成】生姜汁、生藕汁、白果汁、萝卜汁、梨汁、荸荠汁（各）30克。

【制法】以上诸汁，同入砂锅火熬，加白糖霜200克，再熬数次，下蜜100克，再煎，入猪油10克，同煎成膏。早晚服食。

【功用】清火润肺。适用久嗽痰火者。

【按语】白果生食有毒，不可多用，小儿尤当注意。

羊肺汤（《本草纲目》）

【组成】羊肺1具，杏仁、柿霜、绿豆粉、真酥（各）15克，蜂蜜30克。

【制法】杏仁温水泡，去皮研成细末，同柿霜、绿豆粉、真酥装入碗内，倒入蜂蜜调匀，加清水少许，调成浓汁状。羊肺用清水冲洗干净，挤尽血水，再将上面之药汁灌入羊肺内。羊肺置容器中，加水500毫升，隔水炖熟。

【功用】功能滋阴清热，益气养血，止咳平喘。适用于久病体虚，阴亏内热，宣降失常之肺痿咳嗽，吐痰黏稠多泡沫，形消体弱，精神疲倦，心悸气喘，口唇干燥等症。

【按语】本品可作为肺结核、肺气肿、慢阻肺、肺心病患者之膳食。

四、酒醴类

苏子酒（《寿世青编》）

【组成】紫苏子 100 克，醇酒 500 毫升。

【制法】紫苏子炒、研，绢袋盛之，浸酒中，日日饮之。

【功用】功效消痰下气，润肺止咳。

【按语】苏子为紫苏的干燥成熟果实，《本经逢原》："诸香皆燥，惟苏子独润，为虚劳咳嗽之专药。性能下气，故胸膈不利者宜之，与橘红同为除喘定嗽，消痰顺气之良剂。"

蛤蚧酒（《中华进补大全》）

【组成】蛤蚧（大壁虎）一对，米酒 1 千克。

【制法】将蛤蚧去头、足、鳞，粗碎，放在米酒中，加盖密封，每日晃动 1 次，7 天后可饮用。每日 2 次，每次 10 ～ 15 毫升。

【功用】补肺肾，益精血，定喘止咳。适用于肺虚咳嗽，肾虚作喘，虚劳喘咳，阳痿不举等。

【按语】风寒、痰饮及实热性咳喘者忌服。

第六节　支气管扩张

支气管扩张临床上可分为急性期和慢性期。急性期主要是继发感染，表现为咳嗽加剧，痰黄稠或大量咯血；慢性期表现为反复咳嗽、痰多，平素易感冒。

中医学治疗支气管扩张可归纳为滋阴润肺与清热凉血两个方面，若能积极调补以增强机体免疫功能，可大大减少呼吸道感染。即使在急性发作期，科学合理地服用药膳对减轻肺部感染及痰液排出亦有良好的效果。

一、粥类

川贝杏仁粥（验方）

【组成】川贝母 10 克，杏仁 10 克，百合 20 克，粳米 100 克，蜂蜜 30 克，梨 3 个。

【制法】将川贝母、杏仁及百合加水煎煮后取汁，将梨捣烂后取汁，然后将药汁和梨汁放入锅中，与粳米一起煮粥，待粥将熟时，加入蜂蜜，再稍煮片刻即可。每日服 1 剂，于空腹时一次将粥喝下，10 天为一疗程。

【功用】清肺化痰，益气生津，扶正强身。

【按语】本方中的川贝、杏仁、百合可清肺化痰，润肺定喘。蜂蜜可润燥，为调理肺燥咳嗽之佳品。梨能养阴清热，润肺生津。粳米可养胃和脾。

阿胶粳米粥（验方）

【组成】阿胶 30 克，粳米 100 克，红糖适量。

【制法】先将阿胶捣碎，再将粳米洗净后煮粥，待粥熟时放入阿胶烊化，一边搅拌一边用文火将粥稍煮片刻，然后放入红糖即可。每日服 1 剂，于空腹时一次服下，半个月为一个疗程。

【功用】滋阴补虚，补血止血。适用于阴血亏虚的支气管扩张。

【按语】阿胶具有良好的养血止血作用，粳米可补脾益肺。

猪肺薏米粥（验方）

【组成】猪肺 1 叶，生薏苡仁、粳米（各）50 克，蜂蜜适量。

【制法】将猪肺洗净后切成细条，与洗净后的粳米及薏苡仁一起放入锅中，然后加入适量的清水将其煮成稀粥，再放入蜂蜜拌匀即可。每日服 1 剂，可将此粥作为早餐一次服下，7 天为一个疗程。

【功用】清肺化痰，扶正祛邪。适用于元气亏虚的支气管扩张。

【按语】方中的猪肺可"以脏补脏"，主治肺虚咳嗽、咯血。薏苡仁为清肺排脓之佳品。粳米可益气和中。

二、汤饮类

桃杏仁饮（验方）

【组成】桃仁 15 克，甜杏仁 12 克，蜂蜜 15 克，老姜汁适量。

【制法】将前 3 味放入蒸锅中蒸煮，食用前加入少量老姜汁，每日 1 次，连服 20 ～ 30 天。

【功用】润肺止咳。适用于支气管扩张，症见咳嗽痰多者。

【按语】桃仁，味苦，性平，能活血祛瘀，润肠止咳。杏仁味甘、苦，性温，止咳，祛痰，定喘。蜂蜜味甘，性平，补中益气，安五脏，和百药，有缓解疼痛的作用及较强的杀菌力。

贝母汤（验方）

【组成】川贝母 12 克，蜜糖 15 ～ 30 克。

【制法】将川贝母碾碎，加入蜜糖，用水炖服，每日 1 次，连服 20 ～ 30 天。

【功用】养阴，清肺，化痰。适用于痰热蕴肺，肺阴不足型的支气管扩张。

【按语】川贝母味甘、苦，性寒，止咳化痰，清热散结，兼有润肺之功。

三、菜肴类

白及肺（《喉科心法》）

【组成】白及片 15 克，猪肺 1 具，黄酒 50 毫升，细盐适量。

【制法】将猪肺挑去血筋血膜，剖开洗净，切成小块。将猪肺小块同白及片一同放入砂锅内，加水煮沸，改用文火炖烂，加入黄酒、细盐，煎取浓汤。

【功用】补肺止血。适用于肺结核、支气管扩张出血、硅肺。

【按语】《本草汇言》认为白及"质极黏腻，性极收涩，味苦气寒，善入肺经""能坚敛肺脏，封填破损"，故能入肺止血，为治疗肺虚咳血之要药。本膳方外感咳血，肺痈初起者忌用。

土大黄蒸肉饼（《饮膳正要》）

【组成】土大黄 60 克，猪瘦肉 500 克，冬菇 200 克，淀粉、白糖、食盐、食用油、葱、姜、味精、鸡蛋各适量。

【制法】先将土大黄捣碎，研末；冬菇用温水泡发，洗净；鸡蛋打散。将猪瘦肉洗净，和冬菇、生姜、葱一起剁烂，放入盆内，再加入土大黄末、打散的鸡蛋、油、白糖、食盐、味精及淀粉等拌匀，分成 5 份，拍成肉饼。将肉饼置蒸笼内，放沸水锅上，用武火蒸至熟透即成。每日食肉饼 1 个。

【功用】清热凉血，止血化瘀，健脾和胃。适用于支气管扩张、肺结核等咯血属于血热者。

【按语】方中土大黄辛散苦泄，寒凉，可清热凉血，化瘀止血。本药膳方孕妇慎用。

白鸭虫草煲（验方）

【组成】白鸭 1 只，冬虫夏草 10 克，调味品适量。

【制法】将白鸭杀好并去除内脏、毛杂等，将冬虫夏草包在纱布中，用线扎紧后放入鸭腹内，再将鸭子放入锅中加水煮至肉烂为止，然后取出药包，加入调味品即可。每 3 天服 1 剂，可分 6 次将汤及鸭肉服下，30 天为一个疗程。

【功用】滋肺益肾，宁嗽化痰。适用于肺肾阴虚的支气管扩张。

【按语】方中的鸭肉为清补之佳品，可补血，生津，止嗽。冬虫夏草为调补阴阳之良药，既可滋肺阴，又能补肾阳。

猪肺炒大蒜（验方）

【组成】猪肺 250 克，大蒜 120 克。

【制法】将猪肺洗净后切成小方块，待油锅热后倒入，再加入大蒜煸炒，猪肺炒熟后，放少许盐、味精，即可食用。

【功用】润肺止咳，清热化痰。适用于支气管扩张，症见咳痰、咯血者。

【按语】采用“以脏补脏”之法。猪肺性平，味甜，有止咳、止血、润肺之功。大蒜含有挥发性的大蒜素，有杀菌、化痰、健胃等作用。

第七节　慢性胸膜炎

慢性胸膜炎易导致胸腔积液，中医病机属于肺宣发肃降功能失调，常用行气利水的药膳方调理。

一、粥类

大麦米粥（民间验方）

【组成】大麦米 150～200 克，粳米 100～150 克，饴糖 100 克。

【制法】大麦米、粳米淘洗干净，分别浸泡 4 个小时。然后煮粥如常法，调入饴糖即成。

【功用】健脾益胃，宽肠利水。适用于食欲不振，食滞泄泻，小儿疳积，小便淋涩，慢性胸膜炎等症。

【按语】本品宜早晚温热食之，素体虚寒者宜少食。

二、汤饮类

葶苈大枣泻肺汤（《金匮要略》）

【组成】红枣 10 枚，葶苈子 15 克。

【制法】水煎取汁，早晚服食。

【功用】泻肺行水。适用于胸腔积液。

【按语】肺虚咳喘，脾虚中满者不宜服。

第八节　肺结核

肺结核的中医病机属于肺脾同病，导致气阴两伤，或肺肾同病，而致阴虚火旺。常用药膳方有银鱼粥、琼玉膏、二母团鱼汤等。

一、粥类

银鱼粥（《草木便方》）

【组成】银鱼干 30 克，糯米 100 克，生姜、猪油、食盐各适量。

【制法】先将银鱼干、糯米、生姜分别洗干净，合煮成粥。加入少量猪油、食盐。早晚趁热空腹服食。

【功用】健脾益肺，补虚。适用于赢瘦乏力，虚劳咳嗽，肺结核等。

【按语】银鱼具有补虚，润肺，健胃之功效。常用于营养不良，咳嗽，脾虚泄泻，小儿疳积。

冬虫草米粥（民间验方）

【组成】冬虫夏草 10 克，瘦猪肉 50 克，小米 100 克。

【制法】将冬虫夏草用布包好，与小米、猪肉（切成细片）同煮，粥熟，取出冬虫夏草，喝粥吃肉。

【功用】补虚损，益精气，润肺补肾。适用于肺肾阴虚，虚喘，痨嗽，咯血，自汗盗汗等。

【按语】冬虫夏草，为麦角菌科虫草属真菌冬虫夏草菌寄生在蝙蝠蛾科昆虫幼虫上的子座及幼虫的尸体的复合体。具有补肾益肺，止血化痰之功效。

紫皮大蒜粥（《常见病食疗食补大全》）

【组成】紫皮大蒜（去皮、放沸水中煮 1 分钟后捞出）30 克，大米 60 克，白及粉 5 克。

【制法】将大米、白及粉放入水中煮熟，入大蒜共煮为粥。早晚餐常食。

【功用】补脾益肺。适用于肺脾气虚之肺结核。

【按语】大蒜味辛，性温，多吃容易上火、耗血，有碍视力，故阴虚火旺者不宜多吃。

鳜鱼羹（《食疗本草学》）

【组成】鳜鱼 250 克，百合、薏苡仁（各）30 克，调料适量。

【制法】将鳜鱼治净，切段，与百合、薏苡仁同煮熟，略加猪脂、食盐调味服食。

【功用】补虚扶正，益脾滋肺。适用于肺结核病人的辅助治疗，也适用于脾虚气弱，气血不足之少气赢弱，久咳不愈等。

【按语】鳜鱼肉质细嫩、味鲜美，刺少肉多，营养丰富，是上等淡水食用鱼类之一。鳜鱼性平，味甘，有补气血、益脾胃之功效。

二、膏类

琼玉膏（《洪氏集验方》）

【组成】人参 500 克，生地黄 500 克，茯苓 500 克，蜂蜜 1000 克。

【制法】将人参、生地黄、茯苓用水浸泡半天，然后煎煮，至沸后每隔 30 分钟取煎液一次，加水再煎，共取 3 次，合并煎液，继续加热煎煮至较黏稠成膏时，兑入蜂蜜，加热至沸停火，待冷却后装瓶备用。日服 2 次，每服 1 汤匙，开水冲化送服。

【功用】补益气血，健脾益肺。适用于肺虚干咳，气喘久嗽，体虚瘦弱，病后、产后体虚，肺结核咯血等。

【按语】本品还可用作中老年体质虚弱者的保健食品。凡实热及痰湿内盛者慎用。

天门冬膏（《寿世保元》）

【组成】天冬十斤，蜂蜜四两。

【制法】天冬每料用十斤。先用水洗净，拣过，再用半温水浸一时即去水，待软透至骨，去皮心，捣碎。每斤先入水五碗，同煮一半干，却倾出滤汁。再入水，再熬，再滤汁。如此三次，将三汁一同再熬成膏，再入蜜四两，慢火熬成膏。埋土三日，出火毒。每服二三匙，白滚水送下。

【功用】润肺滋肾。适用于肺肾两虚之久咳，干咳，咽干口渴等症。

【按语】脾胃虚弱，食少便溏者慎用。

二冬膏（《张氏医通》）

【组成】天冬 250 克，麦冬 250 克，蜂蜜适量。

【制法】将天冬、麦冬加适量水煎熬，煮沸后 30 分钟取汁一次，再加水煎煮，共取 2 次，合并药液，加热煎熬至黏稠如膏时，加入蜂蜜，煮沸后停火，待冷后装瓶备用。日服 1～2 次，每次 9～15 克，温开水冲服。

【功用】润肺滋肾，化痰止咳。适用于肺肾阴虚有热，肺胃阴伤所致之虚劳，咳嗽，咯血，潮热等。

【按语】二冬均味甘、苦，性寒，两者相合，互相促进，使作用更加显著，但阴液未亏或痰湿内盛者不宜用。

二冬二母膏（《脉因证治》）

【组成】天冬 50 克，麦冬 50 克，知母 30 克，贝母 30 克，冰糖 50 克。

【制法】前4味水煎3次，去渣取汁500毫升，入冰糖，文火收膏。每服15克，早晚服用。

【功用】滋阴，清肝，凉血。适用于肺阴虚之干咳，伴头晕耳鸣，烦躁易怒，两胁胀痛等症。

【按语】本药膳性寒质润，能滑肠通便，故脾虚大便稀溏者慎用。

五汁蜜膏（《药膳食谱集锦》）

【组成】鸭梨1000克，白萝卜1000克，生姜250克，蜂蜜250克，炼乳250克。

【制法】将鸭梨、白萝卜洗净，切碎，绞汁后，放入锅中，先以武火，后以文火煎熬浓缩如膏时，加入姜汁、炼乳及蜂蜜，拌匀。每服1汤匙，以沸水冲化，早晚服食。

【功用】滋养润肺。适用于虚劳，如肺结核低热，久咳不止等症。

【按语】白萝卜含芥子油、淀粉酶和粗纤维，具有促进消化，增强食欲，加快胃肠蠕动和止咳化痰的作用。

三、汤饮类

二鲜饮（《医学衷中参西录》）

【组成】鲜藕、鲜茅根（各）120克。

【制法】鲜藕切成片，茅根切碎。武火煮沸，文火煮30分钟，取汁饮。

【功用】养阴清热，止血化瘀。适用于虚劳咳嗽，痰中带血及血淋，小便灼热，艰涩刺痛等症。

【按语】藕清热生津，凉血，散瘀，止血；白茅根凉血止血，清热利尿。合用治疗吐血、衄血效果佳。

三鲜饮（《医学衷中参西录》）

【组成】鲜茅根、鲜藕（各）120克，鲜小蓟根60克。

【制法】上3味，切碎，水煎取汁。代茶饮，频频饮用。

【功用】功能滋阴清热，化瘀止血。适用于虚劳咳嗽，痰中带血，血热妄行之咳血、咯血、吐血、尿血等。

【按语】小蓟为菊科植物刺儿菜的干燥地上部分，具有凉血止血，散瘀、解毒、消痈之功效。

二母团鱼汤（《食疗本草学》）

【组成】鳖（团鱼）1只，知母、贝母、银柴胡、甜杏仁（各）15克。

【制法】将鳖治净，取肉切块，与上药同入锅内，加适量水，煎煮至肉熟，饮汤食肉。

【功用】滋阴清热，润肺止咳。适用于肺肾阴虚，骨蒸潮热，手足心热，盗汗，咳嗽，咽干等，或肺结核患者属阴虚发热者。

【按语】知母、银柴胡清虚热，鳖滋阴凉血，贝母、杏仁止咳，合用治疗肺痨咳嗽。

羊髓羹（《饮膳正要》）

【组成】羊脊髓50克，生地黄10克，熟羊脂油15克，黄酒25毫升，蜂蜜50克，盐、姜丝各适量。

【制法】先将羊脊髓、生地黄加水煮汤，捞去生地黄渣，加熟羊脂油、盐、姜丝、黄酒、蜂蜜，再加热至沸。早晚服食。

【功用】滋阴润燥，清虚热。适用于肺痨低热，咳嗽等症。

【按语】羊脊髓功能润五脏，充液，补诸虚，调养营阴，滑利经脉，填髓。

麦麸汤圆（《本草纲目》）

【组成】小麦麸100克，猪瘦肉250克，葱、盐、糯米粉各适量。

【制法】将猪肉洗净，剁成末，与麦麸、葱花、盐拌作馅，以糯米粉滚成汤圆，随意食用。

【功用】益气养阴，除热补虚。适用于气阴两虚，虚劳体弱，骨蒸劳热，盗汗等。

【按语】麦麸，即麦皮，富含膳食纤维和大量的B族维生素。《日华子本草》曰："润皮肤，养心肺，解热毒。"脾胃虚寒者易出现泻泄，有湿痰积饮者慎服。

酒炖鳗鱼（《太平圣惠方》）

【组成】鳗鱼、黄酒（各）500 克，盐、醋各适量。

【制法】净鳗鱼放锅内，加黄酒，入盐、醋、清水适量，烧沸后转用文火炖至熟。食鱼饮汤。

【功用】补虚劳，退低热。适用于身体消瘦，低热，便血等。

【按语】鳗鱼为发物，患有慢性疾病和有水产品过敏史的人忌食。

花生补浆（《食疗本草学》）

【组成】花生米、甜杏仁、黄豆（各）15 克。

【制法】上 3 味加水研磨成浆，滤取浆液，早晚煮熟食用。

【功用】补益脾胃，滋养补虚，润肺化痰。适用于肺痨或久咳肺燥，脾胃虚弱，消化不良，消瘦乏力等。

【按语】花生，《本草备要》："补脾润肺。"

党参百合猪肺汤（《疾病的食疗与验方》）

【组成】党参 15 克，百合 30 克，猪肺 250 克。

【制法】将猪肺洗净、切块，两药用布包好，同入砂锅内，加水适量，文火煎煮，熟后调味即成。饮汤食肺，1 日内分 2 次服完。

【功用】益气养肺。适用于肺结核之气短，咳痰，胸闷，纳差，语言低弱，面色㿠白等症。

【按语】党参补肺气，百合养肺阴，合用益气养阴补肺。

肺结核药膳方（《中国瑶药学》）

【组成】石吊兰 15 克，七叶一枝花 9 克，散血子 9 克，心叶紫金牛、石仙桃（各）10 克，红毛毡 15 克，山麦冬、白及（各）9 克，猪肺 1 具。

【制法】前 8 味，煎液去渣，与猪肺同入锅，炖服。

【功用】适用于肺结核。

【按语】孕妇忌用。

第九节　支气管哮喘

支气管哮喘多由痰湿内蕴或肺肾亏虚所致，治疗该病药膳方常用止咳平喘的如杏仁，补肾纳气的如核桃、蛤蚧等配制。

一、粥类

杏仁粥（《食医心镜》）

【组成】杏仁 10 克，粳米 50 克，食盐或冰糖适量。

【制法】将杏仁去皮、尖，入锅加水煮至杏仁软烂，去渣留汁。用药汁煮粳米成粥，调入食盐或冰糖。早晚温热服食。

【功用】降气化痰，止咳平喘。适用于痰浊壅肺，止咳喘病。

【按语】苦杏仁有小毒，用量不宜大，使用时以甜杏仁为宜。

杏仁粥（《太平圣惠方》）

【组成】杏仁 21 粒，桑白皮 60 克，大枣 7 枚，生姜 2 片，牛奶 30 毫升，粳米 100 克。

【制法】杏仁去皮、尖，同桑白皮、大枣、生姜加水煎煮，去渣留汁。药汁煮粳米至八分熟，加入牛奶，文火煎至粥全熟，趁热服食。

【功用】止咳平喘。适用于支气管哮喘。

【按语】苦杏仁有小毒，用量不宜大。

二、汤饮类

人参胡桃汤（《严氏济生方》）

【组成】人参 6 克，核桃仁（胡桃仁）30 克，大枣 7 枚，生姜 5 片。

【制法】人参洗净，与核桃仁、生姜入锅同煎，去渣取汁。再在药渣中加水煎取药汁，将两次药汁合并即成。早晚服食。

【功用】补益肺肾，纳气定喘。适用于支气管哮喘等症。

【按语】核桃仁味甘，性温，入肾、肺经，能补肾固精，温肺定喘，善治肾虚喘嗽。《本草纲目》谓其能"补气养血，润燥化痰，益命门，利三焦，温肺润肠"。

乌贼骨散（《疾病的食疗与验方》）

【组成】乌贼骨 500 克，砂糖 1000 克。

【制法】乌贼骨锅内焙干，研粉末，与砂糖调匀。成人每服 15 ～ 25 克，小儿按年龄酌减，开水送服，日 3 次，连服半个月。

【功用】止喘。适用于慢性哮喘。

【按语】忌食萝卜。

三、菜肴类

独圣饼（《圣济总录》）

【组成】人参 60 克，蛤蚧 1 对，蜜糖 120 克，糯米适量。

【制法】将蛤蚧 1 对（雌雄头尾全者）用酒和蜜涂炙熟，与人参共研细末；将蜜糖溶化，滤去渣，和药末，做成 20 个小饼子。每服，用糯米做薄粥一盏，投药一饼，趁热，空腹细细呷下。早晚各服 1 次。

【功用】补肺气，益脾肾，定喘止嗽。适用于虚咳气喘，面目浮肿，短气乏力等肺肾两虚之症。

【按语】《本草纲目》记载："蛤蚧，咸，平，有小毒，主治久咳肺痈，咳喘脸肿。"

哮喘药膳方（《中国瑶药学》）

【组成】聚石斛鲜品 30 ～ 60 克，配鸡肉或瘦猪肉 50 克。

【制法】聚石斛鲜品配鸡肉或瘦猪肉，共入锅，水煎服，每日 1 ～ 2 剂。

【功用】适用于哮喘病。

【按语】瑶医用的植物药，常与动物的肉、骨头或内脏配伍。

第五章 ◆

心血管病药膳方

第一节 冠心病

冠心病主要与日常膳食不平衡，饱和脂肪酸摄入量过多（超过40%），热量过高，纤维素过少有密切关系。冠心病的中医药膳原则是：扶正祛邪、标本兼治，涤痰逐瘀、活血通络、补益气血。饮食宜忌：病人要多吃维生素和纤维素含量丰富的食品，每天保证足够的优质蛋白，减少钠盐摄入。早餐注意质量，晚餐量不能多，每日应少食多餐。严禁烟酒及刺激性的食物，浓茶及咖啡不宜多饮，不宜进食糖类食品及辛辣厚味之品。

一、粥类

桃仁粥（《太平圣惠方》）

【组成】桃仁（汤煮熟，去皮、尖，研）21枚，生地黄30克，桂心（研末）3克，粳米100克，生姜3克。

【制法】桃仁、生地黄、生姜3味加米酒200毫升，绞取汁，和粳米同煮粥，调入桂心末，空腹食之。

【功用】祛寒，化瘀，止痛。适用于寒凝血瘀所致心腹痛，痛经，产后腹痛，关节痹痛等症。

【按语】本方以祛邪为主，不宜长期服用。血热明显者可去桂心，平素大便稀溏者慎用。

百合玉竹粥（验方）

【组成】百合 20 克，玉竹 20 克，粳米 150 克。

【制法】将百合洗净，撕成瓣状，玉竹切段。把百合、玉竹放入锅内，加入粳米和净水。将锅置武火上烧沸，再用文火煮。

【功用】滋阴润燥，生津止渴。适用于冠心病患者。

【按语】百合、玉竹均能滋阴润燥，合用效果更佳。

薤白粥（《食医心镜》）

【组成】薤白 15 克（鲜者 50 克），粳米 100 克。

【制法】薤白洗净切碎，粳米淘洗干净，一同放入锅内，加水适量，煮为稀粥。每日 2 次，温热服食，7 天为一疗程。

【功用】宽胸行气，通阳止痢。适用于冠心病胸闷不舒，心绞痛，慢性肠炎，菌痢等。

【按语】本品辛散温热，气虚及阴虚内热者不宜食用。对适应证者亦不宜多服久服。

大蒜粥（验方）

【组成】紫皮大蒜 30 克，粳米 100 克。

【制法】紫皮大蒜去皮，放入沸水中煮 1 分钟后捞出，将粳米放入蒜水中煮成粥，再将蒜重放入粥中煮片刻，早晚温服。

【功用】辛温散寒，宣通心阳。适用于寒凝心脉证的冠心病。

【按语】大蒜辛温，多食生热，且对局部有刺激，阴虚火旺，目、口、舌有疾者忌食。

首乌粥（验方）

【组成】制首乌 30 ～ 60 克，粳米 100 克，大枣 3 枚。

【制法】制首乌用砂锅煎浓汁，与粳米、大枣同煮粥，加冰糖少量，早晚餐服食。

【功用】滋阴清火，养心和络。适用于心肾阴虚证的冠心病。

【按语】制首乌功善补肝肾、益精血、乌须发，适用于精血亏虚，头晕眼花，须发早白，腰膝酸软等症。

二、汤饮类

菊楂决明饮（验方）

【组成】菊花 3 克，生山楂片、决明子（各）15 克。

【制法】上 3 味，用沸水泡半小时后饮用。

【功用】活血化瘀，通脉止痛。适用于心血瘀阻的冠心病。

【按语】山楂、决明子均能降脂祛瘀，软化血管。

双耳汤（验方）

【组成】白、黑木耳（各）10 克。

【制法】白、黑木耳，泡发洗净入水，加冰糖隔水蒸 1 小时食用。

【功用】益气养阴，活血通脉。适用于气阴两虚证的冠心病。

【按语】白木耳，即银耳。

三、菜肴类

陈皮参芪煲猪心（验方）

【组成】陈皮 3 克，党参 20 克，黄芪 15 克，猪心 1 只，姜 15 克，胡萝卜 150 克，盐、料酒各适量。

【制法】将陈皮、党参、黄芪洗净切片，胡萝卜切块，猪心切块。将锅置中火上烧热，加入植物油，烧六成热时，放入猪心、胡萝卜、料酒、姜、盐、党参、陈皮、黄芪。加水烧沸，再用文火煲熟即成。

【功用】补心气，益气。适用于冠心病患者。

【按语】党参、黄芪补气，猪心养心，合用补益心气。

党参麦冬炖瘦肉（验方）

【组成】党参 20 克，麦冬 15 克，五味子 6 克，猪瘦肉 150 克，冬菇 30 克，姜、葱、盐各适量。

【制法】将党参切段，麦冬、五味子洗净。把猪肉放入炖锅，加入冬菇、姜、葱、盐、五味子、党参、麦冬，注入清水，把炖锅置武火上烧沸，再用文火炖煮。

【功用】滋阴养心，清热解毒。适用于冠心病患者。

【按语】党参补气，麦冬滋阴，五味子收涩宁心，合用滋阴养心。

长命包子（验方）

【组成】马齿苋、韭菜（各）50 克，鸡蛋 2 个，面粉 200 克，调料适量。

【制法】将马齿苋、韭菜分开洗净，阴干 2 小时，切碎末。将鸡蛋炒熟弄碎，和前 2 味拌匀，加调料制成馅，和面制成包子，蒸熟食用。

【功用】辛温散寒，宣通心阳。适用于寒凝心脉证的冠心病。

【按语】韭菜，《本草拾遗》载："温中，下气，补虚，调和腑脏，令人能食，益阳。"

第二节　高血压

高血压多由肝阳上亢、肝肾阴虚所致，治疗该病的药膳方常用平肝的如菊花、天麻、决明子，滋补肝肾的如熟地黄、何首乌等配制。

一、粥类

芝麻核桃粉（民间验方）

【组成】黑芝麻 200 克，核桃粉 300 克，红糖 50 克。

【制法】3 者研末拌匀即成。每日 2 次，每次 10 克，温开水送服。

【功用】滋补肾精，润燥降压。适用于阴虚阳亢的头晕，高血压等病。

【按语】黑芝麻补肝肾，益精血，润肠燥，适用于头晕眼花，耳鸣耳聋，须发早白，病后脱发，肠燥便秘等症。

半夏白术天麻粥（民间验方）

【组成】法半夏 10 克，天麻 10 克，白术 10 克，橘皮 6 克，粳米 100 克，红糖 20 克。

【制法】先将半夏、天麻、白术、橘皮煎煮 20 分钟后，去渣取汁，备用。将粳米煮至粥将成时，调入药汁，加入红糖后以文火煨煮 10 分钟即可，每日 1 剂，早晚分 2 次食用。

【功用】化痰泄浊，平肝降压。适用于痰浊内阻的高血压病。

【按语】阴虚阳亢、气血不足所致之眩晕不宜使用。

何首乌大枣粥（民间验方）

【组成】何首乌 30 ～ 60 克，粳米 100 克，红枣 3 ～ 5 枚。

【制法】将何首乌加水煎取浓汁，去渣，同红枣、粳米一起入砂锅内煮粥，至粥汤黏稠时加适量的红糖或冰糖调味，可随意服食。

【功用】补气血，益肝肾，适用于高血压病见头晕目眩，面色无华，头重脚轻，腰酸膝软无力者。

【按语】何首乌补益精血，解毒，润肠通便；大枣补中益气，养血安神。

菊花粥（民间验方）

【组成】白菊花末 15 克，粳米 100 克。

【制法】将菊花去蒂，蒸后晒干或阴干，磨成细末备用。粳米淘洗干净，放入锅内，加水适量，用武火烧沸，再用文火熬成粥，粥快好时调入菊花末，再稍煮片刻即可。每天 2 次，早晚温食。

【功用】清热平肝，明目降压。适用于高血压病见头痛头晕，目赤肿痛者。

【按语】现代药理研究表明，菊花除具有抗菌消炎的作用外，还可以增强毛细血管通透力，降低血压。

芹菜粥（《本草纲目》）

【组成】芹菜（连根）100 克，粳米 250 克，食盐、味精各适量。

【制法】将芹菜连根洗净，切碎，粳米淘洗干净，一同放入砂锅内，加水适量，先用武火烧沸，继用文火煎熬至米烂粥成，在粥内放入适量盐和味精即成。

【功用】清肝热，降血压。适用于肝火亢盛之高血压，血管硬化症，神经衰弱，月经不调，糖尿病等。

【按语】本粥需要久服，方可有效。要现煮现吃，不宜久放。

二、汤饮类

熟地牛髓汤（验方）

【组成】牛髓骨 500 克，熟地黄 50 克，黄精 50 克。

【制法】炖汤食用。

【功用】补肝肾，益脑髓。

【按语】熟地黄滋阴，补血。牛髓骨润肺，补肾，壮阳，填髓。黄精润肺，益肾。

二花鲫鱼汤（验方）

【组成】菊花 10 克，槐花 10 克，鲫鱼 1 条 (约 250 克)。

【制法】炖汤食用。

【功用】平肝，泻火，降压。

【按语】槐花凉血止血，清肝泻火；菊花清肝泻火。

陈皮山楂钩藤茶（验方）

【组成】陈皮 10 克，山楂 10 克，钩藤 10 克，乌龙茶 5 克。

【制法】泡茶饮。对高血压合并高血脂、肥胖症患者尤为适用。

【功用】化痰降脂，降压减肥。

【按语】乌龙茶所含茶多酚及咖啡因较其他茶多，空腹不宜饮，否则感到饥肠辘辘，头晕欲吐，人称"茶醉"。

西瓜决明茶（《中国药膳学》）

【组成】干西瓜翠衣 9 克（或鲜西瓜翠衣 30 克），决明子 9 克。

【制法】上 2 味研为粗末，沸水冲泡，代茶饮。

【功用】功能平肝降压，利水消肿。适用于高血压病，头晕伴有水肿。

【按语】西瓜翠衣，即西瓜皮。夏季收集西瓜皮，削去内层柔软部分，洗净，晒干。功能清暑解热，止渴，利小便。

山楂玉米须荷叶茶（验方）

【组成】山楂 30 克，玉米须 45 克，荷叶 15 克。

【制法】将 3 者同煎 30 分钟，代茶饮。

【功用】清热平肝，降压降脂。

【按语】山楂消食化积，活血散瘀，为消积祛滞之要药，现代药理研究证明，山楂能降血脂，软化血管。玉米须味甘，性平，清热利尿，清肝利胆。荷叶味苦涩，性平，升清阳，祛头风，止眩晕。此方共奏降血压，降血脂，清头目，止眩晕的妙效。

决明菊花茶（《实用中药学》）

【组成】决明子 30 克，野菊花 12 克。

【制法】决明子研细，与菊花共入茶杯中，沸水冲泡，代茶饮。

【功用】适用于血压高，头痛等症。

【按语】野菊花性微寒，具疏散风热，消肿解毒之功效，能治疗咽喉肿痛，头痛眩晕等症。

昆布草决明煎（《中国药膳学》）

【组成】昆布 50～150 克，决明子 30 克。

【制法】昆布浸泡 1 天，漂洗干净，与决明子（捣碎）同煮汤，吃昆布，饮汤。

【功用】适用于高血压病。

【按语】昆布为海带的干燥叶状体，具有消痰软坚散结，利水消肿的功效。

桑麻生地石决明汤（《疾病的食疗与验方》）

【组成】生石决明 18 克，生地黄 15 克，桑叶、黑芝麻（各）9 克，白糖适量。

【制法】前 4 味水煎，调入白糖。日 1 剂，分 2 次服，连服 7 剂。

【功用】清热明目，平肝潜阳。适用于肝阳上亢之头痛眩晕，善怒目胀，或有眼压、血压升高等症。

【按语】石决明为九孔鲍的贝壳，功能平肝潜阳，除热，明目。适用于风阳上扰所致的头痛眩晕。

黄精茶（验方）

【组成】黄精 10 克，罗布麻叶 5 克。

【制法】上 2 味，水煎取汁，代茶饮。

【功用】适用于高血压病。

【按语】罗布麻叶清泻肝火、平肝息风，有降低血压的作用，适用于肝火炽盛之头痛眩晕，惊风抽搐等症。

槐米饮（验方）

【组成】槐花米 10 克，蜂蜜或白糖适量。

【制法】开水泡 2 次，日饮 2 次。

【功用】功能清肝降火。适用于肝火偏旺，头痛目赤，血压升高等。

【按语】本膳常用于冠心病、高血压患者的保健饮料。

三、菜肴类

绞股蓝炖乌龟方（民间验方）

【组成】绞股蓝 20 克，乌龟 1 只（约 200 克）。

【制法】炖汤食用。

【功用】滋阴补阳，降压降脂。适用于高胆固醇血症、高血压等病。

【按语】绞股蓝具有降血压、降血脂、降血糖，延缓衰老等功效。

天麻鱼头汤（民间验方）

【组成】天麻 50 克，川芎、茯苓（各）10 克，鲤鱼头一个（约 200 克），葱、姜、芝麻油、水豆粉、清汤、白糖、食盐、味精、胡椒粉各适量。

【制法】将鲜鲤鱼头洗净，川芎、茯苓切成大片，用第二次米泔水泡，再将天麻放入泡过川芎、茯苓的米泔水中泡 4～6 小时，捞出天麻在米饭上蒸透，切成片待用。将天麻放入鱼头内，置盆内，然后放入葱、姜，加入适当清水，上笼蒸约 30 分钟，拣去葱、姜，另用水豆粉、清汤、白糖、食盐、味精、胡椒粉，烧开勾麻油芡，浇在天麻鱼头上即成。

【功用】平肝息风，定惊止痛，行气活血，适用于高血压病肝阳上亢，痰瘀阻滞的头晕头痛，肢体麻木的患者。

【按语】天麻注射液对冠状动脉、脑血管及外周血管有一定的扩张作用，可使血流量增加，血管阻力下降，但血压无明显改变。

天麻蛋（《中国药膳学》）

【组成】鸡蛋 1 个，天麻粉 2 克。

【制法】鸡蛋去壳，调入天麻粉，搅匀后蒸熟食用。早晚服食。

【功用】平肝息风，养心安神。适用于肝风眩晕，或心神失养，失眠健忘等。

【按语】天麻，《本草汇言》曰："主头风，头痛，头晕虚旋，癫痫强痉，四肢挛急，语言不顺，一切中风，风痰。"

第三节　心律失常

心律失常是指心律的起源部位、心搏频率、心搏节律或冲动传导发生异常，从而引起心动过速、心动过缓或心律不规则等症状的一种疾病。中医学认为，心律失常大多由心脏气血不足、心神失养所导致。此病患者若使用一些具有养心益气、活血通脉功效的药膳方进行治疗，往往可取得很好的效果。

一、粥类

小麦米粥（民间验方）

【组成】小麦仁 100 ～ 150 克，糯米 100 ～ 150 克，龙眼肉 20 克，红枣 3 ～ 5 枚，白糖适量。

【制法】将红枣去核洗净，与洗净的龙眼肉一同切细备用。把小麦仁、糯米淘洗干净浸泡半小时，然后煮如常法，加入龙眼肉、红枣、白糖，再煮二三沸即可。

【功用】益气补肾，养心安神，滋润止渴。适用于心悸失眠、神志不安、妇女脏躁等。

【按语】本粥宜早晚服食。本品味甘，性温，湿热病者忌食。

莲子粥（《太平圣惠方》）

【组成】莲子粉 15 克，粳米 80 克，红糖适量。

【制法】将莲子磨为细粉，粳米（糯米亦可）淘洗干净，红糖适量，同置锅内，加水适量，煮至黏稠为度。

【功用】补脾止泻，益肾固精，养心安神。适用于脾虚泄泻，大便溏薄，肾虚不固，遗精，尿频，带下，心悸，虚烦失眠等。

【按语】该粥宜早晚空腹温服，四季均可。莲子粥味甜，涩味不明显，对脾胃不足之遗泄症者，多服久服非常适宜。凡有实热症者不宜服。

珍珠母粥（《饮食辨录》）

【组成】珍珠母 120 克，粳米 50 克。

【制法】将珍珠母洗净，置锅内，加水适量，煎煮 30 分钟，去渣留汁待用。粳米淘洗干净，放入珍珠母汁中，再加适量水，熬煮成粥。

【功用】平肝潜阳，明目安神。适用于肝阳上亢，头晕头痛，目眩耳鸣，心悸失眠，目翳，癫狂，癫痫等。

【按语】该粥宜早晚温服。本品可用于肝阳上亢所致的高血压患者。平素脾胃虚寒者不宜多服。

生脉粥（验方）

【组成】红参 30 克，麦冬 15 克，五味子 10 克。

【制法】将上述药物研为细末备用。取 5 克药末，用蜂蜜水冲服或调入稀粥中服食，每日服 2～3 次。

【功用】益气生津，敛阴止汗。适用于心律失常，咳嗽气短，口干咽燥，多汗，大便秘结者。

【按语】方中红参补肺气，益气生津；麦冬养阴清肺而生津；五味子敛肺止咳、止汗，合用有补肺益气，养阴生津之功。

龙眼糯米粥（验方）

【组成】龙眼肉 20 克，糯米 60 克，白糖适量。

【制法】将龙眼肉、糯米、白糖加水煮粥，空腹食之。

【功用】益气养阴。适用于气阴两虚的心律失常，症见心悸怔忡，自汗，神倦乏力，纳呆。

【按语】《本草求真》："龙眼气味甘温，多有似于大枣，但此甘味更重，润气尤多，于补气之中，又更存有补血之力，故书载能益脾长智，养心保血，为心脾要药。"

二、汤饮类

米酒核桃汤（验方）

【组成】米酒 50 毫升，核桃仁 6 个，白糖 30 克。

【制法】将核桃仁与白糖共捣为泥，放入锅中，下米酒调匀，以文火煮 10 分钟即可。每日 1～2 次。

【功用】温阳养心。适用于阳气不足的心律失常，症见心悸，下肢水肿，身寒怕冷，神疲乏力，腰酸，食欲不振。

【按语】核桃仁通命门，利三焦，益气养血，为补下焦肾命之药。

三、酒醴类

龙眼肉酒（民间验方）

【组成】龙眼肉 250 克，白酒 1000 毫升。

【制法】将龙眼肉放入白酒中，加盖密封，每日晃动一次，20 天以后开始饮用。每日 2 次。

【功用】补益心脾，活血补血。适用于思虑过度、劳伤心脾所引起的头晕失眠，心悸健忘，神经衰弱，食少纳呆，面色萎黄等。

【按语】痰湿重、湿热盛、胃部胀满者不宜饮用。

四、菜肴类

麦冬三生鸽汤（验方）

【组成】麦冬、生黄芪、生晒参、生地黄（各）10 克，乳鸽 1 只，盐、糖等调味品各适量。

【制法】将前 4 味洗净，用水煎煮后去渣取汁。将乳鸽去除毛、杂及内脏，洗净，入锅加适量的清水熬煮至熟透，调入此药汁再熬煮 10 分钟，调入盐、糖等调味品即成，可每周服 2 剂。

【功用】润肺生津，滋阴补气。适用于气阴两虚的心律失常，症见喘息气短，干咳无痰，口燥咽干，大便秘结，小便短少。

【按语】野生人参根经晒干，称生晒山参，功能补元气，复脉固脱，补脾益肺，生津，安神。

参桂鹿茸猪心汤（验方）

【组成】人参、桂枝（各）15 克，鹿茸 5 克，猪心 1 个，食盐、味精等调味品各适量。

【制法】将猪心洗净。将人参、桂枝、鹿茸放入猪心中，炖煮至熟透，取出切片，调入食盐、味精等即成，可每日服 1 剂。

【功用】养心益气，温通心阳。适用于心阳亏虚的心律失常，症见心悸，肢软乏力者。

【按语】鹿茸为梅花鹿雄鹿未骨化而带茸毛的幼角，乃名贵中药材，用于补肾壮阳，生精益血，补髓健骨。

莲子百合煨猪肉（验方）

【组成】莲子 50 克，鲜百合 60 克，瘦猪肉 150 克，葱、姜、盐、米酒、味精各适量。

【制法】前 3 味同放入锅内加水，再加入葱、姜、盐、米酒、味精等适量调味。先武火烧沸，再用文火煨炖 1 小时即可，食莲子、百合、猪肉并饮汤。每日 1～2 次。

【功用】滋阴养心。适用于气阴两虚的心律失常，症见心悸怔忡，自汗，神倦乏力，纳呆。

【按语】莲子补脾止泻，止带，益肾涩精，养心安神。常用于脾虚泄泻，带下，遗精，心悸失眠。

鳖肉枸杞汤（验方）

【组成】鳖 1 只，枸杞 30 克，女贞子 25 克，莲子 15 克。

【制法】将鳖去内脏、头，切块，加上述中药共煮熟，去药渣，吃鳖肉饮汤。

【功用】清热，滋阴，养心。适用于阴虚火旺的心律失常，症见心烦少眠，头晕目眩，腰酸耳鸣。

【按语】女贞子性平，味甘、苦，有滋阴益寿，补益肝肾，清热明目，乌须黑发等功效。

猪脑炖枸杞（验方）

【组成】猪脑 200 克，怀山药 30 克，枸杞子 20 克，调味料适量。

【制法】将怀山药、枸杞子用纱布包扎好，与猪脑加水共炖，将熟时下少许调味料食之。

【功用】清热滋阴。适用于阴虚火旺的心律失常，症见心烦少眠，头晕目眩，腰酸耳鸣。

【按语】枸杞子作为滋养品，食用时不宜过量，健康的成年人每天食用枸杞子 15～20 克为宜，若用作补肾，则需搭配海萃人参。

羊肉枸杞汤（验方）

【组成】羊肉 200 克，枸杞子 30 克，黑豆 30 克，怀山药 20 克，红糖 25 克。

【制法】上诸味，水煮熟，喝汤吃羊肉，每日 1 次。

【功用】健脾养心。适用于心脾两虚的心律失常，症见心悸，面色苍白，失眠，头晕，食欲不振。

【按语】《延年秘录》载："服食黑豆，令人长肌肤，益颜色，填精髓，加气力。"

参茸炖鸡肉（验方）

【组成】高丽参 6 克，鹿茸 3 克，鸡肉 100 克。

【制法】高丽参、鹿茸、鸡肉一同放入炖盅内，加开水适量，炖盅加盖，文火隔水炖 3 小时，调味供食。

【功用】温阳养心。适用于阳气不足的心律失常，症见心悸，下肢水肿，身寒怕冷，神疲乏力，腰酸，食欲不振。

【按语】高丽参一般特指朝鲜半岛产的红参，具有大补元气，生津安神等作用。

第六章 ◈

消化系统病药膳方

第一节 口干口渴

口干口渴多由热病伤阴，津液不足所致，治疗该病药膳常用生津止渴的如白荷花、石斛、沙参等配制。

一、粥类

梨渴粥（《太平圣惠方》）

【组成】梨 3 个，粳米 50 克。

【制法】将梨切成薄片，先用水煮，去渣，投米煮粥，任意食之。

【功用】生津止渴。适用于热病后期，阴液大伤，烦渴不止，不能下食。

【按语】梨子有降火，清心，润肺，化痰，止咳的功效。

大米白菜粥（验方）

【组成】粳米 100 克，白菜若干。

【制法】白菜洗净，煮粥，任意食。

【功用】通肠胃，除烦热。适用于热病后烦热口渴，大便不通，兼能解酒毒。

【按语】粳米药用首载于《名医别录》，其功效为"主益气，止烦，止泄"。

小麦粥（《饮膳正要》）

【组成】小麦 100 克，粳米 30 克。

【制法】上 2 味煮粥，空腹食。

【功用】养心益肾，除热止渴。适用于热病后心烦口渴。

【按语】小麦功能养心，益肾，除热，止渴。可用于脏躁，烦热，消渴，泻痢等。

菱角粥（《粥谱》）

【组成】菱角（去皮）50 克，粳米 30 克。

【制法】将菱角煮熟，其汁和粳米煮粥，再将熟菱角碾粉，入粥，任意食之。

【功用】补中清热。适用于热病后烦渴或脾虚烦渴。

【按语】菱角粥有益胃肠，可解内热，老年人常食有益。

二、膏类

养老膏（《集验良方》）

【组成】莲子肉（去心，研末），芡实肉（去壳，研末），薏苡仁（蒸熟，研末）（各）300 克，甜梨、大山楂、甜藕（各）100 克。

【制法】将山楂、梨、藕切碎，水浸后煎煮，纱布滤去药渣，如此 3 遍，将所滤药液混匀，慢火浓缩，下入药末，搅拌均匀，调为膏，酌加白砂糖拌匀，晾干收贮。早晚服用，每次 1 汤匙。

【功用】润燥清火，滋阴健脾。适用于老年人口干舌燥，脾虚厌食。

【按语】莲子肉、芡实肉、薏苡仁均为健脾和胃之品，可以常服。

三、汤饮类

白荷花露（《本草纲目拾遗》）

【组成】白荷花 500 克。

【制法】白荷花阴干切碎，水浸 2 小时，于蒸馏器中蒸 2 小时，收集蒸馏液。每服 50 毫升。早晚饮用。

【功用】解暑清心，消痰止血。适用于感受暑热，烦热口渴，喘嗽痰血等症。

【按语】白荷花是荷花的一个花色品种。《随息居饮食谱》认为白荷花："清心涤暑凉营。"

桂浆（《寿世青编》）

【组成】官桂末 30 克，白蜜 60 克。

【制法】先以水 4 升煎至 2 升，候冷入瓷坛中，入桂、蜜二味，搅一二百遍。先用油纸一层，外加绵纸数层，以绳封之。每日去纸一重，七日开之，气香味美，或以蜜封，置井中一日，冰冷可口。每服一二杯，百病不作。

【功用】解暑渴，祛热生凉，益气消痰。

【按语】官桂指肉桂，《本草纲目》曰："坚筋骨，通血脉，理疏不足，宣导百药，无所畏。久服，神仙不老。"肉桂粉在西方国家通常被用来烤制面包、点心，腌制肉类食品。

丁香酸梅汤（《中国药膳学》）

【组成】乌梅 500 克，山楂 20 克，陈皮 10 克，桂皮 1 克，丁香 5 克，白糖 500 克。

【制法】乌梅、山楂逐个拍破，与陈皮、桂皮、丁香同装纱布袋中，扎口，放锅内，加水 2500 毫升，武火烧沸，文火熬 30 分钟。去药袋，锅离火静置沉淀 15 分钟，滤出药汁，加白糖饮，日数次。

【功用】生津止渴，宁心除烦。适用于暑热烦渴，食欲不振，口燥舌干等症。

【按语】本饮为防暑清凉饮料，对肠炎患者有益。

石斛甘蔗饮（《中国药膳学》）

【组成】鲜石斛、北沙参（各）15 克，玉竹、麦冬（各）12 克，山药 10 克，甘蔗汁 250 克。

【制法】前 5 味水煎取汁，合甘蔗汁搅匀，代茶饮。

【功用】益胃生津，养阴清热。适用于热病伤津，口干思饮，恶心欲吐，纳呆食少，舌绛少津等。

【按语】中医认为甘蔗汁有解热止渴，和中宽胃，生津润燥，利尿，滋养的功效，可用于口干舌燥，津液不足，小便不利，大便秘结，反胃呕吐，消化不良，发热口渴等。

五汁饮（《温病条辨》）

【组成】梨汁、荸荠汁、藕汁、麦冬汁、鲜苇根汁各适量。

【制法】上 5 味搅匀，不拘时，凉饮。

【功用】清热生津。适用于发热伤津而引起的口渴较甚者。

【按语】苇根即芦根，味甘，性寒，功能清热生津，除烦，止呕，利尿。适用于热病烦渴。脾胃虚寒者忌服芦根。

鸡蛋羹（《普济方》）

【组成】鸡子 3 个，莼菜 250 ～ 500 克，淡竹笋 50 ～ 100 克，豆豉汁适量。

【制法】莼菜洗净切碎，淡竹笋洗净去皮切片，同入豆豉汁中，加少量水煮羹，临熟，打入鸡子，熟后服食。

【功用】清热，养阴润燥。适用于胃热津伤，口干烦躁等症。

【按语】鸡子即鸡蛋。莼菜主产太湖流域，富含多种营养成分，常食莼菜具有药食两用的保健作用。

灵芝薄荷饮（《中国药膳大全》）

【组成】灵芝 2 克，薄荷、谷芽（各）5 克，白糖 25 克，水 250 毫升。

【制法】薄荷切碎，灵芝洗净切片。谷芽炒香，与灵芝加水、白糖同煮熟至汤浓，再下薄荷，煎熬 10 分钟。

【功用】补脑益智。适用于夏季烦热，气虚烦劳等症。

【按语】灵芝为真菌赤芝或紫芝的干燥子实体。具有补气安神，止咳平喘的功效。《神农本草经》："紫芝味甘温，主耳聋，利关节，保神益精，坚筋骨，好颜色，久服轻身，不老延年。"

参斛茶（验方）

【组成】太子参 15 克，石斛 10 克，五味子 6 粒。

【制法】将上药切碎，共为细末。用水冲泡饮用，每日 1 次。

【功用】适用于热病伤阴，症见口干燥渴或胃阴不足，胃脘作痛，干呕纳少，舌光少苔，以及老年人气短乏力，头晕心悸等。

【按语】太子参益气健脾，生津润肺；石斛益胃生津，滋阴清热；五味子益气生津，补肾宁心。合用治疗热病伤阴。

四、菜肴类

玉露糕（《养心录》）

【组成】天花粉、葛根、桔梗（各）10 克，绿豆粉 500 克，白糖 250 克。

【制法】天花粉、葛根、桔梗切片，烘干打细末，与绿豆粉、白糖和匀，加清水调湿，置饭盒内，武火蒸 30 分钟，取糕，切成重约 25 克块，酌量食。

【功用】清热生津，润肺止咳。适用于肺燥干咳，痰少，及胃热口渴喜饮等症。

【按语】天花粉清热泻火，生津止渴；葛根解肌退热，生津止渴；桔梗宣肺祛痰。

沙参炖肉（《中国药膳学》）

【组成】北沙参、玉竹、百合、山药（各）15 克，猪瘦肉 500 克。

【制法】猪肉洗净，切块，与诸药加水炖熟。饮汤食肉与药。

【功用】养阴生津，益胃补虚。适用于气阴不足，气短乏力，口干欲饮，食少等。

【按语】北沙参，《饮片新参》曰："养肺胃阴，治劳咳痰血。"

第二节　口臭

口臭是指口腔出气臭秽，原因主要来自三类疾病：口腔疾病，如口腔溃疡、口疮、龋齿；消化系统疾病，如胃炎、消化不良；呼吸系统疾病，如肺脓肿。中医理论认为：肝经郁热，脾胃湿热等均可导致口臭，服用清热解毒，泻肺滋阴之药膳可以防治口臭。

一、粥类

薄荷粥（验方）

【组成】鲜薄荷叶 50 克（干品减半），粳米 100 克。

【制法】将薄荷叶洗净，加水略煎取汁。将粳米洗净，加水煮至粥将成时，倒入薄荷汁略煮即可。每日 2 次，早、晚温热服食。

【功用】清热利咽，香口除臭。

【按语】花、叶类及一些气味芳香含挥发性成分多的药材，如薄荷、香薷等，久煮会致香气挥发，药性损失，故宜在其他药物快要煎好时才下，即后下。

生芦根粥（验方）

【组成】生芦根 30 克，粳米 50 克。

【制法】将生芦根洗净，加水煎煮取汁，反复 2 次，倒入锅内，加入洗净的粳米煮至米烂粥成即可。每日早餐食用。

【功用】清热除烦，辟秽除臭。

【按语】芦根善治口臭。芦根（鲜、干均可）50 克，煎汤一碗加冰糖适量内服，可治内热胃火之口臭。

荔枝粥（验方）

【组成】干荔枝 5 ～ 7 枚，粳米或糯米 50 克。

【制法】将干荔枝、粳米（或糯米）同入锅内加水适量煮为稀粥。晚餐食用，连吃 3 ～ 5 日为 1 个疗程。

【功用】温阳益气，生津养血。适用于口臭。

【按语】素体阴虚火旺者忌食。

二、汤饮类

茉莉花露（《本草纲目拾遗》）

【组成】鲜茉莉花 250 克，水适量。

【制法】茉莉花置蒸馏瓶中，加水适量，依法蒸馏，取得蒸馏液 1 升为止。冷饮或温饮，每次 30 ～ 50 毫升，每日 2 次。

【功用】健脾行气。适用于食欲不振，口臭，口黏腻，胸腹胀闷等症。

【按语】茉莉花味辛、甘，性温，有理气，开郁，辟秽，和中之功效。《本草纲目拾遗》记载，茉莉花露能"解胸中一切陈腐之气"。

沙参银耳羹（验方）

【组成】北沙参 20 克，水发银耳 30 克，鸡蛋 1 个，冰糖适量。

【制法】将银耳与北沙参同放入砂锅中，加清水适量，用大火煮沸，加入冰糖，再改用文火煲至汤稠，搅入鸡蛋，煮沸即可。每日 2 次，佐餐食用。

【功用】滋阴润燥，养胃生津。适用于阴虚燥热所致的咽喉干痛，声音沙哑，口腔异味等症。

【按语】银耳宜用冷水泡发。用热水泡银耳，不易充分发开，胶质难以析出，还会破坏营养成分。

清胃冰糖茶（验方）

【组成】生地黄 15 克，当归 6 克，黄连 5 克，牡丹皮 3 克，升麻 10 克，冰糖 30 克。

【制法】将以上诸药加水煎煮 15 分钟左右，取汁，反复 2～3 次，将药液合并加入冰糖，煮至溶化即可。每日 1 剂，分 3～4 次代茶饮用。

【功用】清热除烦，养胃和中。适用于脾胃积热引起的口臭，牙龈肿痛，口腔溃疡，便秘，烦躁失眠等症。

【按语】黄连大寒，过量久服易伤脾胃，脾胃虚寒者忌用。

橄榄胖大海茶（验方）

【组成】橄榄 2 枚，胖大海 1 枚，绿茶 3 克，蜂蜜适量。

【制法】将橄榄洗净，加水煮沸，放入绿茶及胖大海，加适量蜂蜜煮沸，倒入杯中，焖泡 5～10 分钟即可。不拘时，代茶饮。

【功用】清肺化痰，清咽润喉。适用于消除口臭。

【按语】胖大海味甘，性寒，功能清热润肺，利咽开音。擅长治肺热声哑，咽喉干痛，头痛目赤等症。

甘草二花茶（验方）

【组成】金银花 5 克，藿香 3 克，甘草 2 克。

【制法】将金银花、藿香、甘草洗净晾干，放入杯中，用开水冲泡，焖泡 10 分钟即可。不拘时，代茶饮。

【功用】清热解毒，芳香化湿。适用于内热和口腔病引起的口臭。

【按语】金银花清热解毒，藿香芳香化浊，合用清热除异味。

香茶冲剂（验方）

【组成】芽茶（雨前绿茶）60 克，麝香 0.3 克，硼砂 1.5 克，儿茶末 30 克，诃子肉 6 克，甘草 5 克。

【制法】以上药物共研细末，密闭保存备用。每日 6 克，用开水冲服。

【功用】清热降火，开窍祛痰，解毒防腐。适用于痰火症所致的口臭、口干、口舌生疮等症。

【按语】麝香无论内服或外用均能导致堕胎，故孕妇禁用。

留香漱口剂（验方）

【组成】川芎 5 克，白芷 5 克，细辛 5 克。

【制法】将川芎、白芷、细辛 3 味草药分别洗好，放入砂锅中，加清水适量，煮沸 10 分钟，去渣取汁。每日饭后漱口。

【功用】芳香化浊。适用于口腔溃疡引起的口臭。

【按语】阴虚血热者忌服。

五香丸（《备急千金要方》）

【组成】豆蔻、丁香、藿香、零陵香、青木香、白芷、桂心（各）15 克，香附子 30 克，甘松香、当归（各）7.5 克，槟榔 2 枚。

【制法】上药为末，蜜和丸如大豆。每含 1 丸，咽汁，日 3 丸夜 1 丸，亦可常含咽汁。

【功用】治疗口臭及身臭。

【按语】甘松香是忍冬科甘松属植物的干燥根及茎，可作为药用及香料之用。

三、菜肴类

生花生（验方）

【组成】生花生 10 克。

【制法】嚼生花生，每日 2 次，连续嚼食 2 周。

【功用】芳香化浊。适用于口臭。

【按语】花生含有天然芳香物质。花生中的 β 谷固醇可抑制口腔细菌的生长，并具有一定的抗癌作用。嚼食生花生，口腔异味的情况马上得到改善。

第三节　反流性食管炎

反流性食管炎有三大典型症状：烧心感、反酸、咽部不适。多发于 40 岁以上的中老年人。饮食调理上要注意以下几项原则：（1）少食或忌食高脂肪的饮食。脂肪能够刺激胆囊收缩素的分泌，引起食道下端括约肌张力降低，促使胃食管反流，同时使胃、十二指肠压力差颠倒，造成十二指肠内容物反流入胃。（2）饮食应细软、易消化，少食用刺激性食品。尽量少吃加入咖喱、胡椒粉、薄荷、辣椒、洋葱、大蒜等刺激性调料的食物，这些食物会引起食管下端括约肌张力降低。同时，也可以采用以下药膳食疗方法。

一、粥类

牛奶山药面粉糊（验方）

【组成】牛奶 250 克，山药、面粉（各）30 克。

【制法】将山药切成丁，加水，文火炖煮，至汤浓后加入牛奶，调入面粉糊，煮沸。空腹服用，日服 1～2 次，1 个月为一个调理周期。

【功用】健脾和胃。适用于反流性食管炎。

【按语】牛奶味甘，性平，补虚损，益肺胃，生津润肠。山药益肺，健脾，补肾。山药能促进胃的功能，有助于食物消化。面粉，特别是大麦粉，含有尿囊素，有助于治疗胃部炎症，促进胃功能恢复。

二、汤饮类

槟榔橘皮茶（《肘后备急方》）

【组成】白槟榔 1 枚，橘皮 1 克。

【制法】将槟榔煨熟，橘皮用蜂蜜渍过。将煨熟的槟榔，蜂蜜渍过的橘皮干燥后，研为细末，同置于锅中，加水 150 毫升，煎煮至 75 毫升，滤渣取汁备用。每日顿服。

【功用】理气消积，燥湿和胃。适用于反流性食管炎。

【按语】脾虚食积者不宜食用。

三、菜肴类

木香煎（《遵生八笺》）

【组成】木香、牛乳汁、蜂蜜、粳米。

【制法】木香二两，捣罗细末，用水三升，煮至二升。入牛乳汁半升，蜜二两，再入银石器中，煎如稀面糊，即入罗过粳米粉半合。又煎，候米熟稠硬，擀为薄饼，切成棋子，晒干为度。

【功用】醒胃降逆。主治嗳气、呃逆，返酸烧心。

【按语】木香味辛、苦，性温，功效行气止痛，健脾消食。

茯苓鸡肉馄饨（《奉亲养老书》）

【组成】茯苓 60 克，鸡肉、面粉各适量。

【制法】用茯苓煮汤，滤去渣，待用鸡肉、面粉制成馄饨后下入煮熟，调味服食。

【功用】健脾胃，补中气，降逆气。适用于老人中气不足，进食时吞咽乏力及老人胃气虚，反胃，呃逆等。

【按语】茯苓常用于食疗方中，如北京的滋补性传统名点茯苓饼即由茯苓、核桃、芝麻、蜂蜜等制成，具有补脑、健脑的功效。

参芪猪肚汤（验方）

【组成】猪肚 1 具，黄芪 150 克，党参 150 克

【制法】将黄芪、党参洗净切片，猪肚洗净。参、芪以纱布包好放入猪肚中，

麻线扎紧，加文火炖煮，熟后去掉药包即可。趁热食肚饮汤，分 4 ～ 6 次食完。

【功用】补中益气，健脾和胃。适用于反流性食管炎。

【按语】黄芪味甘，性温，为补气主药，能减少胃酸分泌，保护胃黏膜。党参味甘，性平，有补中益气，健脾益肺之功效。猪肚养胃、补胃、治胃，与参、芪配伍，借其补气扶正之力。

炒萝卜缨（验方）

【组成】新鲜萝卜缨 300 克，食用油、盐各适量。

【制法】萝卜缨洗净，切段，放入热油锅内炒熟，加食盐少量调味，即可食用。

【功用】理气消食。对于呃逆，嗳气，饮食积滞，胸胁胀满不舒，以及胸骨后烧灼闷痛和咽喉部有异物感等均有疗效。

【按语】胡萝卜缨略有苦味，清淡解腻，非常适合减肥人群食用。

鸡肫花椒（验方）

【组成】鸡肫 2 只，花椒 20 粒，盐少许。

【制法】将鸡肫里外洗净，放入花椒，加盐少许，湿纸包裹数层，火上煨熟，取出即可。切成薄片，趁热食用。每次吃 1 只，1 天吃 2 次，连用 1 周。

【功用】和胃降逆，通腑理气。临床观察能减轻胸骨后烧灼感及疼痛，减少呃逆及嗳气，并对功能性消化不良，胃肠功能障碍有一定治疗作用。

【按语】鸡肫指鸡的胃，功能养胃和胃，消食导滞。

橄榄煲萝卜（验方）

【组成】橄榄 250 克，萝卜 500 克。

【制法】橄榄及萝卜切成小片，一同放入锅内，加清水煎汤。代茶饮，连用 5 ～ 7 天。

【功用】清利咽喉，调整食管舒缩功能，消食开胃，疏通气机。临床观察，服后能减轻食管反流症状。

【按语】橄榄又名青果，能下气，生津，止渴，清肺，利咽，消食，开胃。萝卜能健胃消食，止咳化痰，顺气利尿，清热解毒。

第四节　慢性胃炎

慢性胃炎多由脾胃气虚或脾胃虚寒所致，治疗改善的药膳方常用健脾和胃的如人参、山药，温胃散寒的如良姜、豆蔻等配制。

一、粥类

良姜粥《饮膳正要》

【组成】高良姜（为末）半两，粳米三合。

【制法】水三大碗，煎高良姜至两碗，去滓，下米煮粥。

【功用】治心腹冷痛，积聚，停饮。

【按语】高良姜味辛，性热，功效温胃止呕，散寒止痛。常用于治疗脘腹冷痛，胃寒呕吐，嗳气吞酸等症。

门冬粥（《遵生八笺》）

【组成】麦冬生者洗净，绞汁一盏，白米二合，薏苡仁一合，生地黄绞汁二合，生姜汁半盏。

【制法】先将薏苡仁、白米煮熟，后下 3 味汁，煮成稀粥。

【功用】和胃降逆，主治翻胃呕逆。

【按语】麦冬益胃生津，生地黄滋阴生津，生姜温中止呕，薏苡仁健脾化湿，合用治疗呕逆。

猪脾粥（《圣济总录》）

【组成】猪脾、猪胃（各）1 具，粳米 100 克。

【制法】将猪脾、猪胃洗净细切，与米同煮为粥，空腹食之。

【功用】健脾益气。适用于脾胃气虚，不下食，米谷不化。

【按语】猪脾、猪胃治疗脾胃病，符合中医"以脏补脏"的理论。

西红柿小枣粥（《膳食保健》）

【组成】粳米 100 克，西红柿 250 克，红枣 100 克，冰糖适量。

【制法】粳米、红枣洗净，共煮粥，待熟，加入切成丁的西红柿和冰糖，再煮沸。

【功用】健脾益气，养阴润肺。适用于脾虚气弱，食少乏力，肺虚咳嗽等。

【按语】本方可以经常服用。

营养暖胃粉（验方）

【组成】黄豆 500 克，糯米 1000 克，干橘皮 30 克，生姜 10 克。

【制法】黄豆用淘米水浸泡 4 小时后（至泡胀），用清水洗净，滤干。粗沙入铁锅中炒热，再倒入黄豆，翻炒至黄豆发出炸裂声，豆皮呈老黄色后，离火，趁热筛出黄豆，磨成粗粉；糯米、干橘皮、生姜共磨成粗粉，与黄豆粉和匀后再磨 1 次，使之极细，装瓶，盖紧，防潮。当点心吃，每次 2～3 匙，日 1～2 次。食用时将粉倒入锅内，加红糖或白糖调味，用水调稀，烧至起泡成糊状服用。3 个月为一疗程。

【功用】补中益气，健脾暖胃，宽中下气。适用于慢性胃炎。

【按语】冬、春两季食之最宜。

九仙薯蓣煎（《太平圣惠方》）

【组成】薯蓣 250 克，光杏仁 250 克，生牛乳 600 毫升。

【制法】杏仁研如泥，入牛乳，绞取汁，以杏仁尽为度；取薯蓣粉相和匀，装入瓷瓶，密封放锅内蒸煮 3 小时。每日空腹酒调服 5 毫升。

【功用】健脾益气，补虚损。

【按语】薯蓣为山药别称。

猪脾羹（《本草图经》）

【组成】猪脾 1 个，橘红、人参（各）3 克，陈米、葱、姜各适量。

【制法】猪脾洗净，切片；陈米淘净。诸味加水、葱、姜共煮为羹，熟后去橘红。空腹温服。

【功用】补脾健胃，益气和中。适用于脾胃虚弱，食欲不振，食少难消，大便溏薄等。

【按语】本方不宜与萝卜同服用。

二、膏类

姜杏膏（《食疗本草》）

【组成】生姜汁，杏仁汁。

【制法】生姜汁和杏仁汁煎成膏，酒调服，或水调下。

【功用】宽胸降逆，善下一切结实冲胸膈。

【按语】生姜温中止呕，杏仁降气止咳平喘，合用利胸膈降逆气。

乌梅膏（《常见病的饮食疗法》）

【组成】乌梅 2500 克，饴糖 100 克。

【制法】乌梅煮烂去核，浓缩汁肉，捣膏，加入饴糖拌匀，冷却装瓶。每服 1 汤匙，早晚服食，空腹服用。

【功用】滋阴生津，和胃止痛。适用于胃阴不足，胃脘疼痛，灼热嘈杂，食欲不振等症。亦适用于萎缩性胃炎，胃酸分泌不足。

【按语】胃酸过多者慎用。

三、汤饮类

姜汁饮（《食疗本草》）

【组成】姜汁，生地黄汁，蜜。

【制法】姜汁半鸡子壳，生地黄汁少许，蜜一匙，和水三合，一次服完。

【功用】滋阴益胃。治胃气虚，风热不能食。

【按语】生姜药性辛，微温，功能温中止呕。

人参茶（《饮膳正要》）

【组成】人参 12 克，橘皮 3 克，紫苏叶 6 克，砂糖 50 克。

【制法】将前 3 味加水煮熬成汁，去渣澄清，加入砂糖即成。随意代茶饮。

【功用】功能益气健脾。适用于年老体弱，因气虚运行迟缓，以致气机阻隔而引起的胸膈、胃脘虚胀，气津不布之口渴不欲多饮等症。

【按语】人参归脾经，为补脾气之要药。

四和汤（《饮膳正要》）

【组成】白面粉、芝麻（各）500克，茴香60克，盐30克。

【制法】上4味炒后，共为细末，和匀。每日酌量，空腹开水调服。

【功用】补中益肾，散寒止痛。适用于寒邪犯胃，胃脘疼痛暴作，畏寒喜暖，得温痛减，肾虚腰膝无力，须发早白及便秘等。

【按语】小茴香有散寒止痛，理气和胃的功效。

麦冬茶（验方）

【组成】麦冬、党参、北沙参、玉竹、天花粉（各）9克，乌梅、知母、甘草（各）6克。

【制法】上药共为粗末。当茶饮，每日1剂，白开水冲服。

【功用】适用于胃酸减少的萎缩性胃炎，症见形体消瘦，面色萎黄，身倦肢乏，纳谷不香，食后饱胀，心烦口干。

【按语】乌梅味酸、涩，性平，长于生津止渴，敛肺止咳。

豆蔻汤（《寿世青编》）

【组成】肉豆蔻仁（面裹煨）120克，甘草（炒）30克，白面（炒）120克，丁香1.5克，炒盐15克。

【制法】上5味，共为末，每服6克，沸汤点服，空腹服用佳。

【功用】治一切冷气，心腹胀满，胸膈痞滞，哕逆呕吐，泄泻虚滑，水谷不消，困倦少利，不思饮食。

【按语】肉豆蔻以干燥种仁入药，能够温中行气，涩肠止泻；丁香温中降逆，补肾助阳，合用治疗脾胃虚寒症。

四、菜肴类

酿猪肚方（《食医心鉴》）

【组成】猪肚1个，人参、橘皮各20克，米饭250克，猪脾1个，盐、酱油各适量。

【制法】猪肚、猪脾洗净。猪脾、人参、橘皮切碎，与饭拌匀，调入盐、酱油，放入猪肚中，缝好口，上笼蒸至烂熟。早晚空腹温热服食。

【功用】补脾健胃。适用于脾胃虚弱，食少纳呆等。

【按语】湿热内蕴者不宜食用。

大麦汤（《饮膳正要》）

【组成】羊肉1千克，大麦粉1千克，豆粉1千克，草果5个，老姜10克，调料适量。

【制法】羊肉、草果、姜洗净。姜拍破，大麦粉、豆粉加水揉成面团，再擀成面片待用。羊肉锅内武火烧沸后转文火烧至肉熟捞出，下入面片，加调料。早晚温热服食。

【功用】补中益气，温胃散寒。适用于脾胃虚弱，胃肠寒凉等症。

【按语】本方由《饮膳正要》大麦汤化裁而来，以大麦粉替代大麦仁，并加入老姜、豆粉，食用更佳。

山药饦（饼）（《饮膳正要》）

【组成】带肉羊骨5～7块，萝卜1根，葱白1根，草果5个，陈皮、良姜（各）5克，胡椒、缩砂仁（各）10克，山药、面粉（各）1千克。

【制法】前8味水煎煮，去渣取汁，煮山药至熟，研泥，调味，以面作饦，烙熟。早晚空腹服食。

【功用】补诸虚，暖脾胃。适用于心腹冷痛，五劳七伤等。

【按语】阴虚火旺者不宜服用。

八宝饭（《方氏脉症正宗》）

【组成】芡实、山药、莲子、茯苓、党参、白术、薏苡仁、白扁豆（各）6克，糯米150克，冰糖适量。

【制法】将党参、白术、茯苓煎煮取汁。糯米洗净，将芡实、山药、莲子、薏苡仁、白扁豆打成粗末，与糯米混合，加入党参、白术、茯苓煎液和冰糖上笼蒸熟。早晚服食。

【功用】益气健脾，养生延年。适用于脾虚体弱所致的食少便溏，倦怠乏力等。

【按语】膳中所有药食均为平补脾胃之物。食之日久，·可望脾胃健运，气血生化有源，形神得养，天年颐和。

软炸怀兔肉（《中国药膳》）

【组成】兔肉 300 克，山药粉 30 克，黄酒 10 克，盐、酱油、味精各适量。

【制法】兔肉切成 2 厘米见方的块，放碗中加黄酒、盐、酱油、味精拌匀，再加山药粉，拌至兔肉上粘牢山药粉。放油锅中略炸，并不断用漏勺捞起，再落油中，使其互相不粘连，待炸至肉块呈金黄色，浮在油面上时，捞出装盘，蘸椒盐食用。

【功用】补肺气，健脾胃。适用于脾胃虚弱，肺虚有热等症。

【按语】兔肉健脾补中，山药健脾补肾，合用治疗脾虚食少等症。

茉莉花炖豆腐（验方）

【组成】豆腐 500 克，鲜茉莉花 20 朵，姜、葱、料酒、盐、味精各适量。

【制法】茉莉花去蒂用清水洗净。豆腐用刀切成块，放在盘中。锅内放底油，投入姜、葱炸至金黄时，加清水、料酒、盐、豆腐块，移至文火上炖 15 分钟，加入味精、茉莉花。

【功用】补中气，调脾胃。适用于病后体虚，脾胃虚弱，气短食少等。

【按语】《随息居饮食谱》论茉莉花："和中下气，辟秽浊。治下痢腹痛。"

第五节　呕吐

呕吐多由胃气上逆所致，治疗该病药膳方常用降逆止呕的生姜、山药、芦根等配制。

一、粥类

芦根粥（《备急千金要方》）

【组成】鲜芦根 100 克，粳米 50 克。

【制法】取鲜芦根洗净，切段，去节，入锅内，加水适量，煎至 200 毫升，去渣留汁，加淘净的粳米入锅内，再加适量水，同煮为稀粥。每日 2 ～ 3 次，稍温服食。

【功用】清热生津，养胃止呕。适用于热病伤津，烦热口渴，胃热呕吐，肺热咳嗽和肺痈、肺痿等。

【按语】本品宜稀薄为佳，服用爽口，胃寒呕吐，肺寒咳嗽者不宜食用。

人参粥（《寿亲养老新书》）

【组成】人参末（或党参末）15 克，生姜（或生姜汁）15 克，粳米 100 克。

【制法】前两者加水 750 毫升，煎至约 500 毫升时，入米，煮为稀粥，饥时即食。

【功用】功能补虚止呕。适用于反胃吐酸水症。

【按语】阴虚火旺者不宜服用。

薯蓣半夏粥（《医学衷中参西录》）

【组成】山药 30 克，清半夏 30 克，白糖适量。

【制法】山药制成细末。半夏用温水浸泡，淘洗数次以去矾味，加水煎煮 5 分钟，取汁 250 毫升。将半夏汁倒入山药末中拌匀，加清水适量煮 3 ～ 5 分钟，入白糖调味。

【功用】健脾益胃，燥湿化痰，降逆止呕。适用胃气上逆之恶心呕吐，食欲不振等。

【按语】半夏味辛，性温，有毒，常用白矾制成清半夏，降低毒性。

山药奶糊（《中国药膳学》）

【组成】山药 50 克，羊奶 200 毫升。

【制法】山药研末。羊奶煮沸，调入山药末，再煮二三沸。每服 2 ～ 3 匙，早晚服食。

【功用】温润补虚。适用于口渴，反胃，腰膝腿软等症。

【按语】本品能助湿，湿盛中满者不宜使用。

山栗粥（《遵生八笺》）

【组成】栗子 150 克，粳米 100 克。

【制法】先将栗子煮熟，揉成粉，入粳米煮粥，早晚服食。

【功用】健脾养胃，补肾强筋。适用于脾虚气弱，肢体软弱，食饮不下，泄泻下利，反胃，呕吐等。

【按语】栗子，《名医别录》曰："主益气，厚肠胃，补肾气，令人忍饥。"

麻苏粥（《寿世青编》）

【组成】苏子15克，麻子15克，粳米200克。

【制法】前2味，水淘净，微炒，研如泥，水滤取汁，纳入粳米煮粥，食之。

【功用】适用于产后血晕，汗多便闭，老人血虚风闭，胸腹不快，恶心吐逆。

【按语】麻子，又名火麻仁，功效润肠通便；苏子降气消痰，润肠通便。

拨粥（《普济方》）

【组成】薤白10～15克（鲜者30～60克），葱白2茎，白面粉100～150克（或粳米50～100克）。

【制法】先把薤白、葱白洗净切碎，与白面粉用冷水和匀后，拨入沸水中煮熟即可，或用粳米一同煮为稀粥。

【功用】用于冠心病、心绞痛的辅助治疗，可间断温热服用。治疗肠炎、痢疾，3～5天为一疗程，每日2～3次温热服。

【按语】表虚多汗者慎服。

二、菜肴类

草豆蔻良姜羊肉汤（《本草纲目》）

【组成】草豆蔻2枚，高良姜15克，生姜汁50毫升，羊肉100克。

【制法】草豆蔻、高良姜加入500毫升水中煎煮，去渣取汁。药汁加入生姜汁50毫升，和面粉做成面片。羊肉加清水，慢火熬至肉熟。面片加入羊肉汤中，煮熟，空腹食用。

【功用】温中散寒，降逆止呕。适用于胃弱呕逆不食等。

【按语】本品辛温，阴虚内热者忌服。

马思达吉汤（《饮膳正要》）

【组成】草果5个，官桂10克，羊肉1千克，胡豆、粳米各100克，马思达吉（香料）5克，食盐、芫荽各适量。

【制法】草果、官桂、胡豆（捣碎，去皮）装入纱布袋内，扎口，与羊肉同放铝锅内，加水，烧沸后转用文火煮至肉熟。取出羊肉、纱布袋，下粳米、马思达吉、食盐，调匀，继续用文火煮成粥，再放入芫荽叶。把羊肉切成小块分装碗中，再盛上粥，三餐温热服食。

【功用】补脾，温中，顺气。适用于胃中虚寒，脘腹疼痛，呕吐等。

【按语】蒙元时期的马思答吉是原产希腊的一种香料（乳香黄连树脂），不是来自西亚及北非阿拉伯国家的乳香。胡豆即蚕豆。

莼菜鲫鱼羹（《食疗本草》）

【组成】莼菜15克，鲫鱼500克，调料适量。

【制法】将莼菜洗净，鲫鱼治净，同入锅内，煮浓汁服食。

【功用】下气止呕，补大小肠虚气。适用于呕吐等症。

【按语】莼菜是珍贵的野生水生蔬菜，含有酸性多糖、蛋白质、氨基酸、维生素、组胺和微量元素等，既有食用价值又有医用价值。莼菜性寒，不可多食和久食。

第六节　胃肠功能紊乱

胃肠功能紊乱多由脾胃虚弱所致，治疗该病药膳常用干姜、陈皮、豆蔻等配制。

一、粥类

干姜粥（《寿世青编》）

【组成】干姜15克，高良姜15克，粳米100克。

【制法】前2味加入粳米内，煮粥，趁热服食。

【功用】适用脾胃虚寒型胸腹胀满病。

【按语】干姜为姜的干燥根茎，趁鲜切片晒干或低温干燥者称为"干姜片"，味辛性热，温中散寒。

高粱米粥（民间验方）

【组成】高粱米 100～150 克，白糖适量。

【制法】将高粱米淘洗干净浸泡数小时，然后煮粥如常法，待高粱米煮烂，加糖适量，作早餐用。

【功用】畅胃气，生津液，利小便。适用于因脾胃失和引起的食后欲吐，大便溏软，小便不利等症。

【按语】高粱米味甘、涩，有温中，燥湿，收敛的作用。大便秘结者少食。

萝卜粥（《图经本草》）

【组成】鲜萝卜 250 克，粳米 100 克。

【制法】新鲜萝卜洗净切为薄片，或切碎捣汁，取 100 毫升左右，粳米淘净，一同放入锅内，加水适量，按常法煮为稀粥，早晚温热服食。

【功用】消食顺气，化痰止咳。适用于咳嗽痰多，消化不良，胃酸过多，胸闷气喘等症。

橘皮粥（《调疾饮食辨》）

【组成】橘皮 25 克，粳米 100 克。

【制法】先将橘皮晒干，碾为细末（或煎取浓汁煮粥亦可）。粳米淘净，放入锅内，加水适量，煮至粥将成时，加入橘皮末，再煮 15 分钟即成。

【功用】健脾理气，化痰止咳。适用于脾胃气滞，脘腹胀满，食欲不振，恶心呕吐，咳嗽多痰，胸膈满闷等。

【按语】本品辛散温燥，对阴虚燥咳或干咳无痰者不宜选用。吐血患者忌服。

羊肉粥（《本草纲目》）

【组成】羊肉 100 克，青粱米 100 克，葱、姜少许，盐适量。

【制法】先将羊肉煎汤，入米，再入葱、姜、盐等佐料煮成粥。空腹温服。

【功用】补脾益胃，益气暖下。适用于产后虚冷，中虚胃冷，形寒肢冷等症。

【按语】青粱米为小米中色青粒大者。

二、汤饮类

糖霜浓汤（《随息居饮食谱》）

【组成】白糖 15 ～ 30 克。

【制法】白糖以温开水溶化，顿服。

【功用】补中缓急。适用于脾胃虚弱，饥时脘腹隐痛，也用于食鱼蟹后腹中不适，食蒜、韭后口臭等。

【按语】痰湿偏重者忌食，肥胖症患者忌食，晚上睡前不宜吃糖。

竹茹芦根茶（《备急千金要方》）

【组成】竹茹 30 克，芦根 30 克，生姜 3 片。

【制法】上 3 味水煎，代茶频饮。

【功用】清热益胃，降逆止呃。适用于胃肠功能紊乱，呃逆等。

【按语】竹茹清热、除烦、止呕，芦根清热、生津、止呕，合用清热止呕。

延年草（《养老奉亲书》）

【组成】青橘皮 120 克，甘草 60 克，小茴香 30 克，食盐 75 克。

【制法】先将甘草研细末，食盐炒过，加水溶解成浓食盐水。洗净青橘皮，去苦水，微焙。将青橘皮、甘草、小茴香、食盐水混合拌匀，密封 10 小时，每小时晃动 1 次。取出后，慢火炒干，去甘草、小茴香不用。服食青橘皮，每日服 1 ～ 2 片。

【功用】健脾和胃，通腑行滞。适用于脾胃不足所致的腹胀、胃寒等。

【按语】原方中本无茴香，清代《奇效良方》加入此药，使青橘皮口感变好。

生姜饴糖饮（《本草汇言》）

【组成】鲜生姜 10 克，饴糖 30 克。

【制法】二味于沸水中焖泡 10 分钟，日服数次。

【功用】补脾益气，温中止呕，缓急止痛。适用于脾胃虚弱，感受寒邪所致呕吐，腹痛等症。

【按语】饴糖又称麦芽糖浆或麦芽糖饴，是由玉米、大麦、小麦、粟或玉黍等粮食经发酵糖化而制成。味甘，性温，归脾、胃、肺经，临床主要用来补脾益气，缓急止痛，润肺止咳，治疗脾胃气虚，中焦虚寒，肺虚久咳，气短气喘等。

三、酒醴类

草果煮酒（《仁斋直指方》）

【组成】草果仁 2 粒，黄酒 50 毫升。

【制法】黄酒放入瓷杯中，加入草果仁，把瓷杯放在有水的蒸锅中加热蒸炖 10 分钟。趁热饮服。

【功用】温中散寒，降逆止呕。适用于腹痛胀满，恶心呕吐等。

【按语】本品辛温，阴虚内热者忌服。

丁香煮酒（《千金翼方》）

【组成】丁香 7 粒，黄酒 50 毫升。

【制法】黄酒放入瓷杯中，加入丁香，把瓷杯放在有水的蒸锅中加热蒸炖 10 分钟。趁热饮服。

【功用】温中散寒，降逆止呕。适用于感寒性腹痛、腹胀、吐泻等症。

【按语】本品辛温，热病及阴虚内热者忌服。

香橼醴（《养疴漫笔》）

【组成】鲜香橼 100 克，蜂蜜 50 毫升，白酒 300 毫升。

【制法】香橼洗净切碎，加水 200 毫升放入铝锅内煮烂后，加入蜂蜜、白酒煮沸，停火，装入细口瓶中，密封贮存，一个月后可饮用。每次 10 毫升，每日 2 次。

【功用】行气化痰，润燥通经。适用于痰饮久咳，胸膈不利，脘腹痞满等症。

【按语】阴虚血燥，气虚者及孕妇慎服。

白药酒（《良朋汇集》）

【组成】白茯苓、白术、天花粉、山药（炒）、芡实、牛膝、薏苡仁（各）15 克，白豆蔻 9 克，白酒 5 升。

【制法】将上药浸入酒中，数日后饮用，可加入适量白蜜。每次饮 1 小杯。

【功用】补气健脾。适用于脾虚食少，食后腹满，小便不利，大便溏者。

【按语】茯苓、山药补益脾肾，白术、芡实、薏苡仁健脾化湿。

四、菜肴类

陈皮牛肉（《中国药膳学》）

【组成】牛肉 500～1000 克，陈皮、砂仁（各）3 克，生姜 15 克，桂皮、胡椒（各）3 克，葱、盐各适量。

【制法】牛肉洗净，与诸药加水同煮，入葱、盐调味，至牛肉熟烂，取出切片食用。

【功用】补脾胃，益气血。适用于脾胃虚弱，不思饮食，身体瘦弱等。

【按语】牛肉具有补脾胃，益气血，强筋骨之功效。

鸡子饼（《圣济总录》）

【组成】鸡子 3 个，食醋适量，面粉少许。

【制法】鸡子打入碗内，搅匀，以醋炒熟，取出与面粉和匀，做饼烤熟，空腹食之。

【功用】补体虚，缓疼痛。适用于虚痢，脐疼痛，倦怠，谷食难化等症。

【按语】鸡子指鸡蛋。

紫蔻烧鱼（《吉林中草药》）

【组成】紫蔻 5 克，陈皮 5 克，大鲫鱼 2 条（约 500 克），调料各适量。

【制法】鲫鱼去鳞、鳃及内脏，洗净，沸水中略焯，捞出；紫蔻、陈皮切成碎粒，和匀，放入鱼腹中。猪油烧至 6 成熟，入姜片、葱花，略加清汤，放盐、酒、糖、胡椒粉，沸后，放入鱼。用中火煮约 15 分钟，将鱼捞起入盘。将湿淀粉下于锅内，汁稠起锅，浇在鱼上。佐餐食用。

【功用】健脾，补虚，利湿。适用于脾虚食少，腹胀，便溏，食滞嗳腐，痞满，水湿肿胀等症。

【按语】紫蔻为姜科植物白豆蔻的干燥果实。其中个大饱满，壳薄无空皮，种皮呈暗棕色或灰棕色者品质最佳。具有温中行气，健胃消食的功效。

白胡椒炖猪肚（《常用特色药膳技术指南》）

【组成】猪肚 500 克，白胡椒粒 10 克，食盐适量。

【制法】猪肚切丝加白胡椒粒，文火炖至猪肚丝软烂，加盐调味食用。

【功用】温中暖胃，行气止痛。适用于脾胃虚寒，症见腹胀食少，腹痛喜温、喜按，大便溏稀者。

【按语】猪肚味甘，性温，具有"以脏补脏"之妙，历来被公认为调治中焦的食疗佳品。本膳食为温补之剂，胃火灼盛者慎用。

白鸽益脾汤（《中国药膳学》）

【组成】北黄芪、党参（各）15 克，怀山药 30 克，白鸽 1 只。

【制法】白鸽治净，切块。前 3 味药放纱布袋中，扎口。二者同置锅内，煮熟。饮汤食肉。

【功用】益气补中。适用于脾胃虚弱所致之饮食减少，体倦乏力等症。

【按语】鸽肉还可用于治疗妇女干血痨，配魔芋、夜明砂、鳖甲、龟板，共炖鸽肉服。

黄芪炖牛肚（《中国药膳学》）

【组成】牛肚 1 个，黄芪 30 克。

【制法】牛肚洗净，入沸水中焯后，去内皮，切条或块；黄芪切碎装入纱布袋内，扎口，与牛肚加水共炖至肚烂熟，去药袋。食肉喝汤。

【功用】补中气，益脾胃。适用于脾胃气虚，消化不良，食少气短，体倦乏力，食后腹胀等。

【按语】黄芪益气，牛肚补胃，合用益气和胃。

鹅肉益气汤（《中国药膳学》）

【组成】鹅 1 只，黄芪、党参、山药（各）30 克。

【制法】鹅宰杀，治净，切块。黄芪、党参、山药装纱布袋内，扎口，与鹅肉共煮熟，调味，去药袋。饮汤食肉。

【功用】益气补虚。适用于中气不足，形瘦乏力，食少，便溏等。

【按语】脾胃有热，湿热内蕴者不宜服用。

鲂鱼健脾汤（《中国药膳学》）

【组成】鲂鱼 500 克，党参 15 克，山药 12 克。

【制法】鲂鱼去鳞及内脏，洗净，与党参、山药共煮熟，调味。食肉饮汤。

【功用】健脾胃，补气虚。适用于脾胃气虚，食少，消化不良等。

【按语】鲂鱼，中药名，为鲤科动物三角鲂的肉。具有健脾益胃，消食和中之功效。常用于消化不良，胸腹胀满。

第七节　胃溃疡

药膳方治疗胃溃疡常用行气止痛的如茴香、陈皮，化瘀止血的如三七、白及等配制。

一、粥类

茴香粥（《寿世青编》）

【组成】小茴香 15 克，粳米 100 克。

【制法】用小茴香炒，煎汤去渣取汁，入粳米，煮粥食。

【功用】和胃止痛。

【按语】小茴香为茴香的干燥成熟果实，功效散寒止痛，理气和胃。常用于治疗胃痛，少女痛经等。小茴香也是食用香料植物的大宗品种。在世界贸易中，它的交易量仅次于胡椒、辣椒、芥菜子、芝麻、桂皮、姜、丁香、肉豆蔻、芫荽子、姜黄等，每年为 6000 吨左右。

白扁豆佛手粥（《常见病食疗食补大全》）

【组成】白扁豆（鲜者加倍）60 克，佛手 15 克，粳米 60 克。

【制法】先将佛手加水煎汤，去渣后加入扁豆、粳米煮粥。日1剂，早晚温服。

【功用】适用于脾虚湿热所致的胃溃疡病。

【按语】白扁豆健脾化湿，佛手疏肝理气，和胃止痛，合用治疗脾虚湿热症。

二、膏类

陈草蜜膏（民间验方）

【组成】陈皮100克，甘草100克，蜂蜜适量。

【制法】将陈皮、甘草洗净，加水适量浸泡透发，再加热煎煮，煮沸后20分钟取煎液1次，加水再煎，共取3次，合并煎液，再以小火煎熬浓缩成稠膏时，兑入蜂蜜一倍，煮沸后停火，待冷后装瓶备用。每日2次，1次1汤匙。

【功用】温胃散寒，理气止痛。适用于脾胃虚寒，胃脘疼痛，胃及十二指肠溃疡等。

【按语】本品性温，阴虚内热者不宜服用。

三、汤饮类

三七藕蛋羹（《同寿录》）

【组成】三七粉5克，鲜藕汁1杯，鸡蛋1个。

【制法】鲜藕汁加水煮沸，鸡蛋打散，放入三七粉调匀，入沸汤中，稍加盐。日2次，佐餐温服。

【功用】凉血，化瘀，止血。适用于胃出血。

【按语】三七化瘀止血，藕汁清热生津，凉血止血，合用止血效果明显。

甘蓝饴糖液（《食疗本草学》）

【组成】鲜甘蓝500克，饴糖适量。

【制法】将甘蓝切碎，加盐少许拌匀使软，绞取汁液后，入饴糖令溶。每服200毫升，日2次，饭前饮服。

【功用】缓急止痛。适用于胃及十二指肠溃疡，上腹部节律性疼痛等。

【按语】甘蓝清利湿热，散结止痛；饴糖味甘，性温，能够补脾益气，缓急止痛。合用治疗胃脘疼痛。

白及牛奶（验方）

【组成】牛奶 250 克，蜂蜜 50 克，白及粉 6 克。

【制法】将牛奶煮沸后，调入蜂蜜、白及粉。

【功用】补虚益胃，收敛止血。适用于胃及十二指肠溃疡。

【按语】白及干燥块茎入药，功效收敛止血，消肿生肌。

洋芋汁（《食疗本草学》）

【组成】马铃薯 120 克，蜂蜜适量。

【制法】将马铃薯切碎，捣烂，绞取汁液，加蜂蜜调溶。每服 1 ～ 2 汤匙，空腹开水冲服。

【功用】缓急止痛，通利大便。适用于脾胃虚弱，胃气不和之腹痛，大便秘结，反胃，十二指肠溃疡之腹痛，习惯性便秘等症。

【按语】洋芋即马铃薯。《湖南药物志》："补中益气，健脾胃，消炎。"

蜜糖羹（《疾病的食疗与验方》）

【组成】蜜糖 100 毫升。

【制法】将蜜糖放碗内蒸服。每日 3 次，空腹服用。

【功用】补气养阴，益胃缓痛，生肌疗疡。适于胃及十二指肠溃疡患者常食。

【按语】蜜糖即蜂蜜，具有滋阴润燥，补虚润肺，解毒，调和诸药的作用。

溃疡药膳方（《中国瑶药学》）

【组成】扶芳藤鲜品 30 克，空心泡根 6 克，瘦猪肉 100 克。

【制法】前 2 味，煎汁去渣，炖瘦猪肉，晚上吃肉，次晨服药汁。

【功用】适用于胃溃疡。

【按语】扶芳藤功能止血消瘀，主治咳血、血崩、吐血等。

第八节　泄泻

　　泄泻多由脾气亏虚、湿邪内盛所致，治疗该病药膳方常用健脾益气的如党参、黄芪、山药，利湿止泻的如扁豆、白术等配制。

一、粥类

补虚正气粥（《圣济总录》）

【组成】黄芪 30 克，人参 10 克（或党参 15 克），粳米 100 克。

【制法】先将黄芪、人参（或党参）切成薄片，同煎取汁，去渣，下米煮粥服。

【功用】益气，健脾，补虚。适用于久痢羸瘦，神疲气短，或慢性泄泻，脾虚久痢。

【按语】黄芪补气，人参健脾补虚，合用治疗慢性泄泻。

御米粥（《开宝本草》）

【组成】御米 3 克，糯米 30 克。

【制法】御米水研，滤浆同糯米煮粥。任意食。

【功用】润肠固精。适用于反胃，痰滞，泻痢等。

【按语】御米，指罂粟籽，罂粟的种子，味甘，性平，无毒，治反胃，腹痛，泻痢，脱肛。

糯米粥（民间验方）

【组成】糯米 150～200 克，白糖适量。

【制法】先把糯米淘洗干净，用清水浸泡 12 小时后，将米放入锅内，加水适量。用武火煮沸后转用文火熬煮，待米粥较黏稠时加入白糖调匀即可。

【功用】补气益肺，健脾和胃，敛汗止泻。适用于脾胃虚寒，消化不良，乏力自汗，消渴多尿，慢性腹泻等。

【按语】本品宜早晚服食。本品质黏滞，多食易生湿热，故热病及小孩应慎食。

马齿苋粥（《食疗本草》）

【组成】马齿苋 30 克（鲜者 60 克），粳米 100 克，红糖适量。

【制法】将马齿苋洗净，切碎备用。粳米淘净，放入砂锅内，加入马齿苋，水适量。煮粥，粥成后加入红糖适量即可。

【功用】清热解毒，凉血止痢。适用于急慢性痢疾，肠炎，热淋血滞，带下，火毒痈疖等。

【按语】本品酸甜适口，久服无毒。马齿苋性寒滑利，故慢性脾虚腹泻者不宜多食。

附子粥（《太平圣惠方》）

【组成】炮附子 3 ～ 5 克，炮姜 1 ～ 3 克，粳米 60 克，红糖少许。

【制法】炮附子、炮姜煎汁，去渣后，加粳米、红糖一并煮粥。

【功用】回阳散寒，暖肾止痛。适用于寒湿痢疾，见里急后重，腹中绞痛，喜按喜暖者。

【按语】方中附子温热而有小毒，煎煮的时间不能太短，用量不宜过大，应从小剂量开始为宜。

三宝粥（《医学衷中参西录》）

【组成】生山药 30 克，三七 6 克，鸦胆子 20 ～ 50 粒。

【制法】三七研细粉，鸦胆子去皮。山药切碎研细粉，调浆，加热一二沸得粥，用山药粥送服三七末及鸦胆子。

【功用】健脾益气，扶正祛邪。适用于久痢，兼下焦虚寒，气虚滑脱者。

【按语】鸦胆子味苦，性寒，有小毒。具有清热燥湿，止痢的功能。

乌梅粥（《圣济总录》）

【组成】乌梅 15 克，粳米 60 克，冰糖适量。

【制法】先将乌梅洗净，拍破，入锅煎取浓汁去渣，再入粳米煮粥，粥熟后加冰糖少许，稍煮即可。早晚空腹温服。

【功用】涩肠止泄，生津止渴。适用于泻痢不止，倦怠食少等症。

【按语】乌梅味酸涩，性平，其性善敛，具有涩肠止泄之功，也善于生津液，止烦渴。

薯蓣鸡子黄粥（《医学衷中参西录》）

【组成】山药 50 克，熟鸡蛋黄 2 枚，食盐少许。

【制法】先将山药捣碎研末，放入盛有纯净水的碗内调成山药浆。将山药浆倒入小锅内，文火一边煮，一边用筷子搅拌。山药浆煮熟后，将熟鸡蛋捏碎，调入其中，稍煮一二沸，加食盐少许调味而成。空腹早晚服食。

【功用】补益脾胃，固肠止泻，养血安神。适用于脾虚日久，食欲不振，肠滑不固，大便溏薄，或久泻不止等。

【按语】本药膳作用缓和而力轻，味美可口，服食方便，但虚脱重症者不宜使用。

白术猪肚粥（《圣济总录》）

【组成】白术 30 克，槟榔 10 克，生姜 10 克，猪肚 1 副，粳米 100 克，葱白 3 茎（切细），食盐适量。

【制法】将白术、槟榔和生姜装入纱布袋内，扎口。猪肚洗净，将药袋纳入猪肚中缝口，用水适量煮猪肚令熟，取汁，入米煮粥。粥熟时入葱白、食盐调味。

【功用】健脾消食，理气导滞。适用于纳呆食少，腹泻便溏等。

【按语】白术猪肚粥不宜长久食用，一般以 3～5 天为一疗程。气虚下陷者忌用。

猪肚大米粥（验方）

【组成】猪肚 1 个，怀山药、粳米（各）50 克，食盐、姜末各适量。

【制法】将猪肚洗净，切片，与怀山药、粳米共煮成粥，入盐、姜调味。随量食用。

【功用】补脾益气。适用于脾胃气虚泄泻，尿频症。

【按语】山药、粳米健脾，猪肚补胃，合用治疗泄泻。

白米白术粥（验方）

【组成】白术 30 克，白米 50 克，薏苡仁 50 克，白糖适量。

【制法】先煎白术去渣取液，纳入白米和薏苡仁共煮成粥，食时加白糖。

【功用】健脾化湿，开胃消食。适用于脾虚泄泻，脾胃呆滞，不思饮食，或腹胀，小便不利，渴不喜饮。

【按语】白术健脾益气，薏苡仁健脾利湿，合用治疗泄泻。

扁豆粥（《寿世青编》）

【组成】白扁豆300克，人参6克，粳米适量。

【制法】先煮豆烂，去皮，入人参，下米煮粥，空腹任意服食。

【功用】益精补脾，又治霍乱吐泻。

【按语】白扁豆健脾利湿，可治疗吐泻。

山药杏仁粥（《家庭食疗手册》）

【组成】山药、粟米（各）500克，杏仁1000克。

【制法】山药煮熟，烘干；粟米炒熟，共为面。杏仁去皮、尖，炒熟，为面。每晨空腹时用白汤调杏仁面10克，山药、粟米面适量，入酥油少许。连服1周。

【功用】补脾益气，温中调肺。适用于脾肺不足之倦怠乏力，食少便溏，寒饮咳嗽等症。

【按语】粟米为禾本科草本植物粟的种子，也称小米。煮粟米粥时，待到粥熟后稍稍冷却沉淀，会看到粥的最上层浮有一层细腻的米脂，被称为"米油"，具有保护胃黏膜，补益脾胃的功效，所以粟米最适合慢性胃炎、胃溃疡患者食用。

茯苓栗子粥（验方）

【组成】茯苓30克，栗子肉50克，粳米100克，大枣10枚，白糖少许。

【制法】前4味加水煮作粥，食时调白糖少许，任意食用。

【功用】健脾益气。适用于脾胃虚弱，消化不良，泄泻水谷。

【按语】茯苓健脾利湿，栗子健脾养胃，粳米、大枣补益脾气，合用治疗消化不良。

猪肝鸡肉粥（《圣济总录》）

【组成】猪肝250克，野鸡脯肉100克。

【制法】二味洗净，猪肝去筋膜。两者同切，置瓦上曝干，研末，每次15克调入粥内，空腹食。

【功用】温中益气，养血。适用于脾胃虚弱，食少乏力，食谷不消，泄泻等。

【按语】野鸡肉益气止泻，猪肝补血，合用治疗脾胃气虚，泄泻。

二、膏类

白术膏（《寿世保元》）

【组成】白术 500 克，蜂蜜 250 克。

【制法】白术入砂锅内熬 3 次，滤渣取汁。再入砂锅内，文武火慢慢熬至 500 毫升，加入蜂蜜，熬成膏。入瓷罐收贮密封，土埋七日或凉水浸七日，出火毒。早晚服食，每服 10 毫升。

【功用】善补脾胃，进饮食，生肌肉，除湿化痰，治泄泻。适用于脾胃虚弱之饮食不振，泄泻等。

【按语】本方阴虚内热，津液亏耗者不宜使用。

三、汤饮类

牛奶子煎荜茇（《本草纲目》）

【组成】牛乳 250 毫升，荜茇 15 克。

【制法】上 2 味，同煎减半，空腹顿服。

【功用】温中止泻。主治腹胀，泄泻。

【按语】荜茇辛散温通，能温中散寒止痛，常用于治疗中寒脘腹冷痛，泄泻等。

木瓜饮（《食疗本草》）

【组成】木瓜一两片，桑叶（炙）七片，大枣三枚。

【制法】以水 400 毫升，煮取 100 毫升。

【功用】缓急止痛。主治胃肠痉挛疼痛。

【按语】伤食脾胃未虚，积滞多者，不宜用。

山药饮（《百一方》）

【组成】山药 200 克，粳米 100 克。

【制法】山药半生半炒，米饮下。

【功用】固涩止泄，治噤口痢。

【按语】山药块茎富含淀粉，可供蔬食，入药能补脾胃亏损，治气虚衰弱，消化不良，遗精，遗尿等。

白蜜马齿苋汁（《常见病的饮食疗法》）

【组成】鲜马齿苋 1 千克，白蜜 30 毫升。

【制法】马齿苋用温开水洗净，榨汁，入白蜜调匀。1 次服下，早晚服食。

【功用】清热解毒，凉血治痢。适用于湿热或热毒痢疾，下痢赤白，里急后重，肛门灼热，小便短赤，急性菌痢等。

【按语】虚寒滑泻者不宜服用。

和脾茶（光绪皇帝代茶饮方）

【组成】茯苓（研）10 克，炒白术 6 克，白芍 10 克，炙甘草 3 克。

【制法】水煎。代茶饮。

【功用】益气健脾。适用于脾胃虚弱，食少便溏，腹中疼痛等。

【按语】茯苓、白术健脾利湿，白芍缓急止痛，甘草调和诸药，合用治疗胃脘疼痛。

荔枝扁豆煎（《中国药膳学》）

【组成】荔枝 50 克，扁豆 30 克。

【制法】水煎服。日 1 剂。

【功用】健脾祛湿。适用于脾虚便溏之症。

【按语】荔枝味甘、酸，性温，是顽固性呃逆及五更泻者的食疗佳品。

鳡鱼参圆汤（验方）

【组成】鳡鱼 500 克，党参 50 克，龙眼肉 15 克。

【制法】鳡鱼去鳞、内脏，洗净。与上 2 味药共入砂锅，煮汤。食鱼喝汤。

【功用】补脾益气，开胃暖中。适用于脾胃虚弱，饮食减少，腹泻便溏等症。

【按语】鳡鱼肉白质鲜，除鲜食外，还可腌制加工成鳡鱼鲞。鳡鱼味甘，性平，能开胃暖中，补脾益气。具有养心安神，健脾益胃，滋补强壮之功效。

四、酒醴类

红糖醴（《子母秘录》）

【组成】黄酒 50 毫升，红糖 10 克。

【制法】黄酒和红糖同放入小铝锅中，以小火煮沸，待糖溶化后，停火，趁热顿服。

【功用】补中缓肝，散寒止泻。适用于腹泻等症。

【按语】凡内热较重者不宜多食。

杨梅醴（民间验方）

【组成】鲜杨梅 500 克，白糖 50 克。

【制法】将杨梅和白糖置于瓷罐中捣烂，加盖但稍留空隙，一周后自然发酵成酒。用洁净的纱布绞汁，即为杨梅醴。如甜度不够还可加适量白糖，置锅中煮沸停火，冷却后装瓶，密封保存，陈久为良。夏季佐餐随量饮用。

【功用】生津止渴，祛暑止泻。适用于盛夏酷暑所致暑湿泄泻，脘腹胀满等症。

【按语】内有实热积滞，大便秘结者不宜服。

五、菜肴类

炒黄面（《饮膳正要》）

【组成】白面粉适量。

【制法】将面粉炒至焦黄，每用 30 ～ 50 克，开水冲调，空腹温服。

【功用】健脾止泻。适用于胃肠不固，泄泻。

【按语】白面，即小麦面，味甘，性凉，能养心，益肾，除热，止渴。

生姜馄饨（《食疗本草》）

【组成】生姜、花椒等分，面粉 100 克。

【制法】取椒烤为末，共干姜末等分，以醋和面，作小馄饨子，服二七枚。先以水煮，出，停冷，吞之。

【功用】温中止泄，治冷痢。

【按语】花椒味辛，性温，功效温中止痛；生姜温胃止呕，合用治疗泄泻。

健脾粉（《中国药膳学》）

【组成】锅焦（炒黄）、莲肉（各）120 克。

【制法】莲肉去心，蒸熟后，干燥，与锅焦共为细面。每次 3～5 匙，加白糖，开水调匀温服，日 3 次。

【功用】补中健脾，消食止泻。适用于脾虚久泻不愈症。老幼皆宜。

【按语】锅焦，中药名，为烧干饭时所得的焦锅巴，具有补气，运脾，消食，止泄泻之功效。

乌鸡豆蔻（《本草纲目》）

【组成】乌骨母鸡 1 只，草豆蔻 30 克，草果 2 枚。

【制法】乌骨母鸡去毛及肠杂，洗净。将草豆蔻、草果烧存性，放入鸡腹内扎定，煮熟。空腹服食。

【功用】温中健脾，行气止泻。适用于脾虚泄泻。

【按语】本膳将草豆蔻、草果烧存性，是为减其辛热，以免浮散，而专力于温行脾胃之寒湿郁滞。

江米藕（《滋补保健药膳食谱》）

【组成】鲜藕 1 千克，江米 200 克，白糖适量。

【制法】藕洗净，在节正中切断，再在距节 3 厘米处切断，保留切下的一段作盖用。将藕倒尽水，把洗净的江米灌进藕孔中，边灌边拍，灌满后，将切下的一段藕盖对准藕孔合好，用竹签插牢，放锅中，加水没过藕，在武火上煮沸后，改用文火焖煮 2 小时，至藕成紫黑色即熟，取出，轻轻刮去藕皮，内呈淡红色，切成厚 0.5 厘米左右的片，撒上白糖。

【功用】健脾补虚。适用于劳嗽久咳，久痢久泻，热病后期，食少体虚，阴液未复。服之补而不燥，并可开胃进食。

【按语】江米属于糯米的一种，糯米分为籼糯米和粳糯米。籼糯米就是江米，外形细长；粳糯米为圆糯米，也叫圆江米。江米是一种温和的滋补品，有补虚，补血，健脾暖胃，止汗等作用。江米制成的酒，可用于滋补健身和治病。可用江米（糯米）、杜仲、黄芪、枸杞子、当归等酿成"杜仲糯米酒"，饮之有壮气提神，美容益寿，舒筋活血的功效。

山药扁豆糕（《中国药膳》）

【组成】山药200克，鲜扁豆、陈皮（各）50克，红枣500克。

【制法】山药洗净去皮，切成薄片；枣肉、鲜扁豆切碎；陈皮切丝，同置盆内，加水调和，制成糕坯，上笼用武火蒸20分钟。早餐温热服食，每次50克。

【功用】健脾止泻。适用于脾气虚弱，大便溏薄或泄泻不止，面黄肌瘦，乏力倦怠等。

【按语】山药健脾固肾，白扁豆健脾利湿，陈皮理气醒脾，大枣补中，合用治疗泄泻。

八仙糕（《中国药膳》）

【组成】炒枳实、炒白术、山药、山楂、白茯苓、莲子、党参（各）5克，炒陈皮3克，粳米粉600克，糯米粉400克，白糖100克。

【制法】莲子用温水泡后去皮、心，与他药同放锅内，加水，用武火烧沸后转用文火煮30分钟取汁。粳米粉、糯米粉、白糖、药汁和匀，揉成面团，做成糕，上笼蒸30分钟，作早餐食用。

【功用】益脾胃，止泄泻。适用于脾胃虚损，泄泻等症。

【按语】本方患有糖尿病、肥胖症者不宜服用。

八仙藕粉（民间验方）

【组成】藕粉200克，白茯苓、炒白扁豆、莲肉、川贝母、山药（各）5克，白蜜20克，牛乳250毫升。

【制法】上诸药共为细面，与藕粉拌匀，服时调入白蜜、牛乳。早晚服食。

【功用】益气健脾，消食止泄。适用于脾胃虚弱之食少便溏，倦怠乏力及一切虚劳杂症。

八宝薯蓣糕（《疾病的食疗与验方》）

【组成】鲜山药250克，赤小豆150克，芡实米30克，白扁豆、云茯苓（各）20克，乌梅4枚，果料及白糖适量。

【制法】将赤小豆制成豆沙，加白糖调匀待用；云茯苓、白扁豆、芡实米共研成细末，加少量水蒸熟。鲜山药蒸熟去皮，压碎，加入茯苓等蒸熟的药，拌成泥状，在盘中薄薄铺一层，再铺一层豆沙，如此铺六七层，成千层糕状，在最外层及上层点缀果料，上笼蒸熟取出。以乌梅、白糖熬成浓汁，浇在糕上。

【功用】消食和中，健脾止泻。适用于脾胃虚弱之大便稀溏，肠鸣，浮肿，饮食不佳，食后腹胀，身倦无力，面色无华等。

白术饼（《中国药膳学》）

【组成】生白术250克，大枣250克，面粉500克。

【制法】白术研细末焙熟，大枣煮熟去核。二味与面粉混合做饼，当点心食用。

【功用】健脾益胃，燥湿止泻。适用于脾虚食少，久泻不止等。

【按语】气滞腹胀者不宜用。

姜汁牛肉饭（《中国药膳》）

【组成】牛肉150克，粳米200克，姜汁及调料适量。

【制法】牛肉洗净，剁成肉糜，放碗内，加姜汁、酱油、植物油拌匀待用；粳米淘后放搪瓷盆内，加水上笼武火蒸约40分钟后，揭盖，将拌好之姜汁牛肉倒于饭面上，继续蒸15分钟。日1次，作午餐食用。

【功用】补中益气，健脾利水。适用于脾胃虚弱，大便溏泄，久泻脱肛及体虚水肿等。

第九节 便秘

便秘多由阴虚肠燥所致，治疗该病药膳方常用滋阴润燥的如黑芝麻、火麻仁、决明子等配制。

一、粥类

人乳粥 *（《寿世青编》）

【组成】人乳汁 50 毫升，粳米 50 克，酥油 3 克。

【制法】先煮粳米粥，临熟去汤下乳，再煮片刻，加酥油调匀，任意食。

【功用】补虚养血，润肺通肠。适用于虚人便秘，症见身体羸瘦，面色少华，大便干燥者。

【按语】人乳汁，中药材名，为健康妇女产后分泌的乳汁，具有大补元阳、真阴，补血，润燥的功效。脾虚易泻者勿食。

巨胜粥（《太平圣惠方》）

【组成】巨胜子、粳米。

【制法】巨胜子不限多少（拣去杂，蒸曝各 9 遍）。上药每取 2 合，用汤浸布裹，挼去皮，再研，水滤取汁，煎成饮，着粳米煮作粥食之，或煎浓饮，浇索饼食之，甚佳。

【功用】补肝肾，润五脏。适用于肝肾不足，虚风眩晕，大便燥结，病后虚羸，须发早白，妇人乳少等。

【按语】巨胜子即黑芝麻。

红薯粥（《粥谱》）

【组成】新鲜红薯 250 克，粳米 200 克，白糖适量。

【制法】新鲜红薯洗净，切成小块，粳米淘净，同入锅内，加水适量，煮粥如常法。待粥将成时，加入白糖适量，再煮二三沸至米开薯烂粥稠即可。早晚温热顿服。

【功用】健脾益气，生津润燥。适用于胃弱阴虚，夜盲症，便血，便秘，湿热黄疸等。

【按语】《本草纲目》载："补虚乏，益气力，健脾胃，强肾阴。"红薯不仅营养丰富，而且有一定医疗保健价值。本品一定要趁热服食，且要避免服后受冷，否则，易引起反酸。该粥含糖量高，平时不能吃甜食的胃病患者不宜多食，糖尿病患

者忌食。

麻仁粥（《肘后备急方》）

【组成】麻子仁 15 克，粳米 50 克。

【制法】麻子仁捣碎，与粳米混合，共煮粥，早晚温服。

【功用】润肠通便，适用于肠燥便秘症。

【按语】麻子仁即火麻仁，为甘平之品，但服用不可过量。

决明子粥（《粥谱》）

【组成】决明子 15 克，白菊花 10 克，粳米 100 克，冰糖适量。

【制法】先将决明子炒至微有香气取出，再加白菊花，同入锅内，加水适量，煎至 100 毫升，去渣留汁，加入淘净的粳米、冰糖适量，再加水适量，煮成稀粥。每日 1 次，稍温服用。

【功用】清肝明目，润肠通便。适用于目赤肿痛，怕光多泪，头痛头晕，高血压病，高血脂病及习惯性便秘等。

【按语】本品宜在春、夏季节服食，尤其在夏天还可做清凉饮料食之。凡大便溏泄或血虚眩晕者不宜多食。

胡桃粥（《海上集验方》）

【组成】核桃肉（胡桃肉）50 克，粳米 100 克。

【制法】将核桃肉捣碎，粳米淘洗干净，同置锅内，加水适量，煮粥，见粥稠表面有油为度。早晚温热服食。

【功用】补肾壮骨，益肺定喘，生津润肠。适用于肺肾两虚，气短喘嗽，腰膝酸软，小便不爽，慢性便秘，身体虚弱等。

【按语】本品甘温，痰热咳喘、便溏腹泻者不宜服。

苏子麻仁粥（《丹溪心法》）

【组成】紫苏子、火麻仁（各）15 克，粳米 50 克。

【制法】紫苏子、火麻仁研为细末，加水再研，滤汁去渣，以汁煮粥，早晚温服。

【功用】降气，润肠，通便。适用于大便燥结难下，久咳劳嗽病等。

【按语】火麻仁常用量为 10～15 克，过量可引起中毒。

松子仁粥（《本草纲目》）

【组成】松子仁 30 克，粳米 50 克，白糖适量。

【制法】松子仁研为细末，加水再研，滤汁去渣，以汁煮粥。早晚温服。

【功用】润肠通便，滋阴养液。适用于津枯肠燥便秘。

【按语】脾虚便溏者不宜服用。

杏酥粥（《齐民要术》）

【组成】杏仁 10 克，鲜牛乳 50 毫升，粳米 100 克，白糖适量。

【制法】杏仁砸碎，粳米淘洗干净，同置锅内，加水适量，煮粥。早晚温热服食。

【功用】补气健脾，润肠通便。适用于气虚便秘。

【按语】杏仁有小毒，不宜久服。

五仁粥（验方）

【组成】松子仁、核桃仁、桃仁（去皮、尖，炒）、甜杏仁、黑芝麻（各）9 克，粳米 200 克，白糖适量。

【制法】前 5 味共研碎，与粳米同煮粥，入白糖令溶，早晚服食。

【功用】润下通便。适用于便秘。

糯米粥（《圣济总录》）

【组成】糯米 100 克，槟榔（炮，捣末）15 克，郁李仁（去皮，研为膏）15 克，火麻仁 15 克。

【制法】先以水研火麻仁滤取汁，入糯米煮为粥，将熟，入槟榔、郁李仁搅匀，空腹食用。

【功用】理气，润肠，通便。适用于胸膈满闷，大便秘结。

【按语】本方中的槟榔是世界排名第四的成瘾性消费品，其含有槟榔碱、槟榔次碱等成分，会让人上瘾，服用时人体会感到燥热、兴奋。因此，本方不宜多用。

二、膏类

藕蜜膏（《寿世青编》）

【组成】生地黄汁 100 毫升，藕汁、蜂蜜（各）400 毫升。

【制法】上 3 味和匀，慢火熬成膏，每服半匙，口含噙化，不时用。忌煎炒。

【功用】滋阴润燥。适用于虚热口渴，大便燥结，小便秘痛。

【按语】脾虚便溏者不宜使用。

香油蜜膏（民间验方）

【组成】芝麻香油 100 克，新鲜蜂蜜 200 克。

【制法】将上述 2 味混合，用文火加温调匀即可。

【功用】健脾益胃，解毒通结。适用于孕妇胎漏而大便燥结，妊娠中毒症，高血压而大便秘结等。

【按语】湿热积滞，胸痞不舒者不宜选用。

桑椹膏（《中国药膳学》）

【组成】鲜桑椹 1 千克（干品 500 克），蜂蜜 300 克。

【制法】桑椹洗净，加适量水，煎煮 2 次，每次 30 分钟，合并煎液，文火熬至较黏稠时，调入蜂蜜，再沸，停火，待冷装瓶备用。每次 1 汤匙，温开水冲服，日 2 次。

【功用】滋补肝肾，聪耳明目。适用于老年人肠燥便秘，头晕目眩，健忘失眠，耳鸣目暗，烦渴，须发早白等症。

【按语】脾胃虚寒泄泻者不宜用。

牛髓膏（《医方类聚》）

【组成】人参、牛髓、杏仁、桃仁、山药（各）60 克，蜂蜜 250 克，核桃仁（去皮，另研）90 克。

【制法】将人参、杏仁、桃仁、山药、核桃仁研为细末备用。牛髓放入铁锅内加热熔化，加入蜂蜜熬炼，煮沸后去滓滤净，加入诸药末，用勺子不断搅拌，至黄色为度，候冷，瓷器盛之。空腹时细嚼。

【功用】益气补虚，润肠通便。适用于肠燥津亏，大便秘结，正气虚损，肺虚咳嗽，五劳七伤等。

【按语】本膳食富含动物脂肪和植物脂肪，肠虚、肠滑，脾虚气陷而泄泻者忌用。

猪油蜜膏（《本草纲目》）

【组成】猪油、蜂蜜（各）100克。

【制法】放搪瓷杯内，搅匀，文火烧沸，晾凉食。每次1汤匙，日2次。

【功用】润燥补虚，通便。适用于体虚肺燥咳嗽，少痰，口干，失音，肠燥便秘等症。

【按语】慢性腹泻之人不宜食。

三、汤饮类

荸荠豆浆（《存之斋医治稿》）

【组成】豆浆250克，荸荠5个，白糖25克。

【制法】荸荠洗净，入沸水中烫约1分钟，放在臼内捣绒，用洁净的纱布绞汁待用。生豆浆放铝锅内置中火上烧沸，兑入荸荠汁，再沸，离火，加白糖搅匀。日1剂，1次服完。

【功用】清润补虚，生津止咳。适用于肠燥便秘，肺热咳嗽，胃热口渴，赤痢，便血，血淋，高血压，体虚有热等。

【按语】荸荠球茎：清热止渴，利湿化痰，降血压。荸荠地上全草：清热利尿。

杏仁茶（《醒园录》）

【组成】苦杏仁、粳米（各）6克。

【制法】杏仁用沸水泡片刻，剥皮去尖，与粳米加水磨成浆，加白糖适量，煮熟。作茶饮，日1次。

【功用】适用于伤风感冒引起的咳嗽气喘有痰，老年人或产后血燥津亏，大便秘结。

【按语】杏仁苦温宣肺，润肠通便，仅适宜于风邪、肠燥等实证之患。凡阴亏、郁火者，则不宜单味药长期内服。

杏仁汤（《养老奉亲书》）

【组成】杏仁 10 克，火麻仁 10 克，板栗 30 克，芝麻 15 克。

【制法】杏仁和火麻仁砸碎，板栗炒熟去壳，芝麻炒香。上药放入砂锅中，加水适量，煎煮后去渣取汁。早晚温热服食。

【功用】理气宽肠，润燥通便。适用于气滞便秘病，肺燥津亏之干咳劳嗽，老年日常保健。

【按语】火麻仁服用不可过量。

奶蜜饮（《中国药膳学》）

【组成】黑芝麻 25 克，蜂蜜、牛奶（各）50 毫升。

【制法】黑芝麻捣烂，同蜂蜜、牛奶调和，早餐空腹冲服。

【功用】养血滋阴，润燥滑肠。适用于产后血虚，肠燥便秘，面色萎黄，皮肤不润等。

决明苁蓉茶（验方）

【组成】决明子、肉苁蓉（各）10 克，蜂蜜适量。

【制法】决明子炒熟，研细，前 2 味同加沸水冲泡，滤液，加蜂蜜，代茶饮。

【功用】润下通便，适用于习惯性便秘、老年性便秘。

【按语】决明子清肝明目，润肠通便；肉苁蓉补肾益精，润燥滑肠；蜂蜜滋阴润肠，合用治疗便秘。

蜜茶（验方）

【组成】精制绿茶 5 克，槐花或枣花蜜 30 克。

【制法】将绿茶放入杯子里，用 90℃开水冲泡，盖好盖，温浸 5 分钟，晾温，加入蜂蜜，凉饮。

【功用】清心明目，防治便秘。适用于便秘。

【按语】冲泡绿茶时，水温应控制在 80℃～ 90℃。

四、酒醴类

桑椹醪（《本草纲目》）

【组成】鲜桑椹 1000 克，糯米 500 克，酒曲适量。

【制法】取鲜桑椹洗净捣汁，将药汁与糯米共同烧煮，做成糯米干饭，待冷，加入酒曲拌匀，发酵为酒酿。每日随量佐餐食用。

【功用】补益肝肾，聪耳明目。适用于肝肾阴亏之消渴，便秘，耳鸣耳聋，视物昏花，须发早白等。

【按语】脾胃虚寒泄泻者忌服。

麻仁酒（《太平圣惠方》）

【组成】火麻仁 150 克，烧酒 500 毫升。

【制法】火麻仁炒香捣碎，放入瓷瓶中，加入烧酒 500 毫升，密封，3 日后开启，过滤后即可。早晚温热服食，每服 10 ～ 15 毫升。

【功用】润肠通便。适用于大便燥结难下。

【按语】根据个人情况，酌量饮用。

猪脂酒（《圣济总录》）

【组成】猪脂若干，醇酒 700 毫升。

【制法】猪脂如半鸡子大，切碎。以酒 700 毫升微煮沸，入猪脂，更煎 1 ～ 2 沸。饭前温服适量。

【功用】润肠通便。适用于便秘。

【按语】高脂血症、肥胖症患者不宜使用。

第十节　便血

便血常因血热妄行所致，治疗该病药膳方常用凉血散瘀的如大蓟、小蓟、藕等配制。

一、汤饮类

大（小）蓟速溶饮（《圣济总录》）

【组成】鲜大蓟（或小蓟）2500 克，白糖 500 克。

【制法】大蓟（或小蓟）洗净，切碎，加水煮 1 小时，去渣取汁，以文火浓缩成浸膏。待温，加入白糖，吸取药液，冷却晾干，轧粉装瓶备用。每次 10 克，滚开水冲开，温服，早晚服。

【功用】清热，凉血，止血。适用于血热妄行之便血，尿血，崩漏等症。

【按语】失血非阴热者不宜用。

二、菜肴类

下血药膳方（《中国瑶药学》）

【组成】马甲子根 30 ～ 60 克，瘦猪肉 100 克。

【制法】马甲子根煎液去渣，与瘦猪肉共入锅，炖服。

【功用】适用于肠风下血。

藕粉糕（《本草纲目拾遗》）

【组成】藕粉、糯米粉（各）250 克，白糖 50 克。

【制法】上 3 味，共入盆中，加适量水，揉成面团，上笼蒸 15 ～ 20 分钟。作早、午餐，温热服食。

【功用】补虚，养胃，止血。适用于体虚食少，或吐血、便血等症。

【按语】藕性寒，味甘，生用具有凉血散瘀之功，治疗热病烦渴，吐血等；熟用能益血，止泻，健脾开胃。

第十一节　肝功能异常

治疗肝功能异常的药膳方有用五味子配制的五味子膏。

五味子膏（《**本草纲目**》）

【组成】北五味子 500 克，蜂蜜 1 千克。

【制法】将五味子用水洗净，再用水浸泡半天，然后煮烂去渣留汁，用文火浓缩，至较黏稠时，加入蜂蜜，加热至沸后停火，待冷却后装瓶。每食 1～2 汤匙，空腹食用。

【功用】敛肺滋肾，生津涩精。适用于咳嗽无痰，喘息口渴，神经衰弱失眠症，遗精等，也适用于急慢性肝炎谷丙转氨酶升高者服用。

【按语】本品收敛性强，故凡挟有外邪及内有湿热者不宜服。

第十二节　肝硬化

治疗肝硬化的药膳方常用软坚散结的如鳖甲、穿山甲等配制。

一、粥类

牵牛粥（《**圣济总录**》）

【组成】黑、白牵牛子（各）5 克（共捣细末），生姜 10 克（为末），粳米 100 克。

【制法】粳米煮粥，次入牵牛末、生姜末，搅匀。空腹食。

【功用】逐水通便，适用于一身尽肿，胸腹胀满，小便不利，大便秘结等属阳水实证者。

【按语】体虚者慎用，孕妇忌用。

二、汤饮类

桑皮饮（《**寿世青编**》）

【组成】桑根白皮 60 克，粳米 200 克

【制法】桑根白皮煮水，去渣留汁，入粳米，共煮粥，趁热服食。

【功用】适用于肝硬化水肿，腹胀喘急。

【按语】桑根白皮是桑白皮的处方别名，功能泻肺平喘，利水消肿。

三甲软坚粉（验方）

【组成】鳖甲（醋炒）300 克，龟板（酥炙）200 克，穿山甲（砂炒）100 克。

【制法】3 药烘干，共研细粉。每服 5 克，早晚服用，饭后用甜米汤送服。2 个月为 1 疗程。肝胃燥热者，可用蜂蜜温开水吞服。

【功用】滋阴潜阳，补肾柔肝，软坚散结，通脉祛瘀。适用于肝硬化患者。一般需服用 1 ～ 2 疗程。

【按语】脾胃虚寒者慎用。

怀山莲子甲鱼汤（《疾病的食疗与验方》）

【组成】怀山药 30 克，莲子（去心）20 克，甲鱼 1 只。

【制法】甲鱼热水烫后切开去内脏，洗净，入砂锅与 2 药加水共煮，甲鱼熟后饮汤食肉。

【功用】益脾补虚，软坚。适用于肝脾不足，肝硬化，慢性肝炎等。

【按语】甲鱼清热养阴，平肝息风，软坚散结，对肝硬化，肝脾肿大，小儿惊痫等有作用。

三、菜肴类

马蹄煲猪肚（《本草经疏》）

【组成】荸荠（马蹄）50 克，猪肚 200 克。

【制法】荸荠洗净，去皮切片；猪肚洗净，切成小块。两者同煮至熟，淡食或低盐服食。

【功用】健脾化积，益气消肿。适用于食积腹满，肝病腹水，肾病水肿等。

牵牛子饼（《寿世保元》）

【组成】牵牛子 10 克，大麦面 15 克。

【制法】将牵牛子研成细末，与大麦面加清水，拌匀做成饼，以火煨熟，清汤送服。

【功用】利水消肿。适用于肝硬化腹水导致的肿满腹胀者。

【按语】牵牛子苦寒，能通利二便以排泄水湿，逐水作用较强，以水湿停滞，正气未衰者为宜。

大叶紫珠煮鸡蛋（《家庭食疗手册》）

【组成】紫珠菜 200 克（干品减半），鸡蛋 4 个。

【制法】紫珠菜洗净与鸡蛋共入瓦锅煎煮，蛋熟去壳，再煮至蛋色发黑。每服蛋一枚，早晚服食，连服 2 个月。

【功用】益气养阴，活血散瘀，消炎止血。适用于早期肝硬化。

【按语】紫珠菜，为马鞭草科植物大叶紫珠的叶或带叶嫩枝，具有散瘀止血，消肿止痛的功效。

山药桂圆炖甲鱼（《饮食疗法》）

【组成】山药片 30 克，桂圆肉 20 克，甲鱼 500 克。

【制法】甲鱼去肠、杂，洗净，与山药、桂圆肉加水煮，先用武火煮沸，后转用文火炖至肉烂。早晚服食，吃肉喝汤。

【功用】滋阴退热，软坚散结。适用于慢性肝炎，肝硬化，及病后阴虚证。

【按语】脾虚湿满者慎用。桂圆肉中药正名为龙眼肉。

第十三节　食管癌

治疗食管癌的药膳方常用能够调节人体免疫功能的如灵芝、冬虫夏草、莼菜等配制。

一、汤饮类

治噎六汁饮（《本草求原》）

【组成】梨汁、人乳（或牛乳）、甘蔗汁、芦根汁（各）50 毫升，童便、竹沥（各）25 毫升。

【制法】上 6 味同煮沸，待冷，时时饮之。

【功用】养阴润燥，清热化痰。适用于噎膈，食管癌，吞咽梗阻，饮食难下，口干咽燥，大便艰涩，舌红少津等。

【按语】童便，中药名，功效泻火、补阴、散瘀血。童便指 10 岁以下童子的小便，满月前一天的男孩清晨的第一泡尿最佳。其味咸，性寒，能滋阴降火，凉血散瘀。

白米饮（《养老奉亲书》）

【组成】白粳米 50 克，舂头糠 10 克（研末）。

【制法】上 2 味共煮作稀粥，空腹食用。

【功用】养胃利膈。适用于噎膈，老人咽食塞涩难下，气壅。

【按语】舂头糠，指舂杵头细糠，一般用粳、稻、粟、秫之糠，药味辛、甘，性热，主治噎膈。

牛奶韭菜汁（验方）

【组成】韭菜汁 60 克，牛奶 20 克，生姜汁 15 克，鲜竹沥 30 克，童便 60 克。

【制法】取生韭菜叶洗净，切碎捣汁，将上述 5 种汁液混合，为一日量，频频温服。

【功用】补益肝肾，行瘀散滞。适用于食管癌。

二、菜肴类

灵芝蹄筋汤（验方）

【组成】灵芝 15 克，黄精 15 克，黄芪 18 克，猪蹄筋 100 克，葱、姜、盐、料酒、胡椒粉各适量。

【制法】灵芝、黄精、黄芪洗净，润透切片，布袋装好扎口；蹄筋放钵中加水适量，上笼蒸透，待蹄筋软烂取出，再用冷水漂 2 小时，剥去筋膜，切成长条。将蹄筋、药袋、葱、姜、盐、料酒同入锅内，注入肉汤炖到蹄筋烂熟，拣去药袋、葱、姜，胡椒粉调味即可。

【功用】滋补强壮，益气补血。适用于气血亏虚的食管癌病人。

【按语】现代医学认为，灵芝适宜各种癌症病人食用，可增强机体网状内皮系统的吞噬能力，提高机体的免疫能力。灵芝多糖又可加速核酸和蛋白质的代谢，促进造血，增强体质。

糯米梨（验方）

【组成】糯米 300 克，鲜梨 250 克，豆沙馅 100 克，白糖 150 克，熟猪油 10 克，淀粉、果料适量。

【制法】糯米洗净后浸泡 30 分钟，放沸水中煮至七成熟捞出，沥水与蜂蜜、白糖拌匀；梨洗净削皮，两端各切下一片，将梨竖起，切成木梳形片，梨核不用。大碗底抹熟猪油，把梨片沿碗边及碗底码好，糯米倒在梨片上，中间放豆沙馅，再盖上一层糯米，加水 50 毫升，武火蒸 1 小时，翻扣盘内；锅放水 200 毫升，加白糖 100 克，武火煮开，勾稀淀粉芡浇入盘中，撒果料即成。

【功用】清肺除热，开胃生津。适用于食管癌、贲门癌和胃癌。

【按语】梨能生津润燥，清热化痰，古代医家多用之于食管癌、贲门癌和胃癌。如《滇南本草》云："治胃中痞块食积。"《本草求原》云："治血液衰少，渐成噎膈，梨汁同人乳、蔗汁、芦根汁、童便、竹沥服之。"《圣济总录》中有记载："治反胃转食，药物不下：大雪梨 1 个，以丁香 15 粒，刺入梨内，湿纸包四五重，煨熟食之。"

奶汤芦笋（验方）

【组成】芦笋 500 克，鲜奶 150 克，熟火腿 25 克，淀粉、盐、胡椒粉、料酒、香菜各适量，植物油 50 克，清鸡汤 200 毫升。

【制法】将芦笋洗净沥水，火腿、香菜切末，锅上中火入油烧热，下芦笋泡透，取出排于盘中；锅中倒入鲜奶、清鸡汤、淀粉、盐、料酒、胡椒粉，轻轻搅匀煮沸立即离火，浇在芦笋上，撒上火腿、香菜末即成。

【功用】补虚抗癌。适于反胃噎膈（即食管癌、贲门癌、胃癌）及癌症体虚之人服用。

【按语】牛奶能补虚，元代《丹溪心法》中曾记载："治翻胃，牛乳一盏，韭菜汁二两，用生姜汁半两，和匀温服。"芦笋，别名龙须菜，含有多种抗癌营养成分，对癌细胞有一定抑制作用。

鲍鱼香菇（验方）

【组成】原汁鲍鱼 120 克，鸡肉泥 60 克，鸡蛋清 60 克，水发香菇 15 克，水发鱼肚 30 克，发菜、火腿、玉兰片及调味料各适量。

【制法】香菇、玉兰片、火腿、鱼肚切丝。将蛋清和鸡肉泥，少许盐、料酒、味精、淀粉、面粉、熟猪油搅成泥糊，鲍鱼放盘中，将鸡肉泥糊装入鲍鱼壳内，上面放发菜上笼蒸熟，切好的 4 种丝用沸水氽一下，捞出放砂锅内，把蒸好的鲍鱼码在上面，再用锅内清汤烧沸加味精、料酒等用淀粉勾稀芡，淋上鸡油盖在蒸好的菜上即可。

【功用】滋补肝肾，润燥利肠。适用反胃噎膈（食管癌、贲门癌、胃癌）等。

【按语】鲍鱼、香菇和鱼肚均可提高人体免疫力和抗癌能力。

莼菜羹（验方）

【组成】莼菜 250 克，香菇丝 15 克，冬笋丝 15 克，榨菜丝 5 克，精盐 3 克，麻油 10 克。

【制法】将香菇丝、冬笋丝、榨菜丝下清水锅中同煮，再将洗净的莼菜倒入，再煮时加盐，出锅后淋入麻油即成，佐餐食。

【功用】本品适宜多种恶性肿瘤患者，尤其是食管癌、胃癌患者，也适宜肝胆肿瘤所致的癌性胸水腹水和黄疸者佐食。

【按语】据研究，莼菜含有一种酸性的杂多糖及多缩戊糖等成分，这些物质是较好的免疫促进剂，不仅能增强免疫器官脾脏的功能，而且能明显地促进人体巨噬细胞吞噬异物的功能，从而起到一定的防癌作用。

冬虫夏草炖水鸭（验方）

【组成】水鸭 1 千克，冬虫夏草 10 克。

【制法】水鸭去毛及内脏，洗净，虫草洗净，共入砂锅中，加生姜和水适量，炖 1 个小时，炖好后加入精盐、味精、胡椒粉、葱姜汁等调味品即可食用。

【功用】补虚损，益精气。尤其适宜肺癌、乳腺癌、食管癌、前列腺癌和乳腺癌病人服食。

【按语】现代药理研究表明，虫草能激活巨噬细胞内酸性磷酸酶的活性，促进脾脏和肝脏内细胞的吞噬功能，明显地提高肌体网状内皮系统吞噬能力，又能促进体内 T 淋巴细胞的转化，促进抗体的形成，提升机体的免疫力，是一味理想的扶正抗癌药。

海带猴头菇（验方）

【组成】熟地黄 15 克，当归 15 克，桃仁 10 克，红花 10 克，海带 20 克，猴头菇 30 克，调料适量。

【制法】将前 4 味药煎汤去渣，入海带、猴头菇煮熟，加调料调味服食。

【功用】补肾，活血，散结。适用于食管癌。

【按语】猴头菇与熊掌、海参和鲨鱼翅并列为四大名菜，也是中国传统的贵重中药材，具有滋补健身，助消化，利五脏的功能。现代研究表明，其含有多肽、多糖、脂肪和蛋白质等活性成分，对消化道肿瘤、胃溃疡和十二指肠溃疡、胃炎、腹胀等有一定疗效。

第十四节　胆囊炎、胆结石

胆囊炎、胆石症（胆结石）的食疗方针是调节饮食习惯，避免诱发疼痛发作（胆绞痛），并保证胆囊收缩正常，使胆汁排泄通畅，去除引起胆汁瘀滞的因素，抑制胆石的生成。其食疗的基本原则是：（1）饮食规律，忌暴饮暴食。（2）控制脂肪摄入，适量摄取蛋白质。（3）材料要新鲜，烹调要软烂，口味要清淡。（4）少吃辛辣品，禁饮酒。（5）多吃蔬菜、水果，保持大便通畅。（6）控制与维持体重。

一、粥类

鲤鱼赤小豆陈皮粥（验方）

【组成】鲤鱼 300 克，赤小豆 120 克，陈皮 6 克。

【制法】鲤鱼去鳞及内脏，洗净，加赤小豆、陈皮同入锅内，加水适量煮至烂熟成粥，食鱼肉喝粥。

【功用】疏肝利胆，通利小便。用于急性胆囊炎，慢性胆囊炎急性发作，或伴有黄疸、小便不利者。

【按语】赤小豆利尿通淋，除湿退黄之功应用历史悠久，成方较多，如《圣济总录》中赤小豆汤，《伤寒论》中麻黄连翘赤小豆汤，《圣惠方》中赤小豆散等。

金钱竹叶粥（验方）

【组成】金钱草 30 克，竹叶 10 克，粳米 50 克，白糖适量。

【制法】将金钱草、竹叶择净，放入锅中，加清水适量，浸泡 5～10 分钟后，水煎取汁。加粳米煮粥，待熟时，调入白糖，再煮一二沸即成，每日 1 剂。

【功用】利胆泄热，行气止痛。适用于慢性胆囊炎，症见胁肋疼痛，胃脘胀满灼痛，烦躁易怒，泛酸嘈杂，口干口苦者。

【按语】金钱草功能清热解毒，利尿排石，活血散瘀。适用于肝、胆结石，胆囊炎，黄疸性肝炎，泌尿系结石等。

山楂三七粥（验方）

【组成】山楂 10 克，三七 3 克，粳米 50 克，蜂蜜适量。

【制法】三七研细末，先取山楂、粳米煮粥，待沸时调入三七、蜂蜜，煮至粥熟服食。每日 1 剂，早餐服食。

【功用】活血化瘀，理气止痛。适用于慢性胆囊炎，症见胁肋疼痛，痛有定处而拒按，胃脘胀满疼痛者。

【按语】三七为干燥根入药，具有化瘀止血，活血定痛的功效，孕妇慎用。

二、膏类

丹参郁金蜜（《疾病的食疗与验方》）

【组成】丹参 500 克，郁金 250 克，茵陈 100 克，蜂蜜 1 千克，黄酒适量。

【制法】丹参、郁金、茵陈入锅，冷水浸 2 小时，中火烧开，加黄酒 1 匙，小火煎 1 小时，约剩药汁 1 大碗，滤出；再加水煎 1 次，约剩药汁大半碗；将 2 次药汁与蜂蜜同入盆，搅匀，加盖，旺火隔水蒸 2 小时，冷却装瓶。每服 1～2 匙，饭后开水冲服，日 2 次。

【功用】疏肝利胆，清热除湿。适用于慢性胆囊炎，胆囊疼痛，大便燥结等症。

【按语】丹参通经止痛；郁金活血止痛，利胆退黄；茵陈清利湿热，利胆退黄，合用治疗胆囊炎。

白花蛇舌草蜜（验方）

【组成】白花蛇舌草 125 克，蜜糖 200 克。

【制法】白花蛇舌草水煎取汁，置瓷碗内，调入蜜糖隔水用小火炖 1～2 小时，冷却后以开水送服。每日 1 剂，15 天为 1 个疗程。

【功用】利胆养肝，解毒排石。用于慢性胆囊炎、胆石症。

【按语】白花蛇舌草味苦、淡，性寒。功效清热解毒，消痛散结，利尿除湿。尤善治疗炎症。

三、酒醴类

茴香酒（验方）

【组成】茴香、青皮（各）15 克，大枣 5 枚，黄酒 250 毫升。

【制法】将上 3 味药纳入黄酒中密封浸泡 3 天后饮用，每日 2 次，每次 20 毫升，连续服用至酒净。

【功用】疏肝理气。适用于慢性胆囊炎，症见胁肋疼痛，胃脘胀满，嗳气频繁，大便不畅，每因情志因素而疼痛发作者。

四、菜肴类

鸡内金炒米粉（验方）

【组成】鸡内金 90 克，糯米 1 千克，白糖适量。

【制法】鸡内金研粉；糯米浸 2 小时，捞出晒干蒸熟，再烘干，磨成粉。二粉混合，再磨 1 次，筛粉装瓶。日 2 次，每次 2 匙，加白糖半匙，冲开水适量，拌匀，瓷锅煮沸当点心吃。3 个月为 1 个疗程。

【功用】补中益气，健胃消食，化石止泻。适用于胃下垂，预防胆石症。

【按语】鸡内金，为家鸡的干燥砂囊内壁，既能健胃消食，又善通淋化石。

金钱银花炖瘦肉（验方）

【组成】金钱草 80 克（鲜品 200 克），金银花 60 克（鲜品 150 克），猪瘦肉 1

千克，黄酒 2 匙。

【制法】前 2 味洗净布包，猪瘦肉洗净切块，共置锅内加水浸没，用大火烧开后加黄酒 2 匙，改用小火炖 2 小时，取出药包，挤干。吃肉喝汤，每次 1 小碗，每日 2 次。

【功用】清热解毒，消石。适用于胆囊与胆管炎，并预防胆石症。

【按语】金钱草利胆化石，金银花清热解毒，合用治疗胆囊炎。

蒲公英泥鳅汤（验方）

【组成】蒲公英、金银花（各）30 克，泥鳅 120 克，调味品少许。

【制法】泥鳅去肠杂，焯水；生姜去皮切片；蒲公英、金银花同入锅内加清水适量，大火煮沸后改用小火煮 1 小时，加调味品少许。饮汤，每日 1 剂，10 天为 1 个疗程。

【功用】清利肝胆，祛湿热。用于急性胆囊炎及慢性胆囊炎急性发作等。

【按语】蒲公英、金银花清热解毒，泥鳅利水解毒，合用治疗急性胆囊炎。

归芍螺肉汤（验方）

【组成】田螺 150 克，当归 20 克，赤芍 15 克，橘皮 10 克。

【制法】田螺取肉，当归、赤芍、橘皮，水煎 2 次取汁，混合 2 次煎液，然后放入田螺肉、姜片、黄酒、精盐各适量，煮至熟透，下味精，淋麻油。趁热吃螺肉喝汤，分 2 次食完。

【功用】理气活血，缓急止痛。用于慢性胆囊炎及胃脘痛。

药醋蛋（验方）

【组成】食醋 1 千克，鲜鸡蛋 15 个，郁金、木香、紫草（各）30 克，黄芪、鸡内金（各）60 克。

【制法】上诸味，共装入玻璃瓶或瓷罐内密封半个月。每日煮食 1 个鸡蛋，15 天为 1 个疗程。

【功用】利胆溶石。适用于胆石症。

【按语】郁金活血止痛，利胆退黄；鸡内金健胃消食，通淋化石，合用治疗胆石症。

莱菔煨羊肉（验方）

【组成】嫩羊肉250克，白萝卜50克，生栗子、核桃肉（各）30克，海参30克，调味品适量。

【制法】前4味，同入锅内，加水用大火烧开，改用小火炖烂，再加入海参及调味品适量，焖10分钟即可。吃肉喝汤，每日或隔日1次。

【功用】益气补中。适用于胆石症病人术后体虚。

【按语】羊肉味甘，性热，能够温中暖肾，益气补虚。海参，《本草从新》曰："补肾益精，壮阳疗痿。"

蘑菇银耳豆腐（验方）

【组成】鲜蘑菇250克，银耳20克，豆腐500克，盐、味精各适量。

【制法】鲜蘑菇洗净，银耳泡发后洗净，豆腐切成小块，入锅内煎至微黄，加少许清水，再放入蘑菇、银耳，用小火慢炖至熟，入盐、味精适量，佐餐食用。

【功用】清热利胆，益气补中。适用于胆囊炎，肝脾功能较弱者。

【按语】蘑菇功能健脾开胃，平肝提神。治消化不良：蘑菇（鲜品）150克，炒食、煮食均可。

牛蒡子肉丝（验方）

【组成】牛蒡子10克，猪瘦肉150克，胡萝卜丝100克，调味品适量。

【制法】牛蒡子水煎取汁备用。猪肉洗净切丝，用牛蒡子煎液加淀粉等调味。锅中放素油烧热后，下肉丝爆炒，而后下胡萝卜及调味品等，炒熟即成，每日1剂。

【功用】利胆泄热，行气止痛。适用于慢性胆囊炎，症见胁肋疼痛，胃脘胀满灼痛，烦躁易怒，泛酸嘈杂，口干口苦者。

陈皮槟榔（验方）

【组成】陈皮20克，槟榔200克，丁香、豆蔻、砂仁（各）10克，食盐适量。

【制法】将诸药洗净，放入锅中，加清水适量，武火煮沸后转文火慢煮，煮至药液干后，停火候冷。待药液冷后，将槟榔取出，用刀剁为黄豆大小的碎块，每次饭后含服几块。

【功用】疏肝理气。适用于慢性胆囊炎，症见胁肋疼痛，胃脘胀满，嗳气频繁，大便不畅，每因情志因素而疼痛发作者。

桃仁墨鱼（验方）

【组成】桃仁 6 克，当归 10 克，墨鱼 1 条，调味品适量。

【制法】墨鱼去头、骨，洗净切丝，桃仁布包，加水同煮沸后去浮沫，文火煮至墨鱼熟透，去药包，调味服食。

【功用】活血化瘀，理气止痛。适用于慢性胆囊炎，症见胁肋疼痛，痛有定处而拒按，胃脘胀满疼痛者。

【按语】乌贼亦称墨鱼，特征为有一厚的石灰质内壳，即海螵蛸，可入药治疗反酸烧心。

第七章　◈>

泌尿生殖病药膳方

第一节　肾炎

　　治疗肾炎药膳方常用利水消肿的如赤小豆、冬瓜、黄芪，补肾健脾的如山药、山茱萸、乌豆等配制。

一、粥类
荠菜粥（《本草纲目》）

【组成】鲜荠菜150克，粳米100克。

【制法】取鲜荠菜洗净切碎，北粳米淘净，一同放入锅内，加水适量，按常法煮成粥。早晚温热服食。

【功用】补虚，健脾，明目，止血。适用于年老体弱，水肿，乳糜尿，肺胃出血，便血，尿血，眼底出血、慢性肾炎等。

【按语】荠菜味甘、淡，性凉，善于止血。对多种出血症有较好疗效。《本草纲目》云："荠菜粥明目利肝。"民间有用荠菜配赤小豆煮粥治疗慢性肾炎水肿，既可利尿，又增营养。

冬瓜粥（《粥谱》）

【组成】鲜冬瓜150克，粳米100克。

【制法】新鲜冬瓜洗净切块，粳米淘净，一同放入锅内，加水适量，煮粥。煮至瓜烂米熟汤稠为度。每日上下午，随意温热服食。

【功用】利便消肿，清热除烦。适用于水肿胀满，小便不利，急慢性肾炎水肿，肝硬化腹水，脚气浮肿，肥胖症，口干烦渴，肺热痰喘等症。

【按语】冬瓜是一味保健佳品。冬瓜粥不仅可利水消肿，又有健脾、益胃、散热之功。本品须经常食用，方可收到满意效果。

青头鸭粥（《本草纲目》）

【组成】青头鸭1只，粳米100克，调料适量。

【制法】青头鸭治如食法，和米并调料，煮烂成鸭粥，空腹食。

【功用】益精，利水，凉血。适用于各种水肿病，颜面、下肢、甚至腰腹有水症。

【按语】本膳忌盐。

黄芪山药煎（《中国药膳学》）

【组成】炙黄芪24克，怀山药50克，山茱萸9克。

【制法】将3味加水同煎温服，日1剂。

【功用】补益脾肾。适用于脾肾阳虚，水湿内停，头晕目眩，腰疼浮肿，四肢不温，或慢性肾炎蛋白尿等。

二、膏类

熟地山药蜜（《常见慢性病食物疗养法》）

【组成】熟地黄60克，怀山药60克，蜂蜜500克。

【制法】前2味洗净，倒入瓦罐内，加冷水3大碗，小火煎40分钟（浓煎），滤出头汁半碗，加水1大碗再煎30分钟，取汁半碗。两次药汁与蜂蜜同倒入瓷盆内，加盖，用旺火隔水蒸2小时，冷却，装瓶，盖紧。每次1汤匙，饭后温开水送服，日2次。

【功用】滋肾补脾。适用于慢性肾炎，肝肾阴虚，气血不足，体质虚弱，未见浮肿或浮肿不甚者。

【按语】熟地黄滋阴、补血；山药益肾气、健脾胃；蜂蜜调补脾胃，合用治疗慢性肾病。

三、汤饮类

赤小豆羹（《太平圣惠方》）

【组成】赤小豆 100 克，桑白皮 12 克，白术 10 克，鲤鱼 1 条，葱、姜、橘皮、醋等调料各适量。

【制法】赤小豆淘净；桑白皮、白术装入纱布袋，扎口；鱼去肠、杂，洗净，与赤小豆、药袋同入锅内加水煮至鱼熟，去药袋，取出鱼、赤小豆，留汁加入葱、姜、橘皮、醋调味做羹（勿加盐）。吃鱼、赤小豆，喝汤。

【功用】利水消肿，健脾益胃。适用于慢性肾炎、营养不良性水肿等症。

【按语】脾胃虚寒，肠滑泄泻者不宜使用。

乌鱼葛菜汤（《家庭食疗手册》）

【组成】鲜乌鱼（黑鱼）1 条，塘葛菜 100 克。

【制法】乌鱼去鳞及内脏，洗净，加水与塘葛菜同煮 1 小时，熟后调味服。

【功用】清热养阴，利水消肿。适用于咽喉炎，肾炎水肿，小便不利等症。

【按语】塘葛菜性凉，味带草香而甘，有清热下火，生津止渴，润肺排毒之效。塘葛菜可加龙利叶、罗汉果、蜜枣、陈皮等煲制葛菜水。粤菜中塘葛菜煲生鱼汤尤负盛名。

六一散冲腐浆（《本草纲目拾遗》）

【组成】六一散 6 克，豆腐浆 500 毫升。

【制法】豆浆与六一散同煮沸，加白糖适量调味，顿服。

【功用】清暑利尿。适用于暑热季节小便不畅，短赤而痛等症。

【按语】六一散：滑石 6 份，甘草 1 份，研末制成。

四、酒醴类

乌豆酒（《普济方》）

【组成】乌豆 1 千克，醇酒 5 升。

【制法】乌豆加水 5 升，煮取 3 升，去滓，加酒 5 升，煮取 3 升。分若干次服，不瘥，再服。

【功用】适用于肾虚身肿。

【按语】《延年秘录》曰："服食黑豆，令人长肌肤，益颜色，填精髓，加气力。"

五、菜肴类

肾炎药膳方（《中国瑶药学》）

【组成】大罗伞鲜根 30 克，小鸡肉 100 克。

【制法】大罗伞鲜根和小鸡肉共入锅炖服。

【功用】适用于肾炎水肿。

鸭肉海参汤（《疾病的食疗与验方》）

【组成】鸭肉 200 克，海参 50 克，盐、胡椒粉、味精各适量。

【制法】将鸭肉洗净切片，海参用水发后切薄片，同入砂锅内煮汤，至鸭肉烂熟，加少量盐、胡椒粉、味精。

【功用】滋补肝肾，强壮身体。适用于慢性肾炎水肿消退后的滋补。

白鸡汤（《肘后备急方》）

【组成】赤小豆 60 克，母鸡 1 只。

【制法】鸡去毛及肠脏，赤小豆放于鸡腹内，加水适量，文火炖熟，调味食。

【功用】温中利气，利水消肿。适用于心源性水肿，肾性水肿等。

【按语】赤小豆健脾祛湿，利水消肿。

黑豆鲤鱼汤（《疾病的食疗与验方》）

【组成】鲤鱼一尾（500 克），黑豆 30 ～ 50 克。

【制法】将鲤鱼去鳞及内脏，黑豆洗净放入鱼腹中缝合，加水煮至鱼烂豆熟成浓汁，随时饮之。

【功用】补肾利水。适用于肾虚水肿。

【按语】鲤鱼健脾和胃，利水下气；黑豆补肾固本，合用治疗水肿。

大蒜炖生鱼（《家庭食疗手册》）

【组成】大蒜 100～150 克，乌鱼 400 克，调料适量。

【制法】大蒜去皮，乌鱼去肠、杂，武火炖熟。早晚温热服食。

【功用】健脾利水消肿。适用于营养不良性水肿，慢性肾炎水肿等。

【按语】治疗肾病不放盐。

山药蒸鲫鱼（《膳食保健》）

【组成】鲫鱼 350 克，山药 100 克，葱、姜、盐、味精、黄酒各适量。

【制法】鲫鱼去鳞及肠、杂，洗净，用黄酒、盐渍 15 分钟。山药去皮，切片，铺于碗底，鲫鱼置上，加葱、姜、盐、味精、少许水，上屉蒸 30 分钟。早晚服食。

【功用】补虚益肾，利水消肿。适用于肾虚体弱，肾炎，遗尿，尿频不利，水肿等。

【按语】湿邪内盛者不宜服用。

大蒜烧鲫鱼（民间验方）

【组成】鲫鱼 250 克，大蒜 10 克。

【制法】鲫鱼去内脏，大蒜去皮，装入鱼腹内，外裹干净白纸，用水湿透，放入谷糠内烧熟。每日 1 条，蒜、鱼全食。

【功用】健脾补虚，化气行水。适用于肾炎水肿、心脏病水肿、营养不良性水肿。

【按语】鲫鱼味甘，性平，功能健脾利湿，善治水肿。

参芪芡实炖猪肾（《中国药膳学》）

【组成】党参 30 克，黄芪 30 克，芡实 30 克，猪肾（腰子）1 个。

【制法】猪肾去脂膜、臊腺，洗净；党参、黄芪、芡实装洁净纱布袋中，扎口，与猪肾共炖。饮汤食肾。

【功用】益气固肾。适用于慢性肾炎，蛋白尿。

【按语】参、芪补肺脾之气，芡实健脾利湿，猪肾补肾，合用治疗肾病。

第二节　尿路结石

治疗尿路结石的药膳方常用通淋排石的如金钱草、海金沙、鸡内金等配制而成。

一、粥类
荸荠三金粥（验方）

【组成】荸荠150克，鸡内金20克，金钱草30克，海金沙15克，粳米100克。

【制法】先加水煎金钱草、海金沙，过滤取汁，备用。荸荠捣烂挤汁，鸡内金研细。荸荠汁，鸡内金粉和粳米加水适量煮粥，等半熟时加入药汁，煮至米烂粥稠，代早餐服食。

【功用】利尿通淋。适用于石淋，尿色黄赤混浊，小便艰涩灼痛，时或突然阻塞，尿急窘迫，尿道刺痛，或放射到腰痛难忍，甚或尿中带血。

【按语】荸荠清热消积，《日用本草》认为荸荠"下五淋"，鸡内金化石通淋，金钱草利尿排石，清利湿热，海金沙功专通利水道，而为治淋病尿道作痛之要药。

二、膏类
核桃蜂蜜膏（验方）

【组成】核桃仁、蜂蜜（各）500克，琥珀60克。

【制法】将核桃仁、琥珀磨成细粉，加入蜂蜜调如膏状，贮瓶备用。每日早、晚各服3汤匙，白开水调服。

【功用】溶石排石。适用于泌尿道结石，包括肾、输尿管、膀胱结石等。

【按语】核桃仁有利小便，祛结石之效，《医学衷中参西录》："核桃仁治砂淋、石淋杜塞作疼，小便不利。"琥珀利水通淋，用于小便癃闭以及石淋、砂淋、血淋。

三、汤饮类
排石饮（验方）

【组成】芥菜1千克，荸荠500克，冬瓜仁60克。

【制法】将芥菜、荸荠洗净与冬瓜仁共放锅中加水煮汤，当茶饮用。

【功用】利尿排石。适用于尿路结石。

【按语】冬瓜仁为葫芦科植物冬瓜的种子，功效润肺，化痰，消痈，利水。

三金茶（《百病饮食自疗》）

【组成】金钱草、海金沙（各）10 克，鸡内金 15 克。

【制法】上诸药水煎取汁，代茶频饮。

【功用】清热利湿，通淋排石。适用于石淋（尿路结石）。

【按语】海金沙为成熟孢子，故需布包煎煮。

玉米根叶茶（《本草纲目》）

【组成】玉米根、叶（各）30 克。

【制法】上 2 味共研粗末，水煎，取汁，代茶饮。

【功用】适用于小便淋沥，砂石疼痛等症。

【按语】加玉米须 30 克共煎，效果更佳。

四、菜肴类

白糖核桃泥（《家庭食疗手册》）

【组成】核桃仁 200 ～ 250 克，白糖、食用油各适量。

【制法】核桃仁用油炸酥后，与白糖混合碾磨，使成泥状。1 ～ 2 日内分次服完，连服 5 ～ 7 天。

【功用】补肾固精，通利三焦。适用于尿路结石。

【按语】核桃味甘、性温，功能补肾、固精强腰。分心木（核桃仁中木质隔层）味苦、性温，功能补肾，涩精。

鸡内金散（验方）

【组成】生鸡内金 200 克，鱼脑石 100 克。

【制法】将鱼脑石置铁锅中武火煅炒，取出后冷却，和鸡内金共研细末。日服 3 次，每次 10 克。以蜂蜜适量调和，开水冲服。服后多饮水，多活动。

【功用】排石通淋。适用于尿路结石。

【按语】鸡内金为鸡的砂囊内膜，具有通淋，排石，消积之功。鱼脑石为石首鱼科动物大黄鱼和小黄鱼头骨中的耳石，具有利尿通淋，清热解毒之功效，常用于石淋，小便淋沥不畅。

排石蛋（验方）

【组成】鸭蛋 1 个，海金沙 10 克，大黄末 10 克。

【制法】先将海金砂研末与大黄末混匀，然后将鸭蛋打一小孔，去清存黄入药末，外用湿纸包好，置文火上烧熟，每日 1 次，连服 3 日。

【功用】利水通淋。适用于尿路结石。

【按语】海金沙为成熟孢子入药，性下降，善清小肠、膀胱湿热，功专利尿通淋止痛，尤善止尿道疼痛，为治诸淋涩痛之要药。

第三节　尿路感染

尿路感染多由湿热下注所致，治疗该病药膳方常用清利湿热的如车前草、地黄、马齿苋等配制而成。

一、粥类

冬麻子粥（《普济方》）

【组成】冬麻子 30 克，葵子 15 克，粳米 50 克，葱白 3 茎。

【制法】先将冬麻子、葵子水研滤汁，再和粳米煮粥，入葱白，空腹食。

【功用】清热通淋。适用于淋症，小便频急，涩少疼痛，口渴喜饮。

【按语】冬麻子，即火麻仁，是大麻属桑科植物的干燥成熟种子，又名麻子仁。葵子即冬葵子。

马齿苋粥（《饮膳正要》）

【组成】马齿苋、粳米。

【制法】马齿苋洗净，取汁和粳米同煮粥，空腹食用。

【功用】清热解毒，凉血止痢。治脚气，头面水肿，心腹胀满，小便淋涩。

【按语】凡脾胃虚寒，肠滑作泄者勿用。

滑石粥（《寿亲养老新书》）

【组成】滑石 50 克，瞿麦少许，粳米 100 克。

【制法】将滑石装入纱布袋内包扎，与瞿麦同入砂锅内，加水适量煎汤至 200 毫升左右，去渣留汁，入粳米，加水适量，煮为稀粥。

【功用】清热解暑，通利小便。适用于尿频尿急，淋沥热痛水肿，夏令伤暑等。

【按语】该粥宜每日上、下午温热服食，夏令尤佳。本品有通利破血作用，孕妇忌服。脾胃虚寒、滑精者不宜服用。

葱粥（《太平圣惠方》）

【组成】葱白 7 茎（切），牛乳适量，粳米 100 克。

【制法】先以乳炒葱白令熟，后入米、水煮粥。随意食。

【功用】利尿通淋。适用于劳淋小便赤涩，脐下急痛，口渴喜饮。

【按语】葱白辛散温通，能宣通阳气，可使阳气上下顺接、内外通畅。

二、膏类

葡萄藕蜜膏（《太平圣惠方》）

【组成】生地黄 200 克，葡萄汁 250 克，鲜藕汁 250 毫升，蜂蜜适量。

【制法】将生地黄洗净，用水浸泡发透，放入锅中加热煎熬，煮沸后每隔 20 分钟取煎液一次，共取 3 次，合并煎液，再以小火煎熬浓缩，至较黏稠时兑入葡萄汁和鲜藕汁，继续熬成膏状，加入一倍量的蜂蜜，小火加热至沸后停火，待冷后装瓶备用。每次冲服一汤匙，一日 2 次。

【功用】清热凉血，养阴利尿。适用于尿急、尿频、尿痛、尿血等泌尿系感染症状。

【按语】本品原方用于治疗热淋症。实践证明，多种有出血倾向症，如消化道出血、尿血、齿鼻出血、皮下出血等，服用本品都有一定疗效。阳虚体质不宜服用。

三、汤饮类

小麦汤（《寿世青编》）

【组成】通草 50 克，小麦 500 克。

【制法】上 2 味水煎，不时可啜。

【功用】利湿除烦。适用于五淋不止，身体壮热，小便满闷。

【按语】通草味甘、淡，性寒而体轻，引热下降而利小便，既通淋，又消肿。

马武车前汤（《天府药膳》）

【组成】车前草 150 克，蜂蜜 30 克。

【制法】将车前草洗净，放铝锅内，加适量水，反复煎熬 3 次取汁。合并煎液，加入蜂蜜搅拌，装入茶壶内当茶饮。

【功用】利水，清热，明目，祛痰。适用于小便不利、淋浊，带下，痰多咳嗽等。

【按语】肾虚不固滑精者禁用。

车前子饮（《卫生易简方》）

【组成】车前子 30 克，粳米米汤适量。

【制法】车前子加水 500 毫升，煎至 300 毫升，去药包，加米汤。早晚温服。

【功用】清热利尿，渗湿止泻。适用于小便不利，淋沥涩痛或湿热泄泻，小便短赤，尿道炎等。

【按语】车前子须用纱布包好煎煮。

马齿苋车前汤（《百病饮食自疗》）

【组成】鲜马齿苋 60 ～ 120 克，车前草 30 克。

【制法】上 2 味洗净，同煎取汁。早晚饮服。

【功用】清热解毒，止血通淋。适用于血淋，小便灼热，艰涩刺痛，尿血紫红，少腹疼痛等。

【按语】马齿苋清热解毒，凉血止血；车前草清热解毒，利尿凉血，合用治疗淋证。

第四节　性功能低下（阳痿）

性功能低下多为肾阳亏虚所致，治疗该病药膳方常用温补肾阳的如肉苁蓉、枸杞子、核桃肉、蛇床子等配制而成。

一、粥类

韭菜粥（《食医心镜》）

【组成】鲜韭菜 60 克，粳米 100 克，食盐少许。

【制法】鲜韭菜洗净切碎待用。取粳米淘净，放入锅内，加水适量和少许细盐，煮粥，待粥将成时，加入韭菜，再稍煮片刻即成。早晚温热服食。

【功用】补肾壮阳，固精止遗，健脾行气。适用于脾肾阳虚所致腹中冷痛，虚寒久痢，腰膝酸痛，泄泻或便秘，阳痿，早泄，遗精，白浊，小便频数，小儿遗尿，白带过多，月经不调等。

【按语】《本草纲目》记载："韭菜粥，温中暖下。"凡脾肾阳虚，下元虚冷诸症，久服则有良效，韭菜煮粥，新鲜为佳，现煮现吃，不可久放。阴虚内热及患有眼疾者，不宜食。

肉苁蓉粥（《药性论》）

【组成】肉苁蓉 15 克，精羊肉 100 克，粳米 100 克，葱、姜、食盐各适量。

【制法】将肉苁蓉、羊肉分别洗净切细。把肉苁蓉放入锅内，加水适量，煮烂，去渣留汁。把粳米、羊肉放入有肉苁蓉汁的锅内，加水适量，先用武火煮沸，转用文火。待煮至米开粥稠时，加入葱、姜、食盐，再煮一二沸即可。

【功用】补肾壮阳，润肠通便。适用于肾虚阳痿，遗精早泄，腰膝冷痛，筋骨痿弱，阳虚便秘，性功能减退等。

【按语】本品补阳不燥、填精不腻，药力缓和，疗效颇佳。该粥宜每天早晚温热食之，以秋冬季食之为宜。凡大便溏薄，阳盛发热，性功能亢进者忌服。

枸杞子粥（《本草纲目》）

【组成】枸杞子 30 克，粳米 100 克（糯米亦可），白糖适量。

【制法】将枸杞子洗净，粳米淘洗干净，白糖适量，同置锅内，加水适量，煮熬成粥。

【功用】滋补肝肾，益精明目。适用于肝肾亏虚，头晕目眩，久视昏暗，腰膝酸软，遗精阳痿等。

【按语】本品宜每日早晚温服，亦可长期服食。凡外盛邪热和脾虚湿盛经常泄泻者不宜服用。

二、膏类

补精膏（《寿世保元》）

【组成】牛髓200克，核桃仁（去皮）200克，杏仁（去皮）200克，山药（姜汁拌，蒸熟，去皮）400克，人参200克，红枣肉（去皮、核）200克，蜂蜜500克。

【制法】将杏仁、核桃仁、山药、红枣肉、人参五味，捣为膏，加蜂蜜，炼去白沫，与牛髓同和匀，入瓷罐内，慢火熬1日。空腹服食。

【功用】补益肝肾。适用于肾中阳气不足，阴精亏虚。

【按语】本品平和，治劳疾，补虚弱甚佳。

三、酒醴类

仙灵酒（《寿世保元》）

【组成】仙灵脾500克，白酒500毫升。

【制法】仙灵脾切碎，以纱布或绢布盛之，用上好白酒浸泡。密封酒坛，春、夏3日，秋、冬5日后开坛。早晚服食，每服10～20毫升。

【功用】补腰膝，强心力。主治阳痿，阴冷等。

【按语】仙灵脾为淫羊藿的别称，其味辛、甘，性温燥烈，功能补肾阳，长于壮阳起痿，宜于肾阳虚衰之男子阳痿不育。

首乌延寿酒（民间验方）

【组成】制首乌30克，生地黄50克，白酒750克。

【制法】将制首乌、生地黄洗净切片，装入瓶内，加入白酒，封紧瓶口，每日摇晃一次，两周以后开始饮用。每日2次，每次10～15毫升。

【功用】补益肝肾，填精补血。适用于肝肾不足，眩晕乏力，腰痛，遗精，健忘，须发早白等。

【按语】本品尤适用于年老体弱，病后体虚，神经衰弱者饮用。常人少量常服，亦可强身益寿。

枸杞子酒（《太平圣惠方》）

【组成】干枸杞子 200 克，白酒 500 克。

【制法】将枸杞子洗净碾碎，置入干净瓶中，加入白酒，加盖密封。每日摇晃一次，浸泡一周后开始服用。每日晚餐或临睡前饮用 10 ～ 20 毫升。

【功用】滋补肝肾，益精明目。适用于肝肾虚损，视物模糊，迎风流泪，头晕目眩，腰膝酸软，阳痿滑泄及未老先衰等。

【按语】脾虚泄泻，阳盛发热及性功能亢进者忌用。

对虾酒（《本草纲目拾遗》）

【组成】对虾一对，白酒 250 克。

【制法】新鲜大对虾一对洗净，放入瓶内或瓷罐内，加入白酒，加盖密封，浸泡一周即成。每日随量饮酒，也可佐餐。

【功用】补肾壮阳。适用于性机能减退，阳痿等。

【按语】本品性温，助阳。阴虚阳亢，皮肤病及热喘者慎用。

苁蓉蛇床酒（验方）

【组成】肉苁蓉 120 克，蛇床子、菟丝子（各）60 克，酒 1 升，蜜 480 克。

【制法】上药切碎，与酒、蜜一起装入大口瓶内，密封，置阴凉处 1 个月后饮服。每饮 1 杯，日 3 次。

【功用】添精，强壮，活血，利尿。适用于性欲减低，性神经衰弱等。

【按语】肉苁蓉补肾益精，蛇床子燥湿壮阳，菟丝子补益肝肾、固精缩尿，合用治疗性功能低下。

四、菜肴类

羊肾羊肉粥（《本草纲目》）

【组成】羊肾 100 克，精羊肉 100 克，枸杞叶 50 克，粳米 50 克，葱、姜、胡椒、盐少许。

【制法】先将羊肾、羊肉细切，后与枸杞叶、粳米共煮粥，将熟，下葱、姜、胡椒、盐等调料，空腹食。

【功用】补肾益精，益气补虚，温中暖下。适用于气虚瘦弱，腰酸膝软，耳聋耳鸣，阳痿遗尿，产后虚冷等。

【按语】枸杞叶和枸杞果实的营养成分基本上是一致的，枸杞叶功效补肝益肾，生津止渴。

阳痿药膳方（《中国瑶药学》）

【组成】箭叶淫羊藿 10 克，蔓性千斤拔 15 克，仙茅 15 克，巴戟天 10 克，桂党参 10 克，黄花倒水莲 10 克，瘦猪肉 100 克。

【制法】箭叶淫羊藿、蔓性千斤拔、仙茅、巴戟天、桂党参、黄花倒水莲和瘦猪肉共入锅炖，食服。

【功用】适用于阳痿，性功能低下等。

海参羊肉汤（《中国药膳学》）

【组成】海参、羊肉、葱、姜、盐各适量。

【制法】海参如法发好，洗净，与羊肉共切片，煮汤至熟，加葱、姜、盐调味，佐餐食用。

【功用】补肾益精。适用于肾虚阳痿，小便频数等。

【按语】脾虚便溏及痰多者不宜用。

第五节　遗精

遗精多由肾虚滑脱，精关不固所致，治疗该病药膳方常用山药、芡实、枸杞子、女贞子、金樱子等配制而成。

一、粥类
一品山药（《民间验方》）

【组成】山药 500 克，面粉 150 克，核桃仁、蜂蜜、白糖各适量。

【制法】山药洗净去皮，上笼蒸熟，加面粉揉成面团，擀成圆饼状，上摆核桃仁，武火蒸 20 分钟。将蜂蜜、白糖、猪油以文火烧至糖溶化，浇在圆饼上。每日服用。

【功用】滋阴补肾。适用于肾虚体弱之尿频，遗精等症。

【按语】痰湿内蕴者慎用。

神仙粥（《寿世保元》）

【组成】山药 500 克，芡实 250 克，韭菜子 150 克，粳米 500 克。

【制法】山药蒸熟去皮，芡实煮熟去壳，韭菜子洗净，共捣为末，入粳米，慢火熬成粥。早晚服食。食粥后，宜用好热酒饮一二杯。

【功用】补虚劳，益气强志，壮元阳，止泄精。适用于五劳七伤，性功能低下，遗精早泄等。

【按语】本粥阳气亢盛者不宜服用。

山药芡实粥（《百病饮食自疗》）

【组成】山药 30 ~ 60 克，芡实 15 ~ 30 克，粳米 50 ~ 100 克。

【制法】前 2 药水煎取汁，与粳米同煮成稀粥。早晚温热服食。

【功用】补脾，益肾，涩精。适用于脾胃虚弱，食少便溏及精关不固之梦遗滑泄，白浊，小便不禁等。

【按语】山药健脾补肾，芡实补肾涩精，合用治疗脾肾两虚。

二、膏类
三子麦冬膏（《食疗本草学》）

【组成】海松子、枸杞子、金樱子（各）120 克，麦冬 150 克，炼蜜适量。

【制法】上诸药加水 1 升同煎，取汁 500 毫升，再煎取 200 毫升，少加炼蜜收膏。

【功用】养阴润燥，收涩固精。适用于虚羸少气，咳嗽咽干，虚烦盗汗，遗精滑泄等。

【按语】脾胃虚寒，食少便溏者慎服。

二至膏（《医方集解》）

【组成】制女贞子、墨旱莲（各）1000 克。

【制法】水煎 2 次，第 1 次 4 小时，第 2 次 3 小时，合并煎液，滤渣，滤液浓缩至清膏。每 120 克清膏加砂糖 240 克，和匀，浓缩成膏。每服 30 克，早晚白开水送服。

【功用】补肾强筋，壮阳强阴，乌须黑发。

【按语】脾虚，大便稀溏者慎用。

补骨脂胡桃煎（《类证本草》）

【组成】补骨脂 100 克，胡桃肉 200 克，蜂蜜 100 克。

【制法】将补骨脂酒拌，蒸熟，晒干，研末。胡桃肉捣为泥状。蜂蜜溶化煮沸，加入胡桃泥、补骨脂粉，拌匀。收贮瓶内，每服 10 克，黄酒调服。

【功用】温肾阳，强筋骨，定喘嗽。适用于肾阳不足，阳痿早泄，滑精尿频，腰膝冷痛，久咳虚喘等。

【按语】痰火咳喘及肺肾阴虚之喘嗽者忌用。

三、汤饮类

一味秘精汤（《滋补保健药膳食谱》）

【组成】分心木 15 克。

【制法】分心木洗净，加水 200 毫升，煎半小时，滤汁，临睡前服。

【功用】固肾涩精。适用于遗精，尿频，白带过多，尿血，崩漏等症。

【按语】分心木即核桃果仁内的木质隔膜，又称胡桃夹。

山药豆腐汤（《膳食保健》）

【组成】山药 200 克，豆腐 400 克，蒜 1 瓣，调料适量。

【制法】山药去皮，切丁。豆腐沸水烫后切丁。花生油烧至五成热，爆香蒜茸，倒入山药丁翻炒，入豆腐丁，加调料，佐餐用。

【功用】补肾固涩，健脾益胃。适用于遗精，白浊，带下，小便频数及脾胃虚弱等。

【按语】山药养阴能助湿，故湿盛中满或有积滞者不宜使用。

鸡蛋三味汤（《家庭药膳手册》）

【组成】莲子（去心）、芡实、怀山药（各）9 克，鸡蛋 1 个，蔗糖少许。

【制法】前 3 味，加水煎煮，去渣留汁，纳入鸡蛋，煮熟加蔗糖调味。吃蛋喝汤，日 1 次。

【功用】补脾益胃，固精安神。适用于肾虚遗精。

【按语】芡实与莲子均能益肾固精，且补中兼涩，莲子又能养心安神，交通心肾。

山药面（《饮膳正要》）

【组成】面粉 3 千克，山药粉 1.5 千克，鸡蛋 10 个，老姜 5 克，豆粉 200 克，猪油、葱、姜、盐、味精各适量。

【制法】上 3 粉与鸡蛋同放盆内，加水及盐揉成面团，擀成薄面饼，切成面条。锅水烧沸，加猪油、葱、姜，下入面条，煮熟，调入味精。早晚温热服食。

【功用】健脾补肺，固肾益精。适用于脾虚泄泻，久痢，虚劳咳嗽，消渴，遗精，带下，小便频数等。

【按语】豆粉，是大豆经烘烤并粉碎而制成的食品。加热和粉碎可以改善香味，也可提高消化率。

甜酒酿山药羹（《滋补保健药膳食谱》）

【组成】甜酒酿 500 克，山药 150 克，糖桂花少许，白糖 100 克，水淀粉适量。

【制法】山药洗净去皮，切小丁，入开水中略烫，捞出置锅内，加开水 500 毫升，移火上烧开 5 分钟，加入甜酒酿、白糖，再烧开，用水淀粉勾芡，烧沸后盛入碗内，撒上少许糖桂花。随意食用。

【功用】益气生津，健脾补肺，固肾益精。适用于身体虚弱，倦怠少气，食少便溏，遗精带下，小便频数等症。

【按语】甜酒酿是江南地区传统小吃，是用蒸熟的江米（糯米）拌上酒酵（一种特殊的微生物酵母）发酵而成的一种甜米酒，酒酿也叫醪糟。糖桂花是用新鲜桂花和白砂糖精加工而成，广泛用于汤圆、粥、糕点、蜜饯等传统小吃糕饼和点心的调味。

四、菜肴类

水龙馍子（《饮膳正要》）

【组成】羊肉 100 克，面粉 300 克，鸡蛋 1 个，山药 50 克，姜 3 克，胡萝卜 15 克，葱、味精、盐、胡椒粉各适量。

【制法】面粉、山药（研粉）、鸡蛋（去壳）同放盆内，加水揉成面团，制成面片；姜洗净拍破，胡萝卜切成细条，葱少许切段，羊肉切片，同放锅内，加清水适量，沸后下面片煮熟，加味精、盐、胡椒粉调味。酌量服食。

【功用】补中益气，益肾涩精。适用于脾虚泄泻，肾虚遗精，小便频数，消渴等。

【按语】阴虚火旺者不宜服用。

甲鱼猪髓汤（《良药佳馐》）

【组成】甲鱼 1 只，猪脊髓 200 克，姜、葱、胡椒粉各适量。

【制法】猪脊髓洗净后放碗内。甲鱼去甲、内脏，置锅内，加水武火烧沸后，加姜、葱、胡椒粉，文火煮至将熟时，加猪脊髓，同煮至熟。食肉饮汤。

【功用】滋阴补肾，填精益髓。适用于肾阴不足，头昏目眩，多梦遗精，腰膝酸痛等。

【按语】猪脊髓补精髓，益肾阴；甲鱼清热养阴，平肝息风，合用滋阴补肾。

芝麻腰花（《膳食保健》）

【组成】猪腰子 1 对，芝麻 25 克，鸡蛋 1 只，调料适量。

【制法】猪腰切薄片，加油、姜汁、盐、味精渍 10 分钟；鸡蛋加淀粉、盐、葱花打成蛋粉糊。腰片沾上蛋糊，滚上芝麻、入三四成热的温油中炸熟捞起，升高油温，再投入炸至酥脆。

【功用】补肾收敛。适用于肾虚腰痛，遗精等。

【按语】猪肾（猪腰子）不可久食，不与吴茱萸、白花菜合食。

虫草红枣炖甲鱼（《家庭药膳手册》）

【组成】活甲鱼1只，虫草10克，红枣20克，料酒、盐、葱、姜、蒜、清鸡汤各适量。

【制法】将甲鱼切成四大块，放入锅中煮沸，捞出，割开四肢，剥去腿油，洗净。虫草洗净，红枣用开水浸泡。甲鱼放入汤碗中，上放虫草，红枣，加料酒、盐、葱节、姜片、蒜瓣和清鸡汤，上蒸笼蒸2小时，取出。早晚服食。

【功用】滋阴益气，补肾固精。适用于腰膝酸软，遗精，阳痿，早泄，乏力等症。

【按语】冬虫夏草为冬虫夏草菌寄生在蝙蝠蛾科昆虫幼虫上的子座及幼虫的尸体的复合体，具有补肾益肺，止血化痰的功效。

食盐煮豇豆（《本草纲目》）

【组成】豇豆100～150克，食盐少许。

【制法】豇豆加水煮烂，加食盐调味，1次服食。

【功用】滋阴补肾，适用于肾虚遗精，小便频数等症。

【按语】气滞便结者禁用。

山药芝麻酥（《家庭药膳》）

【组成】鲜山药300克，黑芝麻15克，白糖120克，菜油500克。

【制法】将黑芝麻淘洗干净，炒香待用；鲜山药削去皮，切成块。锅置火上，注入菜油，待烧至七成热时下山药块，炸至外硬，中间酥软，浮于油面时捞出。炒锅烧热，用油滑锅后，放入白糖，加少量水溶化，待至糖汁成米黄色，倒入山药块不停地翻炒，使外面裹上一层糖浆，直至全部包牢，撒上芝麻，装盘服食。

【功用】补脾胃，益肺肾，润五脏。适用于脾虚食少乏力，肺虚久咳气喘，肾虚遗精尿频，须发早白等症。

【按语】经常食用能防癌，抗衰老。

白雪糕（《中国药膳学》）

【组成】山药、芡实、莲实（各）30 克，粳米、糯米（各）1 千克，白糖适量。

【制法】莲实温水泡后去皮、心，与山药、芡实、粳米、糯米混合，同磨成粉，置盆内，加水和后，制成糕状，上笼武火蒸 25 ～ 30 分钟，待熟透时撒上白糖。日 1 次，作早餐食用。

【功用】健脾益气，补肾固精。适用于遗精白浊，妇女白带等症。

鸡肠山药散（验方）

【组成】鸡肠 1 具，山药 15 克。

【制法】将鸡肠用盐或醋洗净，焙干研末；山药炒，研末，二末混合均匀。早晚空腹服用，日 1 剂，连服 1 周。

【功用】补脾肾，固下焦。适用于肾虚所致的小便频数，遗精，白浊等症。

【按语】《日华子本草》记载山药："助五脏，强筋骨，长志安神，主泄精健忘。"

第六节　前列腺肥大

前列腺肥大多由肾阳亏虚所致，治疗该病药膳方常用有补肾作用的，如山药、黑豆等配制而成。

一、酒醴类

薯蓣酒（《本草纲目》）

【组成】山药 240 克，防风 300 克，山茱萸 240 克，人参 180 克，白术 240 克，五味子 240 克，丹参 180 克，生姜 180 克，黄酒 15 千克。

【制法】将前 8 味药切碎，装入纱布口袋中，封好口，放在瓷制容器内，用黄酒密封浸泡 7 天后，过滤使用。

【功用】健脾益气，滋补肝肾，活血祛瘀。适用于脾气虚弱，食少乏力，泄泻便溏，腰酸膝软，眩晕，小便频数，遗精滑精，妇女带下等。

【按语】本品宜每次饮用 1～2 盅，每日 2 次。湿重、宿有积滞者不宜饮用。

二、汤饮类

乌柏皮煎（《肘后备急方》）

【组成】乌柏皮适量。

【制法】水煎取汁，去渣，代茶温饮。

【功用】适用于小便不通。

【按语】乌柏根皮功能利水消肿。

一味薯蓣饮（《医学衷中参西录》）

【组成】山药 120 克，白糖少许。

【制法】山药洗净去皮，切成薄片放入锅内，加水武火烧沸后转用文火煮约 50 分钟，取汁加白糖，代茶饮用。

【功用】润肺补脾，益肾固肠。适用于脾肾两虚之小便不利，大便溏泻等症。

【按语】薯蓣即山药。

水牛肉羹（《食医心鉴》）

【组成】水牛肉 500 克，冬瓜、葱白、豆豉、调味料各适量。

【制法】牛肉、冬瓜分别洗净，切块，葱白切段，与豆豉同煮为羹，视口味加调料调味，空腹服用。

【功用】健脾利水。适用于水道不通，小便涩少，甚则尿闭腹胀等症。

【按语】水牛肉甘、凉，归脾、胃经。功效补脾胃，益气血。

三、菜肴类

黑豆狗肉汤（《中国药膳学》）

【组成】狗肉 250 克，黑豆 30 克、姜、糖、五香粉、盐各适量。

【制法】狗肉洗净切块，与洗净之黑豆同煮，酌加姜、糖、五香粉、盐等。武火煮沸后转用文火炖至肉熟烂。食肉饮汤。

【功用】补肾壮阳。适用于肾虚遗尿，小便频数，耳鸣等症。

【按语】脾虚腹胀、肠滑泄泻者慎服。

加味青鸭羹（《疾病的食疗与验方》）

【组成】党参 30 克，黄芪 20 克，升麻、柴胡（各）15 克，青头鸭 1 只。

【制法】将鸭治净，将前 4 味捣碎，纱布包好后纳入净鸭腹内，加水煮至鸭熟。调味后，空腹服食。

【功用】补中益脾，升阳利水。适用于前列腺肥大属于中气下陷者，小便困难，小腹坠涨，时欲小便而不得出者，以及神疲懒言，胃纳不佳等症。

【按语】柴胡性升散，肝风内动，肝阳上亢，气机上逆者慎用。

青粱米炖猪肚（《疾病的食疗与验方》）

【组成】猪肚 1 个，青粱米 50～100 克。

【制法】将上 2 味洗净，米纳入猪肚中，用线扎紧，隔水慢火炖熟，调味服食。

【功用】补中益气，止渴利尿。适用于中气不足，小便困难，时欲小便而不得出，神疲懒言，胃纳差，气短声低。现多用于前列腺肥大。

【按语】青粱米，为禾本科植物粱的品种之一的种仁。具有健脾益气，涩精止血，利尿通淋的功效。

第七节　睾丸炎

睾丸炎多由湿热下注所致，治疗该病的药膳方常用清热解毒的如蒲公英、仙人掌花等配制而成。

一、汤饮类

二核汤（《中国药膳学》）

【组成】芒果核 20 克，黄皮核 20 克。

【制法】两者放锅内，加适量水，用武火煮沸后改用文火煎煮半小时。早晚代茶饮。

【功用】理气化痰，消肿止痛。适用于睾丸肿大症。

【按语】黄皮是著名的"岭南佳果"之一，谚语云"饥食荔枝，饱食黄皮"，黄皮核有理气消痰之功效。

二、菜肴类

慈菇花拌公英（验方）

【组成】鲜慈菇花、鲜蒲公英、调味品各适量。

【制法】将鲜慈姑花、鲜蒲公英洗净，切细，放入大碗中，加入调味品拌匀服食，每日2剂。

【功用】清热利湿，解毒散结。适用于睾丸肿大症。

【按语】慈菇花、蒲公英鲜品清热解毒力强。

仙人掌花瘦肉汤（验方）

【组成】仙人掌花15克，猪瘦肉100克，调料适量。

【制法】将仙人掌花洗净，切细；猪瘦肉洗净，切片，放入锅中，加清水适量煮沸后，入调料等，煮至猪肉熟后，下仙人掌花、调味料，再煮一二沸服食，每日1剂。

【功用】清热利湿，解毒散结。适用于睾丸肿大症。

【按语】服用仙人掌忌食酸、辣等刺激性食物。

第八章　◆

血液病药膳方

第一节　贫血

贫血多由气血化生不足所致，治疗该病药膳方常用补气益血的如人参、山药、地黄、当归、黑芝麻、大枣等配制而成。

一、粥类

菠菜粥（《本草纲目》）

【组成】菠菜（连根）150 克，粳米 150 克，食盐、味精少许。

【制法】取新鲜菠菜洗净，在沸水中烫一下；粳米淘净，放入砂锅内，加水适量，煮至半熟时，将菠菜切断放入粥中，继续煎熬，直至成粥，放入少许食盐、味精即成。

【功用】养血润燥。适用于缺铁性贫血，大便秘结，高血压，鼻出血，便血等症。

【按语】菠菜性滑，滑能通窍。凡肠胃虚寒，便溏腹泻及遗尿者不宜食。菠菜以新鲜为佳，变色或放置过久不宜食。

大枣粥（《圣济总录》）

【组成】红枣 10 枚，粳米 100 克，冰糖适量。

【制法】红枣洗净，粳米淘洗干净，冰糖适量，一同放入锅内，加水适量，按常法熬煮成粥。每日早晚温热顿服。

【功用】益气补血，健脾养胃，养心安神。适用于脾胃虚弱，营养不良，心悸失眠，贫血，血小板减少或紫癜及妇女脏躁症等。

【按语】本品可以久服，但有痰湿、中满，疳积及实热症者忌服。

羊胫骨糯米粥（《寿世青编》）

【组成】羊胫骨1根，糯米100克，大枣10枚，红糖少许。

【制法】先将羊胫骨砸碎，以水煮，去渣取汤，后入米及枣同煮粥。候熟，加红糖少许调服。

【功用】益气养血。适用于气血不足，面色萎黄，乏力倦怠，再生障碍性贫血及血小板减少性紫癜。

【按语】素体火盛者慎服。

山药参枣炖肉（《中国药膳学》）

【组成】山药30克，人参6克，大枣10枚，瘦猪肉适量。

【制法】上诸味，同炖至熟。日1剂，早晚温热服食。

【功用】补气健脾，益肺固肾。适用于再生障碍性贫血及气血两虚诸症。

【按语】人参大补元气，补脾益肺。

二、膏类

地黄膏（《寿世保元》）

【组成】生地黄500克，麦冬（去心）200克，蜂蜜200克。

【制法】生地黄酒洗令净，加麦冬，贮砂锅内，入水熬煮三次。将三次所得药汁滤去药渣，将药汁用文火慢煮至500毫升，加入蜂蜜，熬成膏。入瓷罐密封，埋土中（或凉水中浸），去火毒。空腹服食，每服10毫升。

【功用】补肾水真阴，填精固髓，生血乌发。适用于营养不良，贫血等。

【按语】怀庆府（河南新乡）所产怀地黄是道地药材，制膏疗效较好。

羊蜜膏（《饮膳正要》）

【组成】生地黄汁200克，熟羊脂、熟羊髓、白蜂蜜（各）250克，生姜汁25克。

【制法】先将熟羊脂放入锅内用武火烧开，再分别下入熟羊髓、白蜂蜜、地黄汁、生姜汁，依次逐个烧沸，并用锅铲不断搅拌，然后用文火煎熬，至呈膏状时停火，稍凉后，装入瓷罐中备用。每天空腹温酒冲服 1 汤匙，亦可做成粥食。

【功用】补髓填精。适用于肾精亏损之脊痛，足痿软无力及再生障碍性贫血等症。

【按语】本品滋补滑腻，腹满便溏者不宜用。

三、汤饮类

芝麻茶（《醒园录》）

【组成】黑芝麻 500 克，盐、红茶适量。

【制法】先将芝麻去皮，炒香磨细，加淡盐，用适量水调成稀糊，再用滚开的红茶水调入。每次 30 克，日 2 次。

【功用】适用于身体虚弱，头发早白，贫血乏力，皮肤燥涩，头晕耳鸣，大便干燥秘结等。

【按语】黑芝麻补肝肾，益精血，润肠燥。

山药天花粉汤（《家庭药膳手册》）

【组成】山药、天花粉（各）30 克。

【制法】上 2 味水煎，早晚饮用。

【功用】补脾生血。适用于再生障碍性贫血。

【按语】湿盛中满或有实邪、积滞者禁服。

牛筋花生羹（验方）

【组成】牛蹄筋 100 克，带衣花生米 150 克。

【制法】上 2 味共煮至牛筋熟烂，汤液浓稠。早晚趁热服食。

【功用】补气养血，适用于贫血及血小板减少性紫癜等症。

【按语】花生衣，为落花生的种皮，功能止血散瘀，消肿。

参枣汤（《十药神书》）

【组成】党参 15 克，大枣 20 枚。

【制法】大枣洗净去核，冷水浸泡 1 小时，与党参放入清水中，文火煎煮。日 1 剂，分 2 次服用。

【功用】健脾胃，补气血。适用于气血两虚之贫血患者。久服方效。

【按语】《本草再新》认为大枣："补中益气，滋肾暖胃，治阴虚。"

四、酒醴类

归元仙酒（《石成金医书六种》）

【组成】当归 100 克，龙眼肉 100 克，醇酒 500 毫升

【制法】用当归、龙眼肉，以醇酒浸饮，每日饮用 20 ～ 40 毫升。

【功用】养血补血。适用于气血亏虚症。

【按语】当归功能补血养血，《本草纲目》："古人娶妻为嗣续也，当归调血为女人要药，有思夫之意，故有当归之名。"

五、菜肴类

贫血药膳方（《中国瑶药学》）

【组成】鸡血藤、毛杜仲藤、粗叶榕、羊耳菊、五加皮、黄花倒水莲（各）10 ～ 15 克，猪脚 1 对或猪骨头适量。

【制法】前 6 味，与猪脚或猪骨头同入锅，加净水炖服。

【功用】适用于贫血。

八宝鸡汤（《中国药膳》）

【组成】猪肉、猪杂骨各 750 克，党参、茯苓、炒白术、白芍（各）5 克，熟地黄、当归（各）7.5 克，川芎 3 克，炙甘草 2.5 克，母鸡 2.5 千克。

【制法】诸药装纱布袋内，与猪杂骨、猪肉、鸡在锅内武火烧沸后，转用文火炖至肉烂。鸡肉、猪肉佐餐服食。

【功用】调补气血，健脾益胃。适用于气血两虚，面色萎黄，食欲不振，四肢乏力，贫血。

【按语】本药膳滋腻，易生痰湿，高脂血症患者慎用。

参枣米饭（《醒园录》）

【组成】党参 15 克，大枣 30 克，糯米 250 克，白糖 50 克。

【制法】先将党参、大枣煎取药汁备用。再将糯米淘净，置瓷碗中加水适量，煮熟，扣于盘中。将煮好的党参、大枣摆在饭上。加白糖于药汁内，煎成浓汁，浇在枣饭上即成。空腹食用。

【功用】补中益气，养血宁神。适用于贫血所致面色萎黄，头晕，心悸，失眠，浮肿等。

【按语】本膳方甘温壅中，且糯米黏滞难化，故脾虚湿困，中气壅滞，脾失健运者不宜服。

枸杞黑豆大枣炖猪骨（《疾病的食疗与验方》）

【组成】生猪骨 250 克，枸杞子 15 克，黑豆 30 克，大枣 20 枚。

【制法】上 4 味同放锅内，加水炖至烂熟。调味服食，隔日 1 次，可长期服用。

【功用】滋阴，养血，止血。适用于再生障碍性贫血属肝肾阴虚者，头晕耳鸣，午后发热，手足烦热等。

【按语】枸杞子、黑豆补肝肾阴虚，大枣健脾益气生血，合用治疗贫血。

第二节　血小板减少性紫癜

本病是一种较常见的出血性疾病，特征为外周血中的血小板减少，临床上有皮肤紫癜，黏膜出血等出血现象，主要原因为血小板存活时间缩短及骨髓中巨核细胞代偿性增生。

中医认为，本病多为血热妄行，阴虚火旺，气虚失摄，瘀血内阻所致，治疗以清热凉血，滋阴清热，健脾益气，化瘀止血为原则。

一、粥类

糯米阿胶粥（《食医心鉴》）

【组成】阿胶 30 克，糯米 100 克，红糖适量。

【制法】糯米洗净，入锅加清水煮至粥将熟，放入捣碎的阿胶，边煮边搅拌，稍煮两三沸，加入红糖搅匀即可。早晚趁热空腹食用。

【功用】滋阴润燥，补血止血。适于营养不良性贫血，血小板减少性紫癜等疾病的辅助食疗。也可用于妇女月经不调、崩漏，孕妇胎动不安、胎漏等症。

【按语】阿胶性黏腻，连续服用易致胸满气闷，故宜间断服食。脾胃虚弱者不宜多用。

二、膏类

滋阴凉血膏（验方）

【组成】麦冬、天冬、生地黄、阿胶、龟胶、鱼鳔胶、冰糖（各）50克，红枣100枚，黄酒20毫升。

【制法】将二冬、地、枣水煎，留枣去渣取汁，纳入三胶烊化，然后纳入冰糖、黄酒，慢火收膏。每次20毫升，每日3次，温开水冲饮，嚼食大枣。

【功用】滋阴清热，凉血止血。适用于阴虚内热之紫癜散在，颜色紫红，下肢尤甚，时发时止等。

【按语】鱼鳔胶为鱼鳔经过加工处理后的干制品，富含胶质，功效补精益血，强肾固本。鱼鳔胶富含黏性蛋白及多种维生素和矿物质，常与龙眼肉、红枣、核桃仁一起煎制成冬令进补品服用。

三、汤饮类

马尾松针汤（《疾病的食疗与验方》）

【组成】鲜马尾松针60克，鲜茅根、藕节（各）30克，仙鹤草15克。

【制法】水煎2次取汁。日1剂，早晚饮用。

【功用】凉血止血。适用于血小板减少性紫癜。

【按语】《太平圣惠方》曰："久服松针，令人不老，轻身益气，不饥延年。"

水牛角汤（验方）

【组成】水牛角30克，旱莲草50克。

【制法】将水牛角削片，加清水500毫升，煮沸2小时后，加旱莲草再煮20分钟，去渣取汁饮服，每日1剂。

【功用】清热解毒，凉血止血。适用于热迫血行之紫癜及各种出血，口干舌燥，便秘尿黄，心情急躁易怒等。

【按语】水牛角，是中药犀角的代用品，功效为清热，凉血，定惊，解毒。

藕节二叶汤（验方）

【组成】藕节 5 个，荞麦叶、枸杞叶（各）100 克。

【制法】将藕节、二叶洗净，水煎取汁饮服，每日 1 剂。

【功用】清热解毒，凉血止血。适用于热毒炽盛，迫血妄行之紫癜，吐衄，鼻衄等。

【按语】藕节有收敛止血，化瘀的功效。

侧柏生地茅根汤（验方）

【组成】侧柏叶 15 克，生地黄 50 克，白茅根 1 千克，蜂蜜适量。

【制法】将 3 药水煎 2 次，二液合并，兑入蜂蜜，煮沸饮服，每日 1 剂。

【功用】滋阴清热，凉血止血。适用于阴虚血热之紫癜。

【按语】侧柏叶有凉血止血，化痰止咳，生发乌发之功效。

天冬蜜饮（验方）

【组成】天冬 50 克（鲜者 150 克），蜂蜜适量。

【制法】将天冬加水 3 碗，煎至 1 碗半，兑入蜂蜜饮服，每日 1 剂。

【功用】滋阴凉血。适用于阴虚血热之紫癜，伴腰膝酸软，头晕耳鸣，低热盗汗，五心烦热，口干咽燥等。

【按语】脾胃虚寒，食少便溏者忌服。

梨藕荸荠煎（验方）

【组成】鲜梨 2 个，鲜藕 150 克，荸荠 100 克，生地黄 15 克，蜂蜜适量。

【制法】将梨、藕、荸荠去皮洗净，切块，同生地黄水煎取汁，兑入蜂蜜适量饮服，每日 1 剂。

【功用】清热养阴，凉血止血。适用于阴虚血热之各种出血。

【按语】生地黄应用鲜地黄为佳。

猪皮茅根蜜饮（验方）

【组成】猪皮 500 克，茅根 60 克，白蜜适量。

【制法】将猪皮去毛洗净，切块备用；茅根水煎取汁，纳入猪皮煮至黏稠，调入白蜜拌匀煮沸，每剂分 4 次服食，每日 1 剂。

【功用】清热养阴，凉血止血。适用于血热妄行，皮肤紫癜，吐衄、齿衄血色鲜红等。

【按语】《随息居饮食谱》："猪皮即肤也，猪肤甘凉清虚热，治下利、心烦、咽痛。"

羊胫骨大枣汤（验方）

【组成】羊胫骨 500 克，大枣 50 克

【制法】每次用羊胫骨砸碎，加水煮 1 小时后加入大枣同煮，1 天分 2 ～ 3 次服食，15 次为 1 疗程。

【功用】益气补血。适用于治疗原发性血小板减少性紫癜，再生障碍性贫血等血液病。

【按语】羊胫骨甘、温，归肾经。具有补肾强筋骨之功效。

花生圆肉大枣汤（验方）

【组成】花生（连花生衣）20 克，龙眼肉 15 克，大枣 20 克（去核）。

【制法】将花生、龙眼肉、大枣加水适量共煮 30 分钟食用，每天 1 次。

【功用】补脾胃，养血止血。适用于原发性血小板减少性紫癜，对贫血也有治疗作用。

【按语】龙眼肉，为龙眼的假种皮，具有补益心脾，养血安神之功效。

四、菜肴类

黑豆芪鱼汤（验方）

【组成】黑豆 60 克，塘虱鱼（胡子鲶）2 条，黄芪 18 克，食盐、味精各适量。

【制法】将塘虱鱼去鳃及肠、杂，洗净，黄芪布包，同黑豆加清水适量同煮至豆、鱼熟后，去药包，加食盐、味精等调服。

【功用】温肾健脾，益气摄血。适用于脾肾两虚之紫癜，斑色淡红，清稀不显，伴面色苍白，头晕乏力，形寒肢冷，神倦纳呆等。

【按语】凡表实邪盛，内有积滞，阴虚阳亢等证，均不宜用。

花生煲大蒜（验方）

【组成】花生仁（连衣）100 克，大蒜 50 克。

【制法】将花生仁（连衣）、大蒜放瓦煲内煲熟后服，每天或隔天一次。

【功用】健脾开胃、止血。民间常用于治疗原发性血小板减少性紫癜，牙龈出血及鼻出血等症。

大枣炖兔肉（验方）

【组成】大枣 20 克，兔肉 200 克。

【制法】将大枣，兔肉放炖盅内隔水炖熟，调味服食。

【功用】补中益气，补血。民间常用于治疗原发性血小板减少性紫癜，过敏性紫癜，也可用于病后体虚调养，妇女血虚、疲倦无神等证。

【按语】兔肉具有健脾补中，凉血解毒之功效。

鹿角胶蜜丸（验方）

【组成】鹿角胶 30 克，阿胶 30 克，人参 30 克，牡丹皮 30 克，熟地黄 90 克，白芍 60 克，当归 60 克。

【制法】上 7 味共研细末，炼蜜为丸，每丸 10 克，每天 3 次，每次服 1 丸。

【功用】滋补精血，养阴止血。适用于治疗原发性血小板减少性紫癜。

【按语】鹿角胶温补肝肾，益精养血，常以适量开水溶化后服用，或兑入其他药汁中服用。

第九章 ◆〉

内分泌代谢疾病药膳方

第一节 糖尿病

糖尿病多由阴虚燥热所致，治疗该病药膳方常用清热生津的如葛根、地黄、地骨皮，益气生津的如黄芪、人参等配制而成。

一、粥类

萝卜粥（《遵生八笺》）

【组成】大萝卜（煮熟，绞取汁）五个，粳米三合。

【制法】萝卜汁、粳米和水，煮粥食用。

【功用】治消渴，舌焦，口干，小便数。

葛根粉粥（《太平圣惠方》）

【组成】葛根粉 30 克，粳米 60 克。

【制法】将葛根洗净切片，水磨取粉，每次取粉 30 克。粳米淘净，放入锅内，加水适量，煮粥至半熟，加入葛根粉，继续加热煮熟即成。

【功用】清热，生津，降低血压。适用于热病烦渴，慢性脾虚泻痢，高血压，冠心病，心绞痛，老年性糖尿病等。

【按语】本品可当半流质饮料，不计时稍温服食。脾胃虚寒者不宜多食。近年来，用葛根制品来治心血管疾病效果良好。

粱米粥（《圣济总录》）

【组成】青粱米 100 克。

【制法】将米淘净，煮稀粥，任意食用。

【功用】补中益气，健脾和胃，除烦止渴。适用于消渴，症见全身无力、多饮、多食，兼止泻痢。

【按语】青粱米种仁入药，味甘，性微寒，具有健脾益气、涩精止泻之功效。

二冬粥（《百病饮食自疗》）

【组成】天冬 10 克，麦冬 10 克，粳米 100 克。

【制法】天冬、麦冬煎汁，与粳米煮粥食用。

【功用】养阴清热，保津益胃。适用于消渴、多食、易饥，形体消瘦，便秘烦渴，小便频数等症。

地骨皮粥（《食医心镜》）

【组成】地骨皮 30 克，桑白皮 15 克，麦冬 15 克，面粉 100 克。

【制法】先煎前 3 味药，去渣，取汁，与面粉煮稀粥。早晚温热服食。

【功用】清肺，生津，止渴。适用于消渴，多饮，身体消瘦。

【按语】地骨皮，别名枸杞皮，为枸杞的根皮，具有退热除蒸，清肺降火等功效。

地黄花粥（《圣济总录》）

【组成】地黄花适量，粟米 100 克。

【制法】地黄花阴干，捣罗为末，每用 3 克。先以粟米煮粥，候熟将花末加入，搅匀，更煮令沸，任意食。

【功用】功能滋肾，清热，除烦，止渴。适用于消渴及肾虚腰痛。

【按语】地黄花，为玄参科植物地黄的花，具有填精补虚的功效。

二、膏类

天池膏（《寿世保元》）

【组成】天花粉 300 克，黄连 300 克，人参、知母、炒白术（各）150 克，五味子 100 克、麦冬 200 克，生地黄汁 500 毫升，藕汁 500 毫升，牛乳 250 毫升，生姜汁 100 毫升，白蜜 500 克。

【制法】先将天花粉、黄连、人参、知母、炒白术、五味子、麦冬等 7 味切片，用清水 3 升入砂锅浸半日，后用文火慢熬至 1 升，过滤药汁，备用。又将渣捣烂，以清水 1 升煎熬至 500 毫升，去药渣取药汁。将药汁合并，煎至 700 毫升，加入生地黄汁、藕汁、牛乳、生姜汁，慢熬如饴糖状，加白蜜 500 克，煎去沫，熬成膏，收入瓷罐内，用水浸 3 日，去火毒。每日服用 10～20 毫升。

【功用】养阴生津，润燥止渴。适用于糖尿病之口渴、口干、小便自利等症。

【按语】本膳方原有人乳汁，考虑取材困难，故弃之不用。又天池膏内有蜂蜜，服用时，须酌情减少主食摄入。

生地黄膏（《寿世保元》）

【组成】生地黄 200 克，人参 20 克，白茯苓（去皮）50 克，五味子 50 克，麦冬 100 克，冬蜜 50 克。

【制法】人参、白茯苓、五味子、麦冬研为细末，备用。生地黄洗切，研细，以清水 500 毫升调开，加冬蜜，熬至 200 毫升，加入人参等药末，拌匀，瓷瓶收贮。早晚服食。

【功用】养阴生津。适用于口干、口渴，小便自利等。

【按语】本膳含有蜂蜜，糖尿病患者服用须减少主食摄入。

三、汤饮类

五汁饮（《温病条辨》）

【组成】鲜藕 200 克，梨 200 克，荸荠 200 克，芦根 200 克，麦冬 60 克绞汁。

【制法】鲜藕、梨、荸荠、芦根、麦冬切碎、捣烂，榨取汁液，和匀凉服或热服。

【功用】治易饥多食，形体消瘦，大便秘结。

滋补饮（《医学衷中参西录》）

【组成】黄芪 30 克，山药 30 克，生地黄 15 克，山茱萸 15 克，猪胰 50 克。

【制法】黄芪、山药、生地黄、山茱萸水煎去渣留汁，入猪胰煮熟，调盐少许，分次食肉饮汤。

【功用】治小便频数，混浊如膏，面色黧黑，耳轮焦枯，腰膝酸软，阳痿畏寒，或有下肢水肿。

【按语】黄芪补气，生地黄滋阴，山药、山茱萸补肾，合用滋阴补阳。

二皮汤（《中国药膳学》）

【组成】西瓜皮、冬瓜皮（各）15 克，天花粉 12 克。

【制法】将 3 者武火煎煮 5 分钟，取汁，代茶频饮。

【功用】清热解暑，除烦止渴，通利小便。适用于伤暑病及糖尿病见口渴、尿浊等症。

【按语】脾虚便溏者慎用。

止消渴速溶饮（《药膳食谱集锦》）

【组成】鲜冬瓜皮、西瓜皮（各）1 千克，天花粉 250 克，白糖 500 克。

【制法】先将冬瓜皮、西瓜皮削去外层硬皮，切成薄片，天花粉捣碎用冷水泡透，再将三者同放锅内，加适量水，武火煎煮 1 小时，去渣，再以文火煎煮浓缩，至较黏稠将要干锅时，停火，待温，加入白糖粉，将煎液吸净，拌匀，晒干，压碎，装瓶备用。每服 10 克，沸水冲化，代茶频饮。

【功用】生津止渴。适用于糖尿病，口渴多饮等症。

【按语】将西瓜皮外面青皮削去，仅取其中间部分入药，功效清暑解热，止渴，利小便。

玉液羹（《医学衷中参西录》）

【组成】生山药粉 35 克，葛根粉 5 克，知母 20 克，生鸡内金粉 7 克，五味子、天花粉（各）10 克，黄芪 15 克。

【制法】山药粉、葛根粉、天花粉、鸡内金粉以少量冷水调糊；黄芪、知母、五味子加水 500 毫升，煎取 300 毫升，去渣，趁热倒入粉糊内，搅拌为羹。每服 100 毫升，日 3 次。

【功用】滋补真阴，生津止渴。适用于肾阴亏虚之消渴，口渴多饮，小便频数，腰膝酸软，五心烦热等。

羊肺羹（《食医心鉴》）

【组成】羊肺1具，羊肉、豆豉汁、葱白等适量。

【制法】羊肺洗净切块，羊肉洗净切块，加豆豉汁、葱白共做羹，早晚服食。

【功用】适用于消渴，小便频数，虚损无力等。

黄精黑豆汤（验方）

【组成】黄精、黑豆（各）30克，蜂蜜半匙。

【制法】二味洗净，倒入砂锅内，加冷水3大碗，浸泡10分钟，用小火慢炖2小时，调入蜂蜜。当点心吃，每次1小碗，日2次。

【功用】补中益气，强身益胃，降血糖，降血压。

【按语】黄精补气养阴、健脾润肺、益肾，黑豆补肾养血、乌发明目，合用降脂降糖。

四、菜肴类

鲤鱼汤（《备急千金要方》）

【组成】鲤鱼1条（约500克），白术15克，生姜、白芍、当归（各）9克，茯苓12克，调味品适量。

【制法】鲤鱼去鳞、肠，备用。上5味药切成黄豆大小碎块，加水煎熬，去渣取汁，以药汁煮鱼，鱼熟加入调味品。食鱼喝汤，早晚服食。

【功用】健脾养血，利水减肥。适用于肝脾两虚，血虚水气不化所致痰湿型肥胖。

【按语】《本草纲目》曰："小豆不可于鲤鱼同食，麦酱和鲤鱼食生口疮。"

神效煮兔方（《太平圣惠方》）

【组成】兔1只，桑白皮100克，盐少许。

【制法】兔去皮及内脏，洗净，切块加桑白皮、盐少许共煮，烂熟为度。食肉饮汤。

【功用】治烦渴多饮，口干舌燥，尿频量多，身体消瘦。

【按语】兔肉健脾补中，属于高蛋白质、低脂肪、低胆固醇的肉类，故对它有"荤中之素"的说法。

山药炖猪胰（《中国药膳学》）

【组成】山药 60 克，猪胰 1 具，食盐少许。

【制法】两者洗净切片，共炖熟，食盐调味。饮汤食猪胰、山药，早晚服食。

【功用】健脾补肺，固肾益精。适用于糖尿病。

【按语】山药能补脾、肺、肾三脏。

第二节　甲状腺功能亢进

甲状腺功能亢进（甲亢）是消耗性疾病，甲亢患者要注意安排营养丰富，易于消化的膳食，补充足够热量、营养物质和维生素，以纠正本病引起的消耗，要多吃肉、蛋、奶、豆类、新鲜蔬菜、水果等。花生、菜豆、芹菜、黄花菜、木耳、桑椹、枸杞子、百合、山药、鸭子、大枣、芥菜、淡菜等都对甲亢病人有好处，可选择使用。

苦瓜、黄瓜、梨、冬瓜性偏寒凉，百合、莲子、白木耳具有清补作用，阴虚火旺的甲亢患者可经常选用。枸杞子、桑椹、山药健脾补肾、滋阴养血，气血亏虚、肝肾不足的甲亢患者可经常选用。

一、粥类

党参龙眼粥（验方）

【组成】党参、龙眼肉、糯米（各）30 克，大枣 10 枚。

【制法】上 4 味，共煮粥，早晚趁热服食。

【功用】滋补强壮，安神补血，健脾开胃，益气壮阳。适用于气血不足的甲亢患者。

【按语】党参健脾益气，龙眼肉滋阴养血，糯米补中益气，大枣健脾养血，合用补益气血。

黑豆粥（验方）

【组成】黑豆 50 克，浮小麦 30 克，大枣 5 枚。

【制法】上 3 味，入清水煎液。早晚趁热服食。

【功用】益气敛汗。适用于气虚的甲亢，症见乏力虚弱，多汗。

【按语】浮小麦，为小麦的干燥、轻浮、瘪瘦的果实，具有益气，除热，止汗之功效。

猪肾栗子粥（验方）

【组成】猪肾 1 个，栗子肉（捣碎）30 克，枸杞子 15 克，粳米 50 克。

【制法】上 4 味，共煮粥，早晚趁热服食。

【功用】健脾养胃，补肾强身。适用于肝肾不足的甲亢，症见腰膝酸软无力。

二、膏类

复方夏枯草膏（《中国药膳大观》）

【组成】夏枯草 100 克，郁金 60 克，沙参 30 克，麦冬 30 克，生地黄 30 克，玄参 30 克，海藻 50 克，白蜜 100 克。

【制法】将上述中药加水煎煮，煎两次共取煎液 500 克，再加热煎熬至较黏稠时，兑入蜂蜜拌匀，以小火加热至沸后停火，冷却装瓶备用。每次 15～20 克，开水冲服，日 2～3 次。

【功用】养肝解郁，滋阴散结。适用于肝郁化火阴伤所致甲亢。

【按语】本品不适宜于脾胃虚寒泄泻者服用。

三、汤饮类

酸枣仁饮（验方）

【组成】炒酸枣仁 15 克，百合 15 克，莲子心 3 克。

【制法】炒酸枣仁、百合、莲子心 3 味入清水煎液，代茶频饮。

【功用】滋阴泻火，清心安神。适用于阴虚火旺所致甲亢，症见心烦不寐。

【按语】酸枣仁养心安神，百合滋阴清心，莲子心清心安神，合用治疗阴虚火旺。

黄花菜汤（验方）

【组成】黄花菜 50 克，甘草 3 克，白芍 6 克，郁金、合欢花、柏子仁、陈皮（各）6 克。

【制法】上 7 味，入清水，共煎。早晚趁热服食。

【功用】解郁安神。适用于肝气郁结所致甲亢，症见忧愁不乐，痰气不清。

【按语】鲜花不宜多食，特别是花药，因其含有多种生物碱，容易引起腹泻等中毒现象。

乌鸡汤（验方）

【组成】乌鸡 1 只，党参、黄芪（各）30 克。

【制法】党参、黄芪与乌鸡慢火炖烂，食肉喝汤。

【功用】气血双补。适用于气血两虚的甲亢，症见肌肉无力，阴血不足，潮热，盗汗，月经不调，贫血，头晕眼花。

第三节　单纯甲状腺肿大

治疗甲状腺肿大的药膳方，常用软坚散结的如昆布、海藻等配制而成。

昆布海藻煮黄豆（《本草纲目》）

【组成】昆布 30 克，海藻 30 克，黄豆 100 克，油、盐、味精各适量。

【制法】黄豆洗净，放入砂锅内，加清水文火煮至半熟，再将洗净切碎的昆布、海藻，与黄豆同煮至黄豆熟烂，调入油、盐、味精，趁温服食。

【功用】消痰软坚，利水消肿。适用于单纯性甲状腺肿大，水肿等症。

【按语】脾胃虚寒蕴湿者不宜服用，甲亢患者忌食。

海带肉丝汤（验方）

【组成】水发海带 250 克，猪瘦肉 50 克，胡萝卜 150 克，葱、姜、蒜、花椒、酱油、精盐、味精各适量。

【制法】先将猪肉洗净切成细丝，胡萝卜洗净切成细丝。热锅煸炒肉丝，加入酱油、花椒水、葱、姜、蒜，炒熟。加入肉汤、精盐、海带丝、胡萝卜丝烧煮，最后加入味精，佐餐食用。

【功用】软坚化痰，清热散结。适用于甲状腺肿大。

紫菜粥（验方）

【组成】干紫菜 15 克，猪肉末 50 克，精盐 5 克，味精 1 克，葱花 5 克，胡椒粉 2 克，麻油 15 克，粳米 100 克。

【制法】先将紫菜洗净，再将粳米淘洗干净，放入锅中，加清水上火，煮熟后加入猪肉末、紫菜和精盐、味精、葱花、麻油等，稍煮片刻，撒上胡椒粉，日服 1 剂，分次食用。

【功用】清热解毒，润肺化痰，软坚散结。适用于单纯性甲状腺肿、甲状腺功能亢进、颈淋巴结核等症。

【按语】凡脾胃虚寒而有湿滞者不宜食用。

第四节　高脂血症

中医认为高脂血症与肝肾阴虚、脾虚湿盛或瘀血阻滞有密切关系。可用于高脂血症的药食两用的食材主要有牛蒡、红曲、山楂、荷花、荷叶、决明子、首乌、普洱茶等。

一、粥类

玉米粉粥（《食物疗法》）

【组成】玉米粉 50 克，粳米 50 克。

【制法】将粳米淘洗干净，放入锅内，煮沸；玉米粉加适量冷水调和，倒入粳米锅内，再加水适量。用武火熬煮，边煮边搅动，至熟即成。

【功用】益肺宁心，调中和胃。适用于高脂血症、动脉硬化、冠心病、心血管系统疾病等，防治癌症。

【按语】本品味甘，性微凉，体质虚寒者不宜多食。

茵陈粥（验方）

【组成】茵陈 15 克，粳米 100 克。

【制法】将茵陈洗净，切 2 厘米长的段，放入炖盅内，煎煮 25 分钟，收取药液。粳米淘洗干净，放入锅内，加水 500 毫升，倒入药液，武火烧沸，文火煮 35 分钟即成。

【功用】清热利湿，降脂化浊。适用于高脂血症或黄疸肝炎等。

二、汤饮类

槐花茶（验方）

【组成】槐花、山楂（各）10 克。

【制法】上 2 味水煎，取汁。代茶频频饮。

【功用】适用于高血压，高脂血症，血管硬化等。

山楂荷叶茶（民间验方）

【组成】山楂 15 ～ 30 克，鲜荷叶 1 张。

【制法】将两药洗净，水煎 3 次，取汁，代茶饮。日 1 剂。

【功用】消食化积，降低血脂，解暑减肥。适用于肉食积滞，久服对血脂过高、单纯性肥胖等都有一定疗效。

【按语】荷叶味苦，性偏寒凉，具有清热解毒，升发清阳，散瘀止血的功效。现代科学研究发现，荷叶生物碱是荷叶药理活性的主要成分，具有减肥降脂，抗动脉粥样硬化，抑菌、抗病毒、抗氧化、抗衰老等功能。

消脂健身饮（《家庭药膳手册》）

【组成】焦山楂 15 克，生黄芪 15 克，荷叶 8 克，生大黄 5 克，生姜 2 片，甘草 3 克。

【制法】将上 6 味同煎汤，代茶随饮。

【功用】益气消脂，通腑除积，轻身健步。适用于高脂血症，动脉硬化，高血压，肥胖等。

【按语】《本草通玄》载："山楂，味中和，消油垢之积。"山楂富含三萜类烯酸和黄酮类等有益成分，能舒张血管，降低血清胆固醇和血压。

首乌粉（验方）

【组成】制何首乌 1 千克。

【制法】将制何首乌（何首乌的炮制品）晒干或烘干，研成细粉，瓶装备用。每日 2 次，每次 6 克，用温开水冲服，连服 2 个月为 1 个疗程。

【功用】养血滋阴，降低血脂。适用于高脂血症出现的腰膝酸软，手脚心热，口干舌燥，烦躁失眠，舌红少津，辨证属于肝肾阴虚型者。

【按语】何首乌味苦、涩，性温，归肝、心、肾经，具有补肝肾、益精血、乌须发、强筋骨、润便、解毒、养心安神、祛风湿等功效。现代研究表明，何首乌主要含有蒽酮、二苯乙烯苷、磷脂等成分，具有降血脂、抗动脉粥样硬化的作用，能显著降低血清总胆固醇和三酰甘油。

决明子茶（验方）

【组成】生决明子或炒决明子 30 克。

【制法】将决明子放入有盖杯中，用沸水冲泡。当茶，频频饮用，一般可冲泡 3 ～ 5 次。

【功用】清肝降脂，明目润肠。适用于肝热偏盛，阴虚阳亢者，主治高脂血症，症见眩晕、头痛、视力减退、大便干结等。常用于高脂血症伴高血压病者。

【按语】决明子味苦、甘、咸，性微寒，入肝、肾、大肠经。具有清热平肝，降脂降压，润肠通便，明目益睛等功效。与其他花草茶搭配，具有不错的排毒、排油脂的功效。

牛蒡茶（验方）

【组成】牛蒡根（又名东洋参）15 克。

【制法】牛蒡根切片，清水浸泡，水煎煮，频频茶饮。

【功用】降脂化浊。适用于高脂血症。

【按语】《本草纲目》记载牛蒡"性温，味甘，无毒，通十二经脉，洗五脏恶气。可常作饭食，令人身轻"。牛蒡茶含丰富的膳食纤维，可以减缓食品释放能量，从而减轻脂肪在体内聚集，加快分解脂肪酸的速度，它不仅有助于降低胆固醇，促进心脏健康，而且通便助排泄，快速消除并预防有害代谢物在体内堆积。

绞股蓝银杏叶煎剂（验方）

【组成】绞股蓝 20 克，银杏叶 30 克。

【制法】将绞股蓝、银杏叶分别洗净，同入砂锅，加水煎煮成 300 毫升。分 6 次，当茶饮用，温服，当日服完。

【功用】降脂化浊，软化血管，延年益寿。主治各种高脂血症。

【按语】银杏叶具有一定毒性，使用时一定要谨遵医嘱。

沙苑子白菊花茶（验方）

【组成】沙苑子 30 克，白菊花 10 克。

【制法】将沙苑子、白菊花同入砂锅，加水煎煮成 300 毫升。分 6 次，当茶饮，温服，当日服完。

【功用】平补肝肾，降低血脂，降压。适用于肝肾不足的高脂血症和高血压病，症见头昏、目眩、腰痛、尿频等。

【按语】《本草从新》认为沙苑子："补肾，强阴，益精，明目。"

普洱茶（验方）

【组成】普洱茶（生茶或熟茶）10 克。

【制法】普洱茶，净水煮频饮。

【功用】降脂化浊。适用于高脂血症。

【按语】普洱茶，《本草纲目拾遗》记载："味苦性刻，解油腻、牛羊毒，虚人禁用。苦涩，逐痰下气，刮肠通泄。"普洱茶除了饮用之外，还可以用来入菜，其主要好处就是去油腻，清肠胃，因此普洱茶大都用来烹调肉类，普洱茶的甘醇香气加入菜味中，也可以锦上添花。

三、酒醴类

灵芝甜酒（验方）

【组成】灵芝 50 克，封缸酒 1 千克。

【制法】将灵芝洗净，晾干，切成片，放入罐中，加入封缸酒，加盖，密封浸泡 30 天即可饮。每日 2 次，每次 15 毫升。

【功用】降低血脂，益气补脾，镇静安神。适用于心脾两虚的高脂血症，症见头昏、气短、神疲乏力、失眠多梦、心悸烦躁等。

第五节　肥胖

肥胖者在饮食中要做到"六少六多"，即少食多嚼，少肉多菜、少盐多醋、少糖多果、少酒多茶、少量多餐。在饮食方面，适当选择具有补气健脾，化痰除湿功效且具有一定减肥作用的食物，如白术、党参、茯苓、黄芪、鸭肉、鲤鱼、鳝鱼、陈皮、薏苡仁等。要少吃高盐、辛辣食物及甜食，多吃富含纤维素的食物。常用药膳方如下。

一、粥类

白茯苓粥（《仁斋直指方》）

【组成】白茯苓 20 克，粳米 60 克。

【制法】将白茯苓研成细末，粳米淘洗干净，同入砂锅内，加水适量，煮成粥。每日早晚温热服食。

【功用】健脾益胃，利水消肿。适用于老年性浮肿，肥胖症，脾虚水肿，泄泻，小便不利等。

【按语】经常食用本品，对于肥胖症以及预防癌症，有较好疗效，但阴虚无湿或老年脱肛者不宜服。

赤小豆粥（《日用本草》）

【组成】赤小豆 50 克，粳米 150 克，食盐适量。

【制法】取赤小豆，温水浸泡 2～3 小时，然后放水适量，先煮赤小豆将烂时，把淘净的粳米放入赤小豆汤内，共煮为稀粥，放入少许食盐即成。

【功用】健脾利水，消肿止泻。适用于老年性肥胖症，水肿病，湿性脚气，以及大便稀薄等。

【按语】赤小豆善下行而通利水道。《日用本草》载："赤小豆粥消水肿。"《本草纲目》曰："赤小豆粥利小便，消水肿脚气，辟邪疠。"本品消肿利湿性作用突出，又有良好的减肥效果。食用时切不可放盐，以防不利水分排出。

枸杞生姜葱白粥（验方）

【组成】枸杞子 15 克，生姜 10 克，葱白 20 克，粳米 100 克。

【制法】将生姜洗净，切成细丝；枸杞子洗净；葱白洗净，切成葱花；粳米淘洗干净。将粳米、生姜、葱白放入锅内，加净水 800 毫升，置武火上烧沸，再用文火煮 35 分钟加入枸杞子即成。

【功用】温胃，减肥。

【按语】葱白味辛，性温，能够发表，通阳。

冬瓜粥（验方）

【组成】新鲜冬瓜 150 克，粳米 100 克，油盐少许。

【制法】将冬瓜洗净，削皮后切成小块，与米入锅内，加水适量，煮成稀粥，加入油盐调味，分早晚食用。

【功用】利水，减肥。

【按语】冬瓜性寒，脾胃气虚，腹泻便溏，胃寒疼痛者忌食生冷冬瓜，月经来潮期间和寒性痛经者忌食生冬瓜。

二、汤饮类

山楂茶（验方）

【组成】鲜山楂(或干山楂)10粒，白糖10克。

【制法】将山楂捣烂加糖，加水适量，煮沸10分钟，取汁代茶，经常饮服。

【功用】降脂、化浊、减肥。

荷叶茶（验方）

【组成】荷叶90～150克。

【制法】荷叶煎水代茶饮。

【功用】降脂，化浊，减肥。

菊楂决明饮（验方）

【组成】菊花3克，生山楂片及决明子（各）15克。

【制法】上3味放入保温杯中。以沸水冲泡，日数次服用。

【功用】降脂，化浊，减肥。

【按语】决明子，又名草决明，为决明的干燥成熟种子，以其有明目之功而名之，功效润肠通便，降脂明目。

三皮饮（验方）

【组成】新鲜西瓜皮20克，新鲜冬瓜皮20克，新鲜黄瓜皮20克

【制法】上3味，水煎加食盐少许饮用。

【功用】降脂，化浊，减肥。

雪羹汤（验方）

【组成】海蜇头30克，鲜荸荠15克。

【制法】海蜇头以温水泡发，洗净，切碎；鲜荸荠洗净，去皮，共放锅内加水适量，小火煎煮1小时。1次或分次喝汤。

【功用】降脂，化浊，减肥。

【按语】海蜇头是指水母的触须部位，肉质较厚，营养丰富，一般凉拌食用。

三、菜肴类

茯苓饼子（《儒门事亲》）

【组成】白茯苓 120 克，精白面 60 克，黄蜡适量。

【制法】将茯苓研成极细末，与白面混合均匀，加水调成稀糊状，以黄蜡代油，制成煎饼，当主食食用。每周食用 1 ～ 2 次。

【功用】健脾抑胃，减食减肥。适用于胃强脾弱所致的单纯性肥胖，多食难化，体倦怠动等。

【按语】本膳方采用黄蜡，构思巧妙，制饼本应油煎，以黄蜡代食用油，不含任何营养素，食后有饱腹感，能抑制食欲。此方原为古人"辟谷绝食"之用，食后易导致食欲降低，凡营养不良、贫血、脾虚食欲不振、神经性厌食等患者禁用。食用本膳后食欲下降，可任其自然，但必须防止胃肠空虚，原书嘱常用少许芝麻汤、米汤等"小润肠胃，无令涸竭"。有饥饿感时再进正常饮食。

辟谷糕（《寿世保元》）

【组成】山药、莲肉（去心、皮）、芡实（去壳），白扁豆（去壳）、绿豆（各）250 克，薏苡仁 350 克，小茴香 120 克，粳米 2 千克。

【制法】上共磨为末，蒸糕食之。

【功用】和脾胃，补虚损，固元气。荒乱之时可以避难济饥。

【按语】可用于减肥，以本药膳替代主食。

第十章　◆

风湿病药膳方

第一节　风湿性关节炎

风湿性关节炎多由风、寒、湿邪侵袭关节所致，治疗该病药膳方常用薏苡仁、五加皮、牛膝等配制而成。

一、粥类

薏米煲粥（《世医得效方》）

【组成】薏苡仁 30 克，粳米 30 ～ 60 克。

【制法】2 味同煮稠粥，加盐或糖调味，顿服，日 1 次。

【功用】健脾利湿，祛风止痛。适用于风湿痹痛，屈伸不利，脾虚食少，腹泻便溏，白带过多等。

【按语】《本草经疏》中说薏苡仁，"性燥能除湿，味甘能入脾补脾，兼淡能渗湿，故主筋急拘挛不可屈伸及风湿痹"。

二、酒醴类

薏苡仁醪（《本草纲目》）

【组成】生薏苡仁 100 克，糯米 500 克，酒曲适量。

【制法】薏苡仁加水适量煮成稠米粥，取糯米煮成干米饭。将二者拌匀，待冷却后再加酒曲适量，发酵成为酒酿。每日随量佐餐食用。

【功用】健脾胃，祛风湿。适用于风湿性关节炎。

【按语】津液不足者及孕妇忌服。

五加皮醪（《本草纲目》）

【组成】五加皮 50 克，糯米 500 克，酒曲适量。

【制法】五加皮洗净，加水适量泡透，煎煮。每 30 分钟取煎液一次，共取 2 次。将煎液与糯米共同煮成糯米干饭，待冷，加酒曲适量拌匀，发酵成为酒酿。每日随量佐餐食用。

【功用】祛风寒湿，补肾，强筋骨。适用于风湿痹痛，筋骨拘挛，腰膝酸软等。

【按语】阴虚火旺，舌干口苦者忌服。

牛膝复方酒（《太平圣惠方》）

【组成】牛膝 120 克，丹参、生地黄、杜仲、石斛（各）60 克，白酒 1.5 升。

【制法】将上述 5 味药料共捣碎，装入纱布袋内。将药袋放入瓷罐中，加入白酒浸泡，密封口，7 天即成，去药袋留酒备用。早晚饮用，每饮 30 毫升。

【功用】活血通络，补肾壮骨。适用血脉瘀滞，肝肾不足所致各种关节不利、筋骨疼痛、肌肉酸痛、肾虚腰痛等症。

【按语】牛膝为下行滑利之品，孕妇及梦遗、滑精、腹泻者忌用。

江侯秘传药酒方（《寿世保元》）

【组成】五加皮 400 克，川牛膝、炒杜仲、当归、生地黄（各）100 克，地骨皮 100 克，白酒 5 升。

【制法】上诸药，锉为末，纳入白酒中，文火煮 2 小时，土埋（或凉水浸）3 日出火毒。随量饮用。

【功用】治疗脚膝肿痛，手足痛。

列节浸酒（《太平圣惠方》）

【组成】列节、黄芪、羌活、桂心、海桐皮、虎胫骨（涂酥炙微黄）、牛膝（去苗）、附子（炮裂去皮脐）（各）80 克，茵芋、防风（去芦头）、生地黄、川芎、当归、枸杞子、白芷、龟甲（涂酥炙微黄）、五加皮、酸枣仁（各）40 克，黑豆（炒熟）40 克。

【制法】上药，细锉和匀，以生绢袋盛，用好酒 20 升，密封瓶头，浸 7 日后开取。每日空心午时及夜卧，热暖 1 小盏饮，其酒旋旋更添。

【功用】适用于诸风，骨节疼痛，行立不住。

【按语】忌生冷猪鸡牛马肉。列节即列当，全草及根入药，补肾，强筋。治肾虚腰膝冷痛，阳痿，遗精。

三、菜肴类

果仁排骨（《中国药膳》）

【组成】草果仁 10 克，薏苡仁 50 克，排骨 250 克，冰糖屑 50 克，葱、姜、花椒、盐、酱油、黄酒、味精各适量。

【制法】草果仁、薏苡仁炒香捣碎，煮 10 分钟，取药汁，再煮取 1 次，约取汁共 500 克。将排骨洗净，剁成小块，与药汁、葱、姜、花椒、盐放锅内，加水适量，煮至排骨七成熟时捞出。另锅内放花椒、酱油、冰糖屑、味精、排骨汤及适量排骨，用文火煮至排骨熟时烹黄酒，转用武火收浓汤汁，浇上麻油。

【功用】温中健脾，燥湿和胃。适用于脾虚湿重，头身困重，湿痹，关节肿痛等。

第二节　骨质疏松症

骨质疏松症是一种以骨量低下、骨微结构损坏导致骨脆性增加，易发生骨折为特征的全身性骨病。老年骨质疏松属于退行性疾病，并随着年龄的增长，发病风险上升。现代中医药研究证明，补肾法可以改善机体免疫系统的功能，使下丘脑—垂体—靶腺轴的功能活动增强，促进骨钙沉积，抑制骨吸收，加快骨形成，延缓骨量丢失，升高骨矿物质含量和骨密度。常用滋补肝肾法治疗骨质疏松的药膳方如下。

一、粥类

核桃补肾粥（验方）

【组成】核桃仁、粳米（各）30 克，莲子、怀山药、黑眉豆（各）15 克，巴戟天 10 克，锁阳 6 克。

【制法】将上述用料洗净，黑眉豆可先行泡软，莲子去心，核桃仁、怀山药捣碎，巴戟天与锁阳用纱布包裹，同入砂锅中，加水煮至米烂粥成，捞出巴戟天、锁阳药包，调味咸甜不拘，酌量服食。

【功用】补肾壮阳，健脾益气。适用于脾肾两虚的骨质疏松症，症见腰酸腿痛，肢倦乏力，畏寒怯冷，或伴浮肿，食欲不振，腹胀，舌胖苔白，脉虚软无力。

【按语】核桃仁补肾固精、益气养血；粳米补中益气、健脾和胃。

杜仲山药粥（验方）

【组成】鲜山药 50 克，杜仲、续断（各）10 克，糯米 50 克。

【制法】先煎续断、杜仲，去渣取汁，后入糯米及捣碎的山药，共煮为粥。

【功用】温补脾肾，强壮筋骨。适用于脾肾两虚的骨质疏松症。

【按语】杜仲补肝肾，强筋骨；续断补肝肾，续筋骨；山药健脾补肾。合用治疗骨质疏松症。

山药羊肉粥（验方）

【组成】鲜山药 50 克，羊肉 200 克，糯米 50 克。

【制法】将羊肉、山药洗净，同入砂锅，加水适量，熟入粳米，煮成粥。

【功用】暖脾益肾。适用于脾肾两虚的骨质疏松症。

【按语】羊肉味甘，性热，功效健脾温中，补肾壮阳，益气养血。孕妇不宜多食。

二、酒醴类

白花蛇酒（《本草纲目》）

【组成】白花蛇 1 条，羌活 60 克，当归身 60 克，天麻 60 克，秦艽 60 克，五加皮 60 克，防风 30 克，糯米酒 4 升。

【制法】诸药切碎，以绢袋盛之，放入酒坛内。将酒坛放于大锅内，水煮 1 日，取起埋阴地，7 日取出。每次饮用 50 毫升。

【功用】祛风胜湿，通络止痛，强筋壮骨。

【按语】治疗期间"切忌见风、犯欲，及鱼、羊、鹅、面发风之物"。

一　菊花地黄枸杞酒（《太平圣惠方》）

【组成】菊花、生地黄、枸杞根（各）300 克，糯米 3.5 千克，细曲适量。

【制法】前 3 味捣碎，加水 7 升，煮取汁 3.5 升，炊糯米 3.5 千克，细曲碎，同拌令匀，入瓮密封 7 日，候熟澄清。每次温饮 1 杯，日 3 杯。

【功用】壮筋骨，补髓，延年益寿。

【按语】细曲，指酒曲。枸杞根又名地骨皮。

三、菜肴类

独活壮骨鸡（《备急千金要方》）

【组成】独活、杜仲、牛膝、芍药、防风、地黄、秦艽（各）6 克，细辛 2 克，肉桂 1 克，茯苓、桑寄生、人参、当归（各）10 克，川芎、甘草各 3 克，当年成年雄鸡 1 只，葱、姜、蒜、食盐适量。

【制法】将上述草药粉碎成细粉，加入适量调料拌匀，备用。雄鸡去内脏，将调拌好的药物和调料装入鸡腹内。食用油七分热时，下鸡油中煎制。将煎好的鸡下清汤煮沸后，佐餐服用。

【功用】祛风止痛，补气养血，补肝益肾，壮筋骨。

【按语】不可久食多食，以免造成食积，伤及脾胃。

怀杞甲鱼汤（验方）

【组成】怀山药 15 克，枸杞子 10 克，甲鱼 1 只（约 500 克）。

【制法】甲鱼放入热水中宰杀，剖开洗净，去肠、脏，与各用料一起炖熟，加入姜、盐、酒少许调味即可。

【功用】补养肝肾，滋阴壮骨。适用于肝肾亏虚所致的骨质疏松症，症见腰背酸痛，两膝酸软，不能久立，或见足跟疼痛，或自发性骨折，或伴眩晕耳鸣，或兼见五心烦热，口燥舌干者。

【按语】山药健脾胃、益肝肾、补虚强体、固肾益精。枸杞子补肾益精、养肝明目。

桑椹牛骨汤（验方）

【组成】桑椹 25 克，牛骨 250 ～ 500 克。

【制法】将桑椹洗净，加酒、糖少许蒸制。另将牛骨置深锅中，水煮，开锅后撇去面上浮沫，加姜、葱再煮。见牛骨发白时，表明牛骨的钙、磷、骨胶等已溶解入汤中，随即捞出牛骨，加入已蒸制的桑椹，开锅后再去浮沫，调味后即可食用。

【功用】滋阴补血，益肾强筋。适用于肝肾亏虚的骨质疏松症。

桑椹杞子米饭（验方）

【组成】桑椹、枸杞子（各）15 克，粳米 100 克，白糖 20 克。

【制法】取桑椹、枸杞子、粳米淘洗干净，放入锅中，加水适量并加入白糖，文火煎煮焖成米饭。

【功用】滋阴，补肾，壮骨。适用于肝肾亏虚的骨质疏松症。

鱼鳔五子汤（验方）

【组成】鱼鳔 15 克，沙苑子、菟丝子、五味子、枸杞子、韭菜子（各）10 克，食盐适量。

【制法】将鱼鳔发开洗净，余药布包，放锅中，加水同煮至鱼鳔熟后去药包，入食盐调味即可。

【功用】补肾壮骨。适用于脾肾两虚的骨质疏松症。

第三节　痛风

饮食不当是诱发痛风的重要原因，杜绝高嘌呤食物的摄入，如动物内脏（包括心、肝、肠、肚）、鹧鸪、鹅、沙丁鱼、鲭鱼、鱼子、海参、干贝、酵母等。饮酒是诱发急性痛风的重要因素，故必须杜绝饮用白酒、啤酒、葡萄酒、稠酒、醪糟等含有酒精的饮料。一些药膳有利于尿酸排泄，防止痛风发作。

一、粥类

薏苡仁粥（《本草纲目》）

【组成】薏苡仁 100 克，粳米 100 克。

【制法】薏苡仁、粳米分别用清水浸泡发胀，淘洗干净，放入锅内，加水适量，先用武火煮沸后，再用文火煮至熟烂稠厚即成。

【功用】祛风渗湿，利水消肿。适用于脾虚腹泻，脚气水肿，风湿痹痛，筋脉拘挛，肺痈，肠痈及白带过多等症。

【按语】本品宜早晚温热顿服，且要较长期食用，方可奏效。本品又可用于皮肤扁平疣、痛风，亦可以作为防治癌症的一种辅助食疗措施。方中薏苡仁甘淡下行，孕妇不宜食用。

薏苡仁茯苓粥（验方）

【组成】薏苡仁 30 克，白茯苓 15 克，粳米 100 克。

【制法】以水四升，煮取三升，去滓，下米煮粥，空腹食用。

【功用】利湿消痰化浊。适用于痛风。

【按语】津亏阴虚者忌服。

二、汤饮类

赤小豆汤（验方）

【组成】赤小豆 20 克，金银花 10 克，大枣 10 克。

【制法】上 3 味，冷水煎汤服。

【功用】清热除湿。适用于痛风性关节炎急性期，症见下肢小关节红肿热痛者。

【按语】赤小豆利水消肿，解毒排脓；金银花清热解毒，合用治疗痛风。

车前冬瓜饮（验方）

【组成】车前子 20 克，冬瓜 100 克，调料适量。

【制法】车前子浸泡 20 分钟，控干捞出，冬瓜清洗后切块，起锅烧油，油温至八成热时加入冬瓜翻炒至 5 成熟，倒入车前子、水、味精、酱油等调料，开锅后至常温可食。每日一次，3 周一个疗程。

【功用】利湿化浊。适用于痰湿内蕴的痛风病。

三、菜肴类

苍术陈皮炖排骨（验方）

【组成】苍术 20 克，陈皮 10 克，排骨适量。

【制法】上 3 味，共炖汤，食肉喝汤。

【功用】化痰泄浊。适用于痰湿内蕴的痛风，症见关节肿胀，甚则关节周围漫肿，局部酸麻疼痛，或见痛风石，伴有目眩，足肿，胸脘痞闷，舌胖质黯，苔白腻，脉弦滑。

【按语】苍术燥湿健脾，祛风散寒；陈皮理气健脾，燥湿化痰，合用治疗痛风。

第十一章　◆

脑血管病药膳方

第一节　中风

中风多由痰瘀阻滞于脑所致，治疗该病药膳方常用葛根、天麻、全蝎、白花蛇等配制而成。

一、粥类

荆芥粥（《饮膳正要》）

【组成】荆芥穗（一两），薄荷叶（一两），豉（三合），白粟米（三合），

【制法】以水四升，煮取三升，去滓，下米煮粥，空腹食用。

【功用】治中风，语言謇涩，精神昏愦，口面歪斜。

【按语】荆芥穗辛散气香，长于发表散风，不宜久煎。

复方黄芪粥（《金匮要略》）

【组成】黄芪、桃仁、生姜（各）15克，炒白芍、桂枝（各）10克，粳米100克，大枣4枚。

【制法】前5味水煎取汁，与粳米、大枣煮粥。日1剂，1次服完。

【功用】调和营卫，益气活血。适用于血痹，肢体局部麻木不仁，不知痛痒，中风后遗症等。

【按语】黄芪益气，桂枝、白芍调和气血，合用治疗血痹。

羊肚粥（《石成金医书六种》）

【组成】羊肚一具，粳米 100 克，葱、姜、花椒、豆豉各适量。

【制法】用羊肚，纳入粳米、葱白、姜、椒、豉煮粥，日食一具，连食十具。

【功用】适用于中风半身不遂。

羊脂粥（《寿世青编》）

【组成】羊脂 50 克，粳米 100 克，葱、姜、花椒、豆豉适量。

【制法】先以羊脂合粳米煮粥，次入葱白、姜、椒、豉。日 1 次，连服 10 天。

【功用】祛风补虚。适用于半身不遂，中风偏瘫。

【按语】羊脂为山羊的脂肪油，味甘，性温，功效补虚，润燥，祛风，解毒。

二、汤饮类

恶实菜（《饮膳正要》）

【组成】恶实菜叶（肥嫩者），酥油。

【制法】以汤煮恶实菜叶三五升，去滓，取汁，加酥油食用。

【功用】治中风，燥热，口干，手足不遂及皮肤热疮。

【按语】恶实菜即牛蒡全草。

葛粉羹（《饮膳正要》）

【组成】葛根（半斤，捣，取粉四两），荆芥穗（一两），淡豆豉（三合）。

【制法】上三味，先以水煮荆芥穗、淡豆豉，六七沸，去滓，取汁，后将葛粉做索面，于汁中煮熟，空腹食用。

【功用】治中风，心脾风热，言语謇涩，精神昏愦，手足不遂。

天麻钩藤白蜜饮（《常见病的饮食疗法》）

【组成】天麻 20 克，钩藤 30 克，全蝎 10 克，白蜜适量。

【制法】天麻、全蝎加水 500 毫升，煎取 300 毫升后，入钩藤煮 10 分钟，去渣，加白蜜混匀。每服 100 毫升，日 3 次。

【功用】息风止痉，通络止痛。适用于风中经络，半身麻木不遂，口眼歪斜，舌强语謇，头痛目眩等。

三、酒醴类

乌鸡酒（《圣济总录》）

【组成】雌乌鸡 1 只，江米酒 4 千克。

【制法】雌乌鸡去毛、肚肠，以江米酒煮取 1 千克，去渣。早、午、晚各 1 服，汗出即愈。

【功用】适用于体虚中风，背强口噤，舌硬不得语，目睛不转，烦热口苦等。

【按语】乌鸡又名乌骨鸡，因它的骨骼乌黑而得名，功效滋阴补肾，延年益寿。

天蓼木浸酒（《太平圣惠方》）

【组成】天蓼木（去皮细锉）600 克，醇酒 1.4 升。

【制法】上药以生绢袋盛，以醇酒 1.4 升浸，春天 7 日，秋冬 14 日即开。每日空心，日中初夜，各温饮 1 小盏，老小临症加减。

【功用】适用于中风，偏枯不遂，风寒湿痹等症。

【按语】天蓼木味辛，性温，归肝、肾经。具有祛除风湿，温经止痛的功效。

天麻石斛酒（《太平圣惠方》）

【组成】石斛、天麻、川芎、淫羊藿、五加皮、牛膝、萆薢、桂心、当归、牛蒡子、杜仲、制附子（各）20 克，虎胫骨（涂酥炙黄）30 克，乌蛇肉（微炒）、茵芋、狗脊、丹参（各）20 克，川椒（去目、闭口者，微炒出汗）25 克，好酒 1.5 升。

【制法】上药共捣碎细，酒浸瓮中密封，7 宿饮用。日 1 小杯，不饥时候温饮，常令有酒力相续。

【功用】适用于治疗中风手足不遂，骨节疼痛，肌肉顽麻，腰膝酸痛，不能仰俯，腿脚肿胀。

全蝎酒（《杨氏家藏方》）

【组成】白附子、僵蚕、全蝎（各）30 克，醇酒 250 毫升。

【制法】上药碎细，酒浸瓶中，3 宿后饮用。每饮 10 毫升，不拘时候，常令有酒力。

【功用】适用于中风，口眼歪斜，眼目瞤动等。

白花蛇酒（《本草纲目》）

【组成】白花蛇 1 条（温水洗净，头尾各去 10 厘米，酒浸去骨刺，取净肉 40 克），全蝎（炒）、当归、防风、羌活（各）5 克，独活、白芷、天麻、赤芍、甘草、升麻（各）20 克。

【制法】上锉碎，以绢袋盛贮。用糯米 14 千克蒸熟，如常造酒，以袋置缸中，待成，取酒同袋密封，煮熟，置阴地 7 日出毒。每温饮适量，常令相续。

【功用】适用于治疗中风，手足缓弱，口眼歪斜，语言謇涩等。

青松叶浸酒（《圣济总录》）

【组成】青松叶（细锉如大豆）600 克，清酒 7 升。

【制法】上药捣令汁出，用生绢囊贮，以清酒 7 升浸 2 宿，近火煨 1 宿。初服 100 毫升，渐加至 200 毫升，头面汗出即止。

【功用】适用于中风，口面歪斜。

【按语】血虚、阴虚及内燥者慎服。

四、菜肴类

中风药膳方（《中国瑶药学》）

【组成】九龙藤 30 克，五加皮 15 克，半枫荷 9 克，瘦猪肉 100 克。

【制法】前 3 味与瘦猪肉同入锅，水、酒各半煎服。

【功用】适用于中风偏瘫。

第二节　眩晕

眩晕多由肝阳上亢所致，治疗该病的药膳方常用散风清热，清肝明目的如芜蔚子、菊花、桑叶等配制而成。

一、粥类

菊苗粥（《遵生八笺》）

【组成】甘菊嫩苗 20 克，粳米 100 克，冰糖适量。

【制法】将甘菊嫩苗洗净切碎，粳米淘洗干净，冰糖粉碎，一同放入锅内，加水适量，煮成稀粥。每日 2 次，稍温服食。

【功用】清肝明目，降低血压。适用于肝火目赤，头晕目眩，风热头痛及高血压、高脂血症。

荷叶粥（《饮食治疗指南》）

【组成】鲜荷叶 1 张，粳米 100 克，冰糖少许。

【制法】将鲜荷叶洗净，切细，煎取浓汁约 150 毫升，去渣留汁；粳米淘净后，放入荷叶汁锅中，加入冰糖、水适量，熬煮成粥即成。每日 2 次温服。

【功用】清热解暑，升发脾阳，散瘀止血。适用于感受暑热，头晕胸闷，暑湿泄泻，及吐血，牙齿出血，便血，崩漏等。

【按语】本品苦辛气香，香甜爽口，既可清热解暑，又可升发脾胃清阳，尤宜夏令食用。荷叶质轻气香，易挥发，不宜久煎。

松花淡菜粥（验方）

【组成】松花蛋 1 个，淡菜、大米（各）50 克。

【制法】松花蛋去皮，淡菜浸泡，洗净，同大米煮粥，加少许食盐。每早空腹食。

【功用】适用于高血压，耳鸣，眩晕，牙齿肿痛等症。

【按语】贻贝煮熟后加工成的干品，称为淡菜。

茺蔚子粥（《百病饮食自疗》）

【组成】茺蔚子 10 克，枸杞子 15 克，粳米 100 克。

【制法】茺蔚子、枸杞子煎汁，粳米同煮粥。

【功用】平肝潜阳，清火息风。适用于肝阳上亢，眩晕耳鸣，头胀而痛，心烦口苦，急躁易怒等。

【按语】茺蔚子为益母草的干燥成熟果实。功效活血调经，清肝明目。

二、汤饮类

桑菊枸杞饮（《中国药膳学》）

【组成】桑叶、菊花、枸杞子（各）9克，决明子6克。

【制法】上4味，水煎取汁，代茶饮。

【功用】清头明目。适用于眩晕症。

【按语】桑叶与菊花皆能疏散风热，平抑肝阳，清肝明目。

三、酒醴类

菊花酒（《饮食辨录》）

【组成】甘菊花200克，生地黄100克，当归50克，枸杞50克，米酒300克。

【制法】将上述中药放入锅中，加水适量，加热煎煮，每小时用纱布过滤取汁，如此2次，合并药汁。将米酒和药汁一起倒入酒罐中，加盖密封，14日后即可饮用。每日2次，每次10～20毫升。

【功用】补肾填精，养肝明目。适用于肝肾不足、精血亏损所引起的头目眩晕、夜寐不实、手足震颤、腰膝酸痛、阳痿遗精等症。

【按语】阳虚有寒，痰湿重者不宜饮用。

菊花醪（徐嗣伯方）

【组成】甘菊花10克，糯米酒酿适量。

【制法】将菊花剪碎，与糯米酒酿适量放在小铝锅内拌匀，煮沸。顿服，每日2次。

【功用】疏散风热，平降肝阳。适用于肝热型高血压眩晕、头胀、头痛等症。

【按语】湿热内盛，寒痰内蕴者不宜服。

术苓忍冬酒（验方）

【组成】白术、白茯苓、甘菊花（各）60克，忍冬叶40克，醇酒1.5升。

【制法】将白术、白茯苓捣碎，忍冬叶切细，与甘菊花一起用纱布包好后放入醇酒中，密封；7日后再添加净水1升，备用。每次空腹温饮1～2盅，早晚饮用。

【功用】适用于脾虚湿盛，脘腹痞满，心悸，目昏，腰腿沉重等。

【按语】茯苓味甘，性淡，能够利水渗湿，健脾宁心。

四、菜肴类

头晕药膳方（《中国瑶药学》）

【组成】白芷、藁本、川芎（各）9 克，天麻、钩藤（各）6 克，猪脑一个。

【制法】白芷、藁本、川芎、天麻、钩藤煎液去渣，与猪脑同炖，服食。

【功用】适用于眩晕症。

二黄蒸牛肉（《百病饮食自疗》）

【组成】黄花菜 30 克，熟地黄 30 克，当归 10 克，红枣 5 枚，牛肉 500 克，米粉 100 克，嫩豌豆 100 克，葱、姜、酱油、香油、胡椒粉、花椒粉、香菜、鲜汤各适量。

【制法】黄花菜、熟地黄、当归烘干研细末；红枣去核剁成泥；牛肉洗净切片与中药末及适量的酱油、姜、胡椒面拌匀，再加入米粉、枣泥、少量鲜汤和匀；将豌豆垫底，牛肉放上面，用武火蒸沸后改用文火蒸至肉熟。取出，先撒上花椒面、葱花、香菜节，再淋上酱油和香油调的汁。趁热服食。

【功用】补肾益精。适用于肾精不足的头目眩晕，神疲乏力，健忘，腰膝酸软，遗精，耳鸣等症。

【按语】黄花菜为百合科萱草属多年生草本宿根植物的花蕾，含有丰富的蛋白质、胡萝卜素、核黄素及磷、铁等矿物元素，是席上珍品。

第三节　健忘

健忘多由脾肾亏虚所致，治疗该病药膳方常用健脾益肾的如人参、山药、黄精、核桃、枸杞等配制而成。

一、粥类

人参粥（《食鉴本草》）

【组成】人参 5 克，粳米 100 克，冰糖适量。

【制法】将粳米淘洗干净，人参研成细末，一同放入砂锅内，加水适量，用武火煮沸后，转用文火。另一锅内加冰糖熬汁，粥熟后，将糖汁徐徐加入粥中，搅匀即成。

【功用】补益元气，健脾强心，延年益智。适用于年老体弱，五脏虚衰，久病赢瘦，短气乏力，食欲不振，失眠健忘，神疲肢倦，性机能减退等。

【按语】《神农本草经》中把人参列为上品：人参主补五脏，明目，开心益智，久服轻身，延年。人参与米同煮为粥，二者相得益彰，更增强了人参补益强壮，延年益寿的效果。本品宜每日早晨空腹食用。凡阴虚火旺者不宜食。服用期间忌食萝卜和茶叶。

怀芡羊肉小米粥（验方）

【组成】怀山药 30 克，芡实 20 克，瘦羊肉 100 克，小米适量。

【制法】将怀山药、芡实捣碎，羊肉剁烂，小米洗净，同放锅内，加适量清水煲粥，粥熟调味食。

【功用】健脾补肾，健脑促智。适用于脾肾亏虚的健忘症。

【按语】怀山药健脾补肾，治耳鸣、健忘有良效；芡实能益精气，强智，令耳目聪明；羊肉功用温中祛寒，补益气血，开胃健脾，增肥加重；小米滋养肾气，健脾胃，健脑，治健忘有效。

二、菜肴类

人参鸡汤（《良药佳馔》）

【组成】人参 15 克，母鸡 1 只。

【制法】净鸡剁块，入人参，瓦罐共煮，加调料，炖至肉烂，食肉喝汤。

【功用】补中益气，养心安神。适用于各种劳伤虚损，气衰血虚，体倦健忘，心悸失眠等。

【按语】阴虚火旺者不宜服用。

黄精当归鸡蛋（《中国药膳学》）

【组成】黄精 20 克，当归 12 克，鸡蛋 2 个。

【制法】鸡蛋洗净，与两味药加水同煮，蛋熟后，去壳，再入锅煮至剩 1 碗汤。饮汤食蛋。

【功用】益气养血。适用于气血不足，体质虚弱，面色无华，头晕心悸，健忘，气短乏力等。

柿饼红枣龙眼蜜饯（验方）

【组成】柿饼 100 克，红枣 30 克，龙眼肉 15 克，党参 25 克，黄芪 25 克，山药 30 克，莲子 25 克，陈皮 10 克，蜂蜜、红糖适量。

【制法】柿饼切 4 瓣，莲子去皮，党参、黄芪捣碎，鲜山药去皮、切片，与龙眼肉、红枣、陈皮一同装入瓷罐中，加入适量红糖、蜂蜜和少量水，上锅用文火隔水蒸 2～3 小时。若有汤汁再用文火煎熬，浓缩至蜜饯状。凉后即可食用，每日食 2～3 次，每次 1～2 匙，可常服食。

【功用】益气健脾，养心安神。适用于心脾两虚的健忘，症见健忘失眠，多梦易醒，神疲肢倦，少气懒言，头晕眼花，面色少华，心悸心慌，食少腹胀，大便稀溏等。

参归腰子（《寿世保元》）

【组成】人参 15 克，当归身 15 克，猪腰子 1 对。

【制法】先将猪腰子用清水 500 毫升，文火煮至 300 毫升，将腰子细切，入人参、当归身，同煎至八分熟。吃腰子以药汁送下。

【功用】补益元气，健脾养心。适用于年老体弱，精神虚惫，恍惚不宁，心思昏愦，健忘怔忡等。

【按语】人参能大补元气，补益脾肺。

猪肚煮石英（《太平圣惠方》）

【组成】白石英 30～60 克，人参、生姜（各）15 克，生地黄、豆豉、羊肉（各）30 克，葱白 7 茎，猪肚 1 个，粳米 30～60 克，川椒 49 粒。

【制法】猪肚用盐搓揉，再冲洗干净；白石英捣碎装入纱布袋内，扎口；生地黄、生姜、羊肉分别洗净，切片；葱切碎；粳米淘净；人参去芦切片。诸药均纳入猪肚内，扎口，入锅煮至烂熟，取出猪肚，待凉后打开扎口，除去里面诸药，取猪肚及汤汁做羹服食。每年于 4 月以后连服 3～5 剂，白石英可连续使用。40～60

岁者，可适当加量服食。

【功用】补虚损，健脾胃，益肝肾。适用于虚劳羸瘦，泄泻下利，呕恶食少，脘腹冷痛，腰膝酸软，畏寒，小便频数，也适用于心神不安，惊悸健忘等症。

【按语】白石英，中药名，指纯白的石英，功能温肺肾，安心神，利小便。

银耳大豆红枣鹌鹑蛋羹（验方）

【组成】银耳 15 克，大豆 10 克，红枣 5 枚，鹌鹑蛋 6 个。

【制法】银耳用清水泡发 20 分钟后，洗净，撕成小块；鹌鹑蛋煮熟后去壳。在锅内加入适量清水，大豆和红枣用清水洗干净后，与银耳一同放入锅内，文火炖至烂熟。起锅前再把鹌鹑蛋加入，稍煮片刻后，可适当加入少许盐或白糖调味。每日一次，可常服食。

【功用】益气健脾，养心安神。适用于心脾两虚的健忘。

豆炖沙丁鱼（验方）

【组成】黄豆 50 克，沙丁鱼 100 克，调料适量。

【制法】黄豆净水泡发备用。将黄豆与切成小块的沙丁鱼一起加净水炖。放入调料，食鱼喝汤。每日 1 次，可常服食。

【功用】滋补肝肾，健脑促智。适用于肝肾亏虚的健忘症。

【按语】被称为植物蛋白之王的黄豆中所含的谷酰胺和沙丁鱼中的牛磺酸是大脑必需的蛋白质，经常食用有增强记忆力，延缓脑细胞衰老的作用。

核桃枸杞山楂汤（验方）

【组成】核桃仁 50 克，枸杞 30 克，山楂 30 克，菊花 12 克，白糖适量。

【制法】将核桃仁洗净后，磨成浆汁，倒入瓷盆中，加清水稀释，调匀，待用。山楂、菊花洗净后，水煎 2 次，去渣取汁 1 升。将山楂、菊花汁同核桃仁浆汁一同倒入锅内，加白糖搅匀，置火上烧至微沸后，加入枸杞子后煮 5 分钟即成。代茶常饮，连服 3～4 周。

【功用】滋补肾虚，健脑促智。适用于肾精亏虚的健忘，症见健忘失眠，头晕心悸，耳鸣眼花，精神萎靡，腰膝酸软，夜尿频多或遗尿等。

【按语】核桃中含丰富的不饱和脂肪酸、蛋白质、维生素等成分，可营养脑组织，促进细胞的生长，延缓脑细胞的衰老，提高思维能力。每次 1 ～ 2 个，1 日 2 次，可长期服食。

龙眼百合炖鹌鹑（验方）

【组成】龙眼肉 15 克，百合 30 克，鹌鹑 2 只。

【制法】先将鹌鹑宰杀，去毛、内脏，洗净；龙眼肉、百合洗净，同放大碗里，加适量汤或沸水，隔水炖熟，调味后，饮汤食肉。

【功用】养心安神，益气健脾，健脑促智。适用于心脾两虚的健忘。

【按语】龙眼肉益智宁神，养心健脑，提神；百合安神，益智，能治神经衰弱，精神不宁；鹌鹑有"动物人参"之称，补五脏，补中益气，是一种滋补食物，对健忘有效。

怀杞炖猪脑（验方）

【组成】怀山药 20 克，枸杞子 12 克，猪脑 2 具。

【制法】将猪脑剔去血筋，洗净，加药材 2 味同放入大碗里，加适量汤或沸水，盖严隔水炖熟，调味后，饮汤吃肉。

【功用】健脾补肾，健脑促智。适用于健忘症。

【按语】怀山药补肾健脾，对健忘有疗效；枸杞子补肾壮阳，明目；猪脑味甘，性寒，含钙、磷、铁丰富，还含维生素 B_1、B_2、烟酸、卵磷脂，有健脑作用，对治疗神经衰弱、健忘有良效。

核桃红枣羊骨汤（验方）

【组成】核桃肉 100 克，红枣 10 枚（去核），羊脊骨（或胫骨）250 克。

【制法】先将羊骨捶裂，洗净，同核桃、红枣一起放锅里加适量清水熬煎浓汤，去骨后调味，饮汤及吃红枣、核桃，可分次吃完。

【功用】补肾健脑。适用于肝肾阴精亏虚的健忘症。

【按语】核桃肉含亚油酸、蛋白质、碳水化合物、钙、磷、铁、核黄素、胡萝卜素、维生素 E 等，又含卵磷脂，有补脑健胃的功效；羊脊骨（或胫骨）味甘，性温，含大量磷酸钙、钠、钾、铁、氟、骨胶原、骨粘连蛋白等,可益肝肾,强筋骨,健脑,补血;红枣健脾补血,对提升大脑思维能力有帮助,使健忘症得以改善。

金针茯神牛心汤(验方)

【组成】牛心 150 克,金针菜 20 克,茯神 30 克。

【制法】牛心洗去血污,切片,金针菜用水洗净,同茯神放锅里,煲汤,调味后饮汤吃肉。

【功用】健脑安神。适用于老年健忘症。

【按语】牛心功用与猪心略同,但性较温补,能益心补血,治健忘;金针菜即黄花菜,又被称为健脑菜、忘忧菜等,能安定精神,为健脑佳品;茯神止惊悸,疗健忘,益智,养精神。

龙眼银耳鹌蛋羹(验方)

【组成】龙眼肉 15 克,银耳 15 克,鹌鹑蛋 6 只,冰糖 50 克。

【制法】银耳用水浸发去杂质,洗净;鹌鹑蛋煮熟去壳。锅内加适量清水,煮沸放入龙眼肉,银耳煮至熟时放入冰糖,待溶化后,把熟鹌鹑蛋放入煮片刻,吃蛋饮汤。

【功用】健脑促智。适用于老年健忘症。

【按语】龙眼肉健脑益智,为滋补品;银耳润肺补脑,强志养荣;鹌鹑蛋补益气血,强身健脑,含卵磷脂较高,是对脑神经系统有益之品;冰糖润肺养颜,共奏补气养血,益智,养颜强身,健脑之功。

第四节　偏头痛

偏头痛多由气滞血瘀所致,治疗该病药膳方常用活血祛瘀的如百灵藤、当归、丹参、川芎等配制而成。

一、膏类

杞子养肝消瘀蜜(验方)

【组成】枸杞子、山楂(各)250 克,丹参 500 克,蜂蜜 1 千克,冰糖 60 克。

【制法】将枸杞子、山楂、丹参置砂锅内，用冷水浸泡两小时。用中火煎沸后，改用小火煎半小时，药液约剩 1 碗半时，滤出头汁，再加水 3 大碗，煎煮约剩下 1 大碗药液时，滤出 2 汁，弃渣。将两次药液与蜂蜜、冰糖同倒入大砂锅内，文火煎沸约半小时，至蜜汁渐浓离火，冷却，装瓶备用。每日 3 次，每次 1 匙，饭后开水冲服，3 个月为 1 疗程。

【功用】活血通络，止痛。适用于气血瘀阻型偏头痛，证见头痛屡发，痛有定处，或痛如锥刺，有头部外伤史，舌质紫，脉细涩。

【按语】丹参功能活血祛瘀，通经止痛。

二、汤饮类

青葙子速溶饮（《福建中草药》）

【组成】青葙子 300 克，白糖粉 400 克。

【制法】青葙子以冷水泡透，加水适量，煎煮。每 30 分钟取煎液一次，加水再煎，共煎 3 次，最后去渣，合并煎液，再以小火煎煮浓缩到稍黏稠将要干锅时，停火。待凉后，拌入干燥的白糖粉 400 克把药液吸净，混匀，晒干，压碎，装瓶备用。每次 10 克，沸水冲化饮用，日 3 次。

【功用】适用于偏头痛、高血压、目赤肿痛等症。

【按语】青葙子为青葙的干燥成熟种子入药，具有清肝，明目，退翳之功效。

三、酒醴类

百灵藤酒（《太平圣惠方》）

【组成】百灵藤 6 千克，水 70 升，糯米 2 千克，炒神曲（为末）360 克。

【制法】将药和水煎汁取 20 升，入糯米做饭候冷，拌神曲，同入瓮中，如常酿酒，待熟澄清，每温饮 1 小盏，服后浑身汗出为效。

【功用】适用于头风脑痛之症。

【按语】百灵藤冬采皮入药，主治一切风痛、风疮。

当归酒（《景岳全书》）

【组成】当归 30 克，醇酒 1 千克。

【制法】当归研碎后与酒共煎取 600 克。随个人酒量饮。

【功用】适用于血虚夹瘀所致的头痛，其痛如细筋牵引或针刺，痛连眼角，午后尤甚，兼双目发涩，心悸怔忡，面色萎黄，眩晕等症，舌质色淡可有瘀点。

【按语】当归味甘，性温，能够补血活血，调经止痛。

大豆酒（《备急千金要方》）

【组成】大豆 1.8 千克，清酒 5.4 升。

【制法】用瓶盛酒。大豆炒令极熟，趁豆热立即倾入酒中，密封 7 日。温服。

【功用】适用于头痛头风。

【按语】在唐代清酒和浊酒都属于米酒，是由谷物发酵而成。

黄牛脑子酒（《寿世青编》）

【组成】牛脑 1 个，白芷 9 克，川芎 9 克，醇酒适量。

【制法】将牛脑切片，白芷、川芎锉为末，同入砂锅内，加醇酒煮熟，趁热食之，微醉为宜。

【功用】适用于新、旧偏头痛。

【按语】川芎活血行气，祛风止痛；白芷解表散寒，祛风止痛。二者均善治头痛。

四、菜肴类

偏头痛药膳方（《中国瑶药学》）

【组成】旱田草、骨碎补（各）15 克，瘦猪肉 50 克。

【制法】前 2 味与猪肉共入锅，蒸服。

【功用】适用于神经性头痛。

川芎白芷炖鱼头（验方）

【组成】鳙鱼头 1 个，川芎 3～9 克，白芷 6～9 克。

【制法】将川芎、白芷用纱布包与鱼头共煮汤，慢火炖至鱼头熟透，饮汤。

【功用】疏风散寒，通络止痛。适用于风寒头痛，症见起病较急，头痛较甚，或者有拘急收紧之感，吹风受寒辄发或加重。

【按语】川芎辛温升散，阴虚火旺，舌红口干，多汗者不宜使用。

杞子红枣煲蛋（验方）

【组成】枸杞子 15 ～ 30 克，红枣 6 ～ 8 枚，鸡蛋 2 个。

【制法】上 3 味同煮。鸡蛋熟后去壳取蛋再煮片刻，吃蛋饮汤。

【功用】补气养血。适用于气血虚弱型偏头痛，症见头痛头晕，遇劳则甚，神疲乏力，心悸怔忡，食欲不振，舌淡苔薄白，脉细弱无力。

【按语】枸杞子味甘，性平，长于滋肾精，补肝血，为平补肾精肝血之品。

磁石镇眩肚（验方）

【组成】磁石、牡蛎、茯苓（各）100 克，石菖蒲 60 克，猪肚 1 只，盐、酒、姜各适量。

【制法】先将磁石、牡蛎打成细块，用纱布包好，然后与茯苓、石菖蒲一并放入猪肚内，再用线扎紧。用水炖时，加适量盐、酒、姜炖 3 小时，至猪肚熟。饮汤食猪肚，分两天食完。

【功用】化痰祛湿。适用于痰浊中阻型偏头痛，证见头痛昏重如蒙，或偏痛于一侧，胸脘满闷，呕恶痰涎，食欲呆滞，体型常较胖，舌苔白滑而腻，脉弦滑。

【按语】磁石，为磁铁矿，主含四氧化三铁，功效镇惊安神，平肝潜阳，聪耳明目，纳气平喘。

第十二章　◆

情志病药膳方

第一节　失眠症

中医治疗失眠主要是养心健脾，安神宁志，常用茯苓、百合、莲子、酸枣仁、合欢皮、夜交藤等药。

一、粥类

莲子粥（《饮膳正要》）

【组成】莲子（一升，去心），粳米（三合）。

【制法】莲子煮熟，研如泥，与粳米做粥，空腹食之。

【功用】治心志不宁。补中强志，聪明耳目。

【按语】莲子味甘，性平，入心、肾经，能养心益肾，交通心肾而宁心安神。

茯苓粥（《遵生八笺》）

【组成】茯苓为末（一两），粳米（二合）。

【制法】先煮粥熟，下茯苓末同煮起食。

【功用】养心安神。适用于欲睡不得睡。

【按语】茯苓补益心脾而宁心安神。

酸枣仁粥（《太平圣惠方》）

【组成】酸枣仁 30 克，粳米 50 克，红糖适量。

【制法】将酸枣仁捣碎，装入纱布袋中封口，粳米淘净，同入砂锅内，加水适量，煮至米烂粥稠停火，去掉纱布袋，加红糖适量，盖紧焖 5 分钟可服。

【功用】养心益肝，宁心安神。适用于心肝血虚，心烦失眠，心悸怔忡，体虚自汗、盗汗等。

【按语】本品为治疗虚烦不眠之佳品，宜每晚临睡前 1 小时，温热服食。凡有实邪郁火者不宜食用。

二、汤饮类

黄连阿胶鸡子黄汤（《伤寒论》）

【组成】黄连 12 克，黄芩 6 克，生白芍 6 克，阿胶 9 克，鲜鸡蛋 2 个。

【制法】前 3 味加水，煮取汁；以 30 毫升沸水烊化阿胶，合并两汁，打入蛋黄搅匀煮沸。每晚睡前顿服。

【功用】育阴清热，养血安神。适用于肾阴亏于下，心火亢于上之心肾不交，心烦不寐。

【按语】鸡子黄，为鲜蛋去壳，去净蛋白，留蛋黄用。《本草再新》："补中益气，养肾益阴。"

银耳莲子羹（《家庭药膳》）

【组成】银耳 20 克，白莲子 50 克，料酒 50 克，鸡汤 2 千克，葱、姜各适量。

【制法】将白莲子洗净，姜洗净拍破，葱洗净。银耳用温水发透，去杂质，反复揉碎，装入大蒸碗中，注入鸡汤，用湿棉纸封严碗口，大火上笼蒸 2 小时，取出，揭开棉纸，放入莲子、姜、葱、盐，再将棉纸封严，上笼蒸 40 分钟取出，放入味精。

【功用】补脾安神，滋阴润肺。适用于心烦失眠，口干咽干，干咳无痰等症。

【按语】本膳常食能增进食欲，消除疲劳，抗老防癌。

三、酒醴类

茯苓酒（《饮膳正要》）

【组成】茯苓 60 克，白酒 500 毫升。

【制法】将茯苓研成小颗粒，装入干净的瓶内，倒入白酒，加盖密封，每日晃动一次，一周后可饮用。每晚睡前饮用。

【功用】补脾祛湿，宁心安神，强筋健骨。适用于脾虚湿盛，体弱食少，头晕肢重，心悸失眠等。

【按语】本品不适用于虚寒滑精或气虚下陷者。服用期间忌食米醋等酸物。

龙眼酒（《万氏家抄方》）

【组成】龙眼肉 60 克，白酒 500 毫升。

【制法】龙眼肉洗净，浸入白酒，百日后可饮用。

【功用】补心脾，益气血。适用于食少纳差，心神不宁，精神不集中，失眠等。

【按语】湿阻中焦或火热者不宜服用。孕妇不宜服用，以免生热助火。

参桂酒（验方）

【组成】党参 32 克，蔗糖 320 克，龙眼肉 64 克，醇酒 3.2 升。

【制法】前 3 味，浸醇酒。冬春 14 日，夏秋 7 日。口服每次 15 ～ 30 毫升，日 2 次。

【功用】补中益气，养血安神。适用于气血不足，四肢乏力，失眠健忘等。

【按语】龙眼肉补心脾，益气血，安神，既不滋腻，又不壅滞，为滋补良药。

四、菜肴类

炙羊心（《饮膳正要》）

【组成】羊心 1 个，鲜玫瑰花 70 克（干品 15 克），食盐 30 克。

【制法】将玫瑰花洗净，放小锅中，加清水少许，放入食盐，煮 10 分钟，备用。羊心洗净，切小块，用竹签串好，蘸玫瑰盐水反复在火上烤炙至熟（稍嫩，勿烤焦）即可，趁热服食。

【功用】养心安神，行气开郁。适用于心血亏虚所致的惊悸失眠。

【按语】心火盛或肝郁化火者不宜食用。

神经衰弱药膳方（《中国瑶药学》）

【组成】桂党参 15 克，白背叶 20 克，七叶一枝花 6 克，紫金牛 25 克，五加皮

15 克，黄花倒水莲、走马胎（各）15 克，鸡血藤 10 克，马鞭草 20 克，甘草 9 克，瘦猪肉 100 克。

【制法】前 10 味，与瘦猪肉同入锅，水煎，每天分 3 次服，并用本方浸米酒 750 毫升，每晚睡前服 30 毫升。

【功用】适用于神经衰弱，失眠症等。

第二节　焦虑抑郁症

焦虑抑郁症多由肝气郁结或心神失养所致，治疗此类疾病药膳方常用解郁安神的如梅花、桂花、百合、地黄等配制而成。

一、粥类

梅花粥（《山家清供》）

【组成】梅花 5 克，粳米 60 克，白糖少许。

【制法】粳米淘洗干净，放入锅内，加水适量，煮至米开汤未稠时，加入梅花、白糖，用文火熬煮，至米花汤稠即可。每日早晚温热服食，3 ～ 5 天为一疗程。

【功用】疏肝理气，健脾和胃。适用于肝胃气痛，胸闷不舒，嗳气，梅核气，神经官能症及疮毒等。

【按语】梅花粥气香味甜，功用为疏肝解郁，健脾开胃。正如《百草镜》中云："梅花开胃散郁，煮粥食，助清阳之气上升。"梅花质轻气芳香，易挥发，故当梅花入粥时，不宜久煮。

二、酒醴类

二仙酒（《寿世编》）

【组成】龙眼肉 1 千克，桂花蕊 250 克，砂糖 500 克，烧酒 1 坛。

【制法】诸药浸酒中，愈久愈好。频饮。

【功用】安神悦颜。适用于焦虑抑郁，失眠多梦。

【按语】药酒适量饮用，一般以每日 50 毫升为宜。

极熟豉酒（《太平圣惠方》）

【组成】香豉 500 克，米酒 2 升。

【制法】上药酒浸 3 日。随个人酒量饮，每日不拘时候。

【功用】适用于心神烦闷之症。

【按语】香豉即淡豆豉，既能透散外邪，又能宣散邪热、除烦。

三、菜肴类

玫瑰花烤猪心（验方）

【组成】鲜玫瑰花 9 朵，鲜猪心 1 具，鸡汤适量。

【制法】鲜玫瑰花捣烂成泥状备用，猪心去脂膜洗净，切成小块穿在铁签上。将猪心蘸上玫瑰花泥烤熟，鸡汤送下。

【功用】补血，养心，安神。适用于心血亏虚所致的抑郁症。

【按语】玫瑰花活血化瘀，配猪心，加速血液循环，激发全身活力，驱走消沉意志。鸡汤和猪心都富含酪氨酸，酪氨酸能提高多巴胺和肾上腺素水平，使人精神振奋，祛除悲观厌世情绪。

麻油豆腐皮（验方）

【组成】豆腐皮 50 克，芝麻油 15 克，酱油 5 克，芥末 3 克。

【制法】将豆腐皮在沸水中煮 5 分钟左右，捞起切成条状，与芝麻油、芥末拌匀即成。

【功用】本品可补充色氨酸，适宜于抑郁症患者食用。

【按语】色氨酸含量低是诱发抑郁症的重要原因。本药膳的食材中每百克所含色氨酸分别为，豆腐皮含 588 毫克、芝麻油含 367 毫克、酱油含 43 毫克、芥末含 300 毫克，一份麻油豆腐皮即可满足人体一天所需的色氨酸量。补充摄取色氨酸，可提高大脑 5- 羟色胺水平，能使人心情爽快。色氨酸还是人体制造血清素的原料，血清素能放松紧张心态，引发睡意。每百克色氨酸含量高的食物还有黑大豆（含 662 毫克），南瓜子（含 638 毫克），鱼片干（含 653 毫克）。平时轮流选吃上述食物，可防止抑郁症的发生。

土豆配西施舌（验方）

【组成】土豆 100 克，西施舌（蛤蜊）200 克，香菜 30 克。

【制法】将西施舌用开水烫至外壳略开，取出净肉用盐水洗净；土豆洗净切成小块。锅中放入调和油，将西施舌和土豆放入锅中同炒，加水适量，煮至蛤蜊肉熟透，撒入香菜即成。

【功用】本品有降血脂，除焦虑，缓紧张，改善情绪低落的功效，适宜于高脂血患抑郁症者食用。

【按语】蛤蜊又名西施舌，有"天下第一鲜"的美誉，富含蛋白质、多种氨基酸、维生素 D、维生素 B_6、微量元素锌、硒，矿物质钙、镁等，具有很强的降血脂功效；维生素 D 能防止心情低落、焦虑，尤其能减轻季节性抑郁症的症状；钙、镁能镇定神经，松弛肌肉，被称为天然放松剂和情绪镇静剂；维生素 B 能助色氨酸合成血清素，能使人心情愉悦，睡眠安好。配以土豆可强化蛤蜊的上述功能。尤其可贵的是，土豆中维生素 C 因被淀粉包裹而不易被高温破坏，维生素 C 能缓解紧张情绪，改善不良心态。香菜中的叶酸也能维持大脑中的血清素稳定而发挥抗抑郁的功效。

百合炒芥蓝（验方）

【组成】鲜百合 100 克，芥蓝 500 克，盐、白糖、淀粉、鸡精、料酒各适量。

【制法】将百合洗净，上笼蒸熟；选鲜嫩白花芥蓝洗净切段，入油锅煸透，烹入料酒，加清水适量，入盐、白糖、鸡精烧煨片刻，加入百合，用水淀粉勾芡即成。

【功用】清心安神，适用于抑郁症。

【按语】百合乃食药两用之品，性味甘凉，有养阴润肺，清心安神的功效，所以对抑郁症也有治疗作用。芥蓝除含有丰富的维生素外，还富含易于人体吸收的钙，每百克达 238 毫克，且钙磷比例适当，被认为是最佳的补钙绿色蔬菜。钙被称为天然的放松剂和情绪镇静剂，因而与百合相配，对抑郁症有辅助治疗作用。但因鲜百合含有毒的秋水仙碱，故用量不宜多，且要蒸熟烂透才能食用。

鸡子黄生地百合汤（验方）

【组成】鸡子黄 2 枚，生地黄 20 克，百合 12 克，白芍 10 克，珍珠母 18 克，川黄连 5 克。

【制法】先以砂锅用水煎熬珍珠母，后加入生地黄、百合、白芍、川黄连同煎。然后去渣沥取药汁，趁热调入鸡子黄搅匀服饮。每日 1 剂，分 2 次服用。

【功用】滋阴、清热、安神。用于阴虚内热所致的心烦失眠，精神恍惚，心悸怔忡，五心烦热，口咽干燥等。

【按语】珍珠母质重入心经，有安神定惊之功，水煎服时需先煎。

第三节　精神分裂症

精神分裂症多由痰火扰心所致，治疗该病药膳方常用化痰开窍的如石菖蒲、鲜竹沥等配制而成。

一、粥类

竹沥粥（《寿世青编》）

【组成】鲜竹沥 100 克，粳米 100 克。

【制法】取新鲜嫩竹，截断为二尺左右，架在火上，中部用火烤，两端即有淡黄色液体流出，以容器收集，即竹沥。将粳米淘净，放入锅内，兑入竹沥，另加清水适量，按常法煮成稀粥。少量多次温服。

【功用】清热和胃，化痰开窍。适用于中风昏迷，痰逆癫狂，高热烦渴，肺炎，慢性气管炎等。

【按语】本品味甘，性寒，滑润，寒痰咳嗽及脾虚者忌食。服用竹沥粥之前，加入 2 ～ 3 滴生姜汁同服，效果更佳。

石膏粥（《太平圣惠方》）

【组成】生石膏 100 克，粳米 600 克。

【制法】将石膏捣碎，入砂锅加水适量，煎至 200 毫升，去渣留汁，再入淘净的粳米，加入适量的水，熬煮成粥。

【功用】清热泻火，除烦止渴。适用于高热口渴，神昏谵语，烦躁不安等症。

【按语】该粥宜每日早晨、下午顿服。阴虚发热者禁用，凡平素脾胃虚弱，大便溏薄者不宜食用。

二、菜肴类

石菖蒲拌猪心（《医学正传》）

【组成】猪心半个，石菖蒲 10 克，陈皮 2 克，料酒、食盐、味精、姜片等适量。

【制法】将猪心洗净，去内筋膜，切成小块；石菖蒲、陈皮洗净，同猪心一同放入炖盅内，加开水适量，调好料酒、食盐、味精、姜片等，将炖盅置于大锅中，文火炖 4 小时，即可食用。

【功用】涤痰开窍，养心安神。适用于痰浊扰心或痰蒙心窍所致的癫、痫等病症。

【按语】痰浓色黄，发热，或痰火扰心者不宜食用。

第十三章 ◆

骨关节病药膳方

第一节 颈椎病

中医食疗调护颈椎病的治法治则主要包括：（1）颈椎病主要表现为退行性病变，肾主骨，肝主筋，脾主肌肉，宜食用补益肝、脾、肾的食物治其本。（2）颈椎病发病多有气血经络不通，宜对症食用舒筋活络，或散寒，或行气活血之品。

一、粥类
牛肉粥（验方）

【组成】牛肉 50 克，糯米 100 克，调料适量。

【制法】牛肉切成肉丁，同糯米放入砂锅内煮粥，待肉烂粥熟后，加入姜、葱、油、盐等调味品服食。

【功用】滋补肝肾。适用于肝肾不足型颈椎病。

葛根赤小豆粥（验方）

【组成】葛根 25 克，赤小豆 30 克，粳米 100 克。

【制法】将葛根洗净加足量水煎煮，去渣留汁，加入洗净的赤小豆和粳米，如常法共煮粥即成。

【功用】散寒祛湿，缓解外邪闭阻筋脉所致的项强背痛。

参芪粥（验方）

【组成】黄芪、党参（各）30 克，川芎、当归（各）10 克，龙眼肉、枸杞（各）

20 克，粳米 100 克。

【制法】黄芪、党参、当归、川芎先洗净，加适量水煎煮取汁，再向药汁中加入龙眼肉、枸杞及粳米，如常法熬煮成粥，加适量白糖或红糖调味即可食用。

【功用】适于椎动脉型颈椎病。

【按语】颈椎病的发生、发展离不开气与血，中医认为气与血互生互用，正所谓"血气不和，百病乃生"。现代研究显示，采用黄芪、当归等作用于气与血的中药治疗颈椎病，可从增加局部血流量，延缓椎间盘细胞外基质退变以及调控椎间盘细胞基因表达等多个环节改善或消除颈椎病症状。

二、酒醴类

二至益元酒（《新编中成药》）

【组成】女贞子、墨旱莲（各）20 克，熟地黄、桑椹（各）15 克，白酒 1 升。

【制法】白酒置罐中，纳入上诸药浸泡，密封罐口，冬、春季 14 天，夏、秋季 7 天。每饮 30 毫升，早晚服食。

【功用】滋养肝肾，益血培元。适用于肝肾不足所致颈腰酸痛，眩晕失眠等症。

【按语】女贞子、墨旱莲合用称二至丸，善于滋补肝肾阴津。

三、菜肴类

壮骨汤（验方）

【组成】猪尾骨 500 克，杜仲、枸杞（各）15 克，山药 30 克，龙眼 12 克，牛膝 10 克，葱、姜、盐适量。

【制法】将猪骨洗净焯水后，与以上药材共入煲内，熬煮好后加入葱、姜、盐等配料，取汤及肉服用。

【功用】补脾益气，养血健骨。适用于肝肾不足型颈椎病。

【按语】牛膝善于补肝肾，强筋骨。

老桑枝煲鸡汤（验方）

【组成】老桑枝 60 克，母鸡 1 千克，生姜 6 片，食盐适量。

【制法】将桑枝洗净浸泡 10 分钟后，与老母鸡、生姜片一同放砂锅内，加适量水，如常法进行煲煮 2 小时，加盐调味，饮汤食鸡肉。

【功用】益精髓，通经络。适用于神经根型颈椎病。

【按语】现代研究认为，桑枝有较强的抗炎活性，可提高人体淋巴细胞转化率，增强免疫力，对中医经络不通的痹症，新旧寒热均可应用

鲳鱼汤（验方）

【组成】鲳鱼 1 条，当归 6 克，伸筋草 15 克。

【制法】上 2 味中药同鲳鱼煮，食鱼饮汤。

【功用】通络止痛。适用于神经根型颈椎病。

【按语】鲳鱼为鲳科鱼类银鲳的肉，《随息居饮食谱》："补胃，益血，充精。"

当归鱼头汤（验方）

【组成】当归、伸筋草（各）15 克，陈皮 6 克，板栗 50 克，鱼头 500 克，调味料适量。

【制法】将鱼头洗净后剖成两片，下油锅煎至两面金黄，加适量热水与其他药材共煮成汤，最后调味，食鱼饮汤。

【功用】活血，通络，益胃。适用于颈部疼痛，四肢麻木无力者。

【按语】伸筋草辛散，苦燥，温通，能祛风湿，入肝，尤善通经络。

天麻陈皮炖猪脑（验方）

【组成】天麻片 10 克，陈皮 5 克，猪脑 1 个。

【制法】洗净猪脑，与天麻片、陈皮放入炖盅内，加清水适量，隔水炖熟。

【功用】化痰浊，止眩晕。适用于痰浊壅盛引起的颈椎病眩晕者。

【按语】天麻既息肝风，又平肝阳，善治多种原因之眩晕、头晕，为止眩晕之良药。

第二节　肩关节周围炎

肩关节周围炎多由风、寒、湿邪侵袭所致，治疗该病药膳方常用祛风胜湿的海

桐皮、羌活、五加皮等配制而成。

海桐皮酒 (《普济方》)

【组成】海桐皮 30 克，薏苡仁 30 克，生地黄 150 克，牛膝 15 克，川芎 15 克，羌活 15 克，地骨皮 15 克，五加皮 15 克，甘草 15 克，白酒 3 升。

【制法】上诸药制为粗末，用绢袋或纱布袋盛装，袋口扎紧。置瓶中，注入白酒，将瓶口密封。每日振摇酒瓶 1 次，冬季浸 14 日，夏季浸 7 日即成。每次饮 20 毫升，早晚服食。

【功用】祛风胜湿，宣痹止痛，强筋壮骨。

【按语】凡血压偏高者及妊娠妇女慎用。

杏枝酒 (《普济方》)

【组成】杏枝 1 握，醇酒适量。

【制法】杏枝加水 1 升煮至 500 毫升，加酒 300 毫升，煎汁数沸去滓。随个人酒量分次服。

【功用】适用于骨关节疼痛，跌打损伤等症。

【按语】杏枝，为山杏的树枝，《本草图经》："主堕伤。"

第三节　腰肌劳损

腰肌劳损多由肝肾亏虚所致，治疗该病药膳方常用滋补肾精的如地黄、羊髓、枸杞、黑豆、山药等配制而成。

一、粥类

栗子粥 (《本草纲目》)

【组成】栗子 30 克，粳米 100 克，细盐少许。

【制法】将栗子去皮，风干后磨成粉，每次取栗子粉 30 克，粳米淘洗干净，细盐少许，同置锅内，加水适量，熬煮成稀粥，见其粥面上有粥油形成为度。早晚温热服食。

【功用】补肾强筋，健脾益气。适用于肾气亏损，肾虚腰痛，足软乏力，脾虚泄泻等。

【按语】本品多服久服，不仅可增强体质，还有延年益寿之效。便秘者不宜服。

羊髓粥（《太平圣惠方》）

【组成】羊髓适量，羊脊骨（捶碎）1 具，粳米 100 克。

【制法】先煮羊脊骨，去骨取汁，入粳米煮粥，熟后入羊髓搅匀，空腹服食。

【功用】补肝肾，壮筋骨。适用于虚劳腰痛，脚膝无力。

【按语】素体火盛者慎服。

二、酒醴类

肉桂（或桂枝）酒（《寿世青编》）

【组成】肉桂末（或桂枝）6 克，醇酒 100 毫升。

【制法】肉桂末，温酒调服。

【功用】适用感寒身体疼痛。

【按语】如跌仆伤坠疼痛，瘀血为患，宜用桂枝。

春寿酒（《万氏家传养生四要》）

【组成】天冬、麦冬、熟地黄、生地黄、山药、莲子肉、红枣肉（各）60 克，醇酒 5 升。

【制法】上诸药浸入酒中，装坛密封。将酒坛置于锅中，文火煮 12 小时，冷水浸酒坛 3 日，去火毒。早晚饮用，每次 10 ～ 30 毫升。

【功用】适用于阴虚精少并由脾虚所致的腰酸，须发早白，神志不宁，食少等症。

【按语】气滞痰多，湿盛中满、食少便溏者忌服。

神仙固本酒（《东医宝鉴》）

【组成】怀牛膝 240 克，制何首乌 180 克，枸杞子 120 克，天冬、麦冬、生地黄、熟地黄、当归、人参（各）60 克，肉桂 30 克，糯米 20 升，白曲 2 升。

【制法】先将上药制为粗末，糯米蒸熟冷却后拌入药末及曲末，令和均匀，置于坛内封固，如常法酿酒，酒成后，榨取酒液饮用。早晚饮用，每饮 10～30 毫升。

【功用】适用于肾虚腰膝酸软，耳鸣目暗，须发早白或腰部冷感等。

【按语】人参功效大补元气，补脾益肺，生津养血，安神益智。

没药鸡子酒（《太平圣惠方》）

【组成】没药（研末）20 克，生鸡子（鸡蛋）3 枚，醇酒 700 毫升。

【制法】鸡子开破，取白去黄，盛碗内，入没药，以酒暖令热，投于碗中令匀。不计时候温服。

【功用】活血化瘀。适用于坠落车马，筋骨疼痛不止。

【按语】没药，为地丁树或哈地丁树的干燥树脂，具有散瘀定痛，消肿生肌之功效。胃弱者慎用。

三、菜肴类

腰痛药膳方（《中国瑶药学》）

【组成】黄荆果实 3～6 克，猪肾 1 个。

【制法】黄荆果实，研末，每次用 3～6 克，猪肾 1 个，将猪肾剖开，纳入药粉，蒸熟，药汁连肉一同服。

【功用】适用于阴精不足，筋骨无力，腰膝酸软等症。

法制黑豆（《景岳全书》）

【组成】黑豆 500 克，山茱萸、茯苓、当归、桑椹、熟地黄、补骨脂、菟丝子、旱莲草、五味子、枸杞子、地骨皮、黑芝麻（各）10 克，食盐 100 克。

【制法】黑豆用温水泡 30 分钟。上诸药装纱布袋中，扎口，放铝锅内煮，每半小时取汁 1 次，共取 4 次。合并煎液放入铝锅中，加入黑豆、盐，先以武火煮沸，转用文火煎至药液干涸。将黑豆晒干，装罐备用，随意嚼食。

【功用】补肾益精，强筋壮骨。适用于阴精不足，筋骨无力，腰膝酸软，形体消瘦，头昏目眩，耳鸣耳聋等。

【按语】黑豆味甘，性平，功效健脾益肾。脾虚腹胀，肠滑泄泻者慎服。

生地黄鸡（《饮膳正要》）

【组成】生地黄（半斤），饴糖（五两），乌鸡（一只）。

【制法】鸡治净，地黄与糖相和匀，纳鸡腹中，蒸锅中蒸。不用盐醋，食肉饮汁。

【功用】治腰背疼痛，骨髓虚损，不能久立，身重气乏，盗汗，少食，时复吐利。

【按语】脾虚湿滞，腹满便溏者不宜使用。

煨肾法（《寿世青编》）

【组成】猪肾 1 枚，杜仲 15 克。

【制法】猪肾 1 枚，薄切 5 ～ 7 片，用椒、盐腌去腥水。杜仲锉末，纳入猪肾内，包以薄荷，外加湿纸，置火内煨熟，酒下。

【功用】适用于肾虚腰痛。

【按语】如脾虚，加补骨脂炒末 10 克。

杞地鳖甲汤（《食疗本草学》）

【组成】鳖 1 只，枸杞子、山药（各）30 克，女贞子、熟地黄（各）15 克。

【制法】鳖去头、甲及内脏，肉切块。上 4 味药加水，小火炖至鳖肉熟透，去药渣，随意服食。

【功用】补肝肾。适用于肝肾虚损，腰膝酸软，头晕眼花，遗精等。

【按语】女贞子功效滋补肝肾，《本草蒙筌》曰："黑发黑须，强筋强力，多服补血去风。"

第四节　腰椎间盘突出症

腰椎间盘突出多由经络不通所致，治疗该病药膳方常用通络止痛的如白花蛇、丹参、牛膝、五加皮等配制而成。

一、酒醴类

白花蛇酒（《瑞竹堂经验方》）

【组成】白花蛇 1 条，糯米 1 千克，酒曲适量。

【制法】白花蛇酒润，去皮骨，取肉，装入纱布袋中备用。将糯米淘净蒸熟备用。把酒曲放入缸底，置蛇肉于酒曲上，糯米饭置于蛇肉上，加盖密封，用棉絮盖紧，夏天 3 日取酒，冬天 7 日取酒。每日饮 2 次，每次 10 毫升。最后将蛇肉晒干，研为末，取末 5 分，用酒送服。

【功用】祛风湿、定惊搐。适用于风湿瘫痪、骨节疼痛，皮癣等症。

【按语】本品性温燥烈，血虚生风者忌用。

地骨皮酒（《本草纲目》）

【组成】地骨皮、生地黄、甘菊花（各）600 克，糯米 5 千克，细曲适量。

【制法】将地骨皮、生地黄、甘菊花捣碎，以水 100 升，煮取汁 50 升，炊糯米，细曲拌匀，入瓮如常封酿，待熟澄清，备用。日饮 3 盏。

【功用】壮筋骨，补精髓，延年耐老。

【按语】地骨皮为茄科植物枸杞的干燥根皮。

十味侧子酒（《圣济总录》）

【组成】制附子、丹参、续断、牛膝（各）30 克，五加皮（炙）20 克，白术、生姜、桑白皮（各）50 克，细辛、肉桂（各）25 克，清酒 1.5 升。

【制法】上药捣如麻豆大，用布包，酒浸于净瓷瓶中，密封，春、夏 5 日，秋、冬 7 日后开封去渣。每次空腹温饮 1 小杯，日 3 次。

【功用】适用于腰膝酸痛，脚痛冷痹。

【按语】附子辛热燥烈，孕妇慎用，阴虚阳亢者忌用。

二、菜肴类

猪脊髓煲莲藕（《饮食疗法》）

【组成】猪脊髓（连脊骨）500 克，莲藕 250 克。

【制法】上 2 味，熬煲服食。隔 3 天 1 次，连服 2～4 周。

【功用】滋阴养血，健脾开胃。适用于虚性、慢性腰痛。也适用于病后气血虚弱，面色苍白，腰膝酸软，四肢乏力等。

【按语】猪脊髓味甘，性平，能补精髓，益肾阴。

第五节 膝关节炎

膝关节炎多由经络不通或肝肾不足所致，治疗该病药膳方常用滋补肝肾的如地黄、黑芝麻、女贞子、牛膝，通络止痛的如五加皮等配制而成。

一、汤饮类

地仙煎（《饮膳正要》）

【组成】山药（一斤），杏仁（一升，汤泡，去皮、尖），生牛奶子（二升）。

【制法】将杏仁研细，入牛奶子、山药，拌搅取汁，用新瓷瓶密封，汤煮1日。每日空腹，酒调1汤匙。

【功用】治腰膝疼痛，一切腹内冷病。令人颜色悦泽，骨髓坚固，行及奔马。

【按语】牛奶子别名阳春子，具有清热止咳，利湿解毒之功效。

二、酒醴类

女贞子酒（《本草纲目》）

【组成】女贞子250克，醇酒750克。

【制法】女贞子研碎后，放入酒中，春、冬季密封10日，夏、秋季密封5日。每次空腹饮用30毫升，早晚服食。

【功用】滋阴退热。适用于阴虚内热，腰膝酸软，头晕目眩，须发早白等。

【按语】女贞子味甘性凉，功善滋补肝肾，酒制后增强补肝肾作用。

五加皮酒（《本草纲目》）

【组成】五加皮、米酒各适量。

【制法】纱布2层包五加皮，放入阔口瓶内，注米酒浸过药面，加盖密封，3～4周后去渣。每服15～30毫升，或视酒量酌饮，日1～2次。

【功用】活血行气，祛风胜湿，强筋壮骨。能够治疗腰腿疼痛，五劳七伤。适用于风寒湿痹及阳痿，下肢乏力，四肢麻痹，中风后半身不遂等。

【按语】现代常用来治疗慢性腰肌劳损。

巨胜酒（《寿亲养老新书》）

【组成】芝麻 200 克，生地黄 250 克，薏苡仁 200 克，白酒 2 升。

【制法】将上述药物捣烂，装入纱布袋中扎紧。将药袋和白酒一起置入净坛中，加盖密封。每日晃动一次，两周后可饮用。每日 2 次，每次 10～20 毫升。

【功用】滋阴养血，补益肝肾，活血通脉。适用于肝肾不足，精血亏损，风湿阻滞所致的腰膝无力，筋脉拘挛，屈伸不利等症。

【按语】巨胜即芝麻，能补益肝肾，滋润胃肠，辅以薏苡仁健脾，地黄养阴。制成酒剂，能通达经络，助行药力，提高疗效。

生地酒（《圣济总录》）

【组成】生地黄汁 500 毫升，酒 500 毫升，桃仁（去皮、尖，另研膏）30 克。

【制法】先将地黄汁并酒煎令沸，下桃仁膏再煎数沸，去渣，收贮备用。每次温服 1 杯，不拘时候。

【功用】适用于倒仆蹴损筋脉。

【按语】孕妇忌服。

生牛蒡根酒（《太平圣惠方》）

【组成】生地黄 30 克，独活 15 克，黑豆 100 克，海桐皮 30 克，生牛蒡根 100 克，肉桂 15 克，火麻仁 100 克，醇酒 1.5 升。

【制法】上药捣碎，酒浸于净器中，密封口，3 日后取。每饭前，随量温饮。

【功用】适用于瘴气侵入人体形成的风盛热毒，心神烦闷，脚膝酸痛等。

黄芪浸酒（《太平圣惠方》）

【组成】黄芪 40 克，萆薢 60 克，防风（去芦）60 克，牛膝 80 克，桂心 40 克，石斛（去根）80 克，杜仲（去粗皮，炙微黄）60 克，肉苁蓉（酒浸 1 宿，刮去皱皮，炙干）80 克，附子（炮裂去皮脐）40 克，山茱萸 40 克，石楠 40 克，白茯苓 40 克。

【制法】上诸药细锉以绢袋盛，用酒 4 升，于瓷瓶中浸，密封瓶头，候 3 日后备用。每于食前暖 1 小盏服。

【功用】适用于虚劳膝冷之症。

三、菜肴类

牛膝蹄筋（《中国药膳学》）

【组成】牛膝10克，牛蹄筋100克，鸡肉500克，火腿50克，蘑菇25克，葱、姜、胡椒粉、盐、绍酒、清汤、味精各适量。

【制法】牛蹄筋放钵中，加水上笼蒸约4小时，酥软时取出，冷水浸泡2小时，剥去外层筋膜；牛膝洗润后切成斜片；火腿切丝，蘑菇水发后切丝。蹄筋发胀后切成长节，鸡肉剁成小块，同置碗中，牛膝摆于其上，火腿、蘑菇丝撒于周围，再入姜、葱、胡椒粉、盐、绍酒与清汤调和之汁，上笼蒸约3小时，待蹄筋熟烂出笼，去葱、姜，加味精调味服食。

【功用】补肝肾，强筋骨。适用于肝肾不足，腰膝酸痛，软弱无力等。

第六节 小腿抽筋

小腿抽筋多由阴血不足，筋脉失养所致，治疗该病药膳方可用舒筋活络的如木瓜，养血柔筋的如当归、白芍等配制而成。

木瓜煎（《食疗本草》）

【组成】木瓜200克，白酒50毫升。

【制法】煮木瓜，入酒同煮之，令烂，研作浆粥样，用裹痛处，冷即易，一宿三五度，热裹便瘥。

【功用】适用于脚膝筋急痛。

【按语】这里的木瓜指宣木瓜，为蔷薇科植物贴梗海棠的干燥近成熟果实入药，具有舒筋活络，和胃化湿的功效。

第七节　四肢麻木

四肢麻木多由经络不通所致，临床常用活血通络的如千年健、豨莶草等配制而成。

麻木药膳方（《中国瑶药学》）

【组成】轮叶木姜根 15 克，木姜子根 15 克，千年健 12 克，石松 15 克，豨莶草 15 克，猪骨头适量。

【制法】轮叶木姜根、木姜子根、千年健、石松、豨莶草、猪骨头入锅共炖，服食汤液。

【功用】适用于关节疼痛，手足麻木等症。

第十四章 ◈

周围血管病药膳方

第一节　血栓闭塞性脉管炎

血栓闭塞性脉管炎属于血瘀痹阻脉络，治疗该病药膳方常用温通经脉的如肉桂、附子等，活血化瘀的如丹参、赤芍、鸡血藤等配制而成。

一、粥类

红枣黄芪山药粥（验方）

【组成】红枣 10 枚，炙黄芪 30 克，鲜山药 50 克，粳米 100 克。

【制法】上 4 味入砂锅，加净水 2 升，共煮粥，早、晚空腹食用。

【功用】益气养血，气血双补。适用于血栓闭塞性脉管炎，症见面色萎黄无华，神疲乏力，心悸气短或见患肢色白，疮口久不愈合，肉芽暗红或淡而不鲜，皮肤干燥，肌肉消瘦。

【按语】《本草汇言》中有记载黄芪"痈疡之证，脓血内溃，阳气虚而不愈者，黄芪可生肌肉。又阴疮不能起发，阳气虚而不溃者，黄芪可以托脓毒"。黄芪含胆碱、叶酸、甜菜碱、多种氨基酸和微量元素等，有确切的扩张冠状血管及全身外周血管、改善血液循环和提高免疫力的作用。

羊肉粥（验方）

【组成】新鲜羊肉 150～200 克，肉桂 10 克，粳米 200 克。

【制法】上 3 味加水 2 升共煮粥，早晚趁热服食。

【功用】温阳通脉，散寒止痛。适用于血栓闭塞性脉管炎，症见患趾（指）喜暖怕冷，皮肤苍白发凉，麻木疼痛，遇冷痛剧，有间歇性跛行，足背动脉减弱或消失。

【按语】阴虚火旺，里有实热者慎用。

黑豆活血粥（验方）

【组成】黑大豆 100 克，粳米 100 克，苏木 15 克，鸡血藤 30 克，延胡索面 5 克，红糖适量。

【制法】先将黑大豆洗净，放入压力锅中，加水煮至半熟，另将苏木、鸡血藤加水煎煮 40 分钟滤去药渣，把药液同黑豆共煮，至八成熟再放入粳米、延胡索面和清水煮至料熟，加红糖即可食用。

【功用】活血化瘀，消栓通络。适用于血栓闭塞性脉管炎，症见患趾（指）呈持续性固定性疼痛，其肢色由苍白转暗红，下垂时更明显，抬高则见苍白，步态跛行。可伴小腿、足部反复发生游走性红斑、结节或硬索，重者肢端紫黑干枯坏死，足背动脉消失。

【按语】黑豆活血粥中的鸡血藤，含鸡血藤醇、铁质、豆甾醇等，有较强的补血作用，能升高血红蛋白，增加血细胞，并有促凝和抗凝、纤溶和抗纤溶的双重功效，有显著的抗炎作用，历来为舒筋活络，补血通络之良品。《饮片新参》中说："鸡血藤，去瘀血，生新血，流利经脉。"

二、汤饮类

藕花饮（验方）

【组成】鲜藕 200 克，金银花 15 克，麦冬 20 克，鲜地黄 20 克。

【制法】金银花、麦冬煎煮 5 分钟，滤出汁，再加清水煎 1 次，两次取汁约 400 毫升，每次服前，先将藕、鲜地黄榨取汁 20～40 克，兑入 150 毫升的药液中，冷服为宜。疼痛剧烈者可用本饮品冲延胡索面 3 克，以增强其止痛之效。

【功用】清利湿热，解毒散结。适用于血栓闭塞性脉管炎，症见患肢剧痛，昼轻夜重，喜凉怕热，肿胀沉重，起有黄疱，渐变紫黑，溃烂气秽，可伴发热。

【按语】金银花味甘，性温而有清热解毒，散痈消肿之功。《本草纲目》称其治"一切风湿气，及诸肿毒。痈疽疥癣，杨梅诸恶疮，散热解毒"。金银花含有黄酮类化合物、肌醇、皂苷等，具有广谱抗菌、抗炎和明显的解热作用。

三、酒醴类

丹参酒（民间验方）

【组成】丹参 100 克，白酒 500 克。

【制法】将丹参洗净剪碎，放入酒中，封紧瓶口，每日摇晃一次，14 天后开始饮用。每日 3 次，每次 10 ～ 20 毫升。

【功用】活血通经，祛瘀止痛。适用于血热瘀滞所致的经闭痛经，产后瘀阻，热痹疼痛，心烦不寐，血栓闭塞性脉管炎等症。

【按语】血热妄行，阴虚内热者不宜服。

四、菜肴类

木瓜羊肉汤（《中国药膳大全》）

【组成】羊肉 1 千克，草果 5 克，木瓜 1 千克，豌豆 300 克，粳米 500 克，白糖 200 克。

【制法】木瓜取汁备用。羊肉洗净切小方块。粳米、草果、豌豆分别洗净入锅内，加木瓜汁及清水适量。先武火烧沸，后文火慢熬。食用时加入调料，佐餐食用。

【功用】舒筋活络，祛湿止痛。适用于风湿阻络所致腿足肿痛，麻木不仁等。

【按语】阴虚内热者不宜服。

八珍炖肉（验方）

【组成】党参 20 克，白术 10 克，茯苓 10 克，熟地黄 15 克，白芍 10 克，当归 20 克，川芎 5 克，大枣 10 枚，黄牛肉 500 克，生姜、花椒、盐、糖、酱油、大料、黄酒各适量。

【制法】将牛肉切块和药物、调料同时放入砂锅中，武火至沸，撇去浮沫，文火炖约 4 小时，肉烂为度，拣出牛肉放入盘中，把余汁滤出，另用锅熬稠，倒入牛肉盘中，即可食用。

【功用】益气养血，气血双补。适用于气血两虚证的血栓闭塞性脉管炎。

【按语】八珍炖肉，就是在传统名方八珍汤的基础上加减，以奏气血双补之功。

温阳狗肉（验方）

【组成】狗肉 1 千克，炮附子 5 克，肉桂 10 克，干姜 10 克，怀牛膝 30 克，郁金 10 克，桃仁 10 克，葱、盐、酱油、黄酒适量。

【制法】将狗肉切成小块，焯去血水；将附子、肉桂、干姜等中药材纳入纱布袋扎口，同狗肉加入适量清水和调料，用武火烧沸，撇去浮沫，改文火慢炖约 3 小时左右，待肉质软烂，去除药袋，即可食用。冬季食用更佳。

【功用】温阳通脉，散寒止痛。适用于寒凝血脉证的血栓闭塞性脉管炎。

【按语】温阳狗肉药膳中的狗肉性温，暖脾胃、温肾阳，与补肾壮阳精益之肉桂、怀牛膝以及大补元气的附子同煮食，更能暖肾温阳，祛寒止痛。附子内服过量，或煎煮方法不对，可引起中毒，安全起见，可用巴戟天 10 克替代炮附子 5 克。

七品蒸鸭（验方）

【组成】白鸭 2 千克，连翘 15 克，金银花 30 克，白茅根 30 克，赤芍药 20 克，牡丹皮 15 克，玄参 10 克，延胡索 10 克，黄酒、胡椒粉、生姜、葱白、盐各适量。

【制法】先将鸭用沸水焯透，用冷水洗净，沥净水，将药物全部纳入鸭腹，然后放入陶瓷钵中，放入葱、姜，兑入清汤，再加适量盐、黄酒，用湿棉纸封口，上笼武火沸水蒸约 3 小时，即可食用。

【功用】清利湿热，解毒散结。适用于湿热内蕴的血栓闭塞性脉管炎。

【按语】赤芍药，苦寒，入肝经血分，有活血，化瘀，止痛之功。

第二节　下肢静脉功能不全

　　下肢静脉功能不全多由气滞血瘀所致，治疗该病的药膳方常用益气的如人参、黄芪等，活血祛瘀的如当归、桃仁、红花等配制而成。

一、粥类
冬麻子粥（《养老奉亲书》）

【组成】冬麻子 30 克，粳米 100 克，鲤鱼肉 100 克，调料适量。

【制法】前 3 味煮粥，粥熟后入葱、姜、豉、椒等搅匀。空腹食用。

【功用】利水消肿。适用于老人水气肿满，身体疼痛等。

【按语】冬麻子即火麻仁。

二、汤饮类

人参茯苓汤（《食医心鉴》）

【组成】人参 50 克，茯苓 50 克。

【制法】上 2 味共为粗末，水煎取汁。

【功用】益气渗湿。适用于脾虚水肿，脚气水肿，便溏等症。

【按语】人参补肺脾之气，茯苓健脾化湿，合用治疗下肢水肿。

玫瑰红花汤（验方）

【组成】玫瑰花 9 克，全当归 3 克，红花 3 克。

【制法】先加水煎汤取汁。用白酒少量兑服，每日 1 剂。

【功用】理气行滞，活血化瘀。适用于气滞血瘀的下肢静脉曲张。

【按语】玫瑰花行气消滞，当归补血活血，红花活血祛瘀，合用治疗气滞血瘀证。

三、酒醪类

大生地酒（《太平圣惠方》）

【组成】生地黄 120 克，杉木节 50 克，牛蒡根（去皮）120 克，丹参 30 克，牛膝 50 克，火麻仁 60 克，防风 20 克，独活、地骨皮（各）30 克，醇酒 1.5 升。

【制法】上诸药共捣碎细，布包，用酒浸于净器中，密封口，7 日后开取，去渣贮存。饭前饮。

【功用】利水消肿。适用于足胫虚肿，烦热疼痛，行步困难等。

【按语】牛蒡根味苦，微甘，性凉，具有散风热，消毒肿的功效。

小品桃皮酒（《外台秘要》）

【组成】桃皮（去黑，取黄皮）750 克，女曲、秫米（各）180 克。

【制法】以净水 2 升，煮桃皮得 600 毫升汁，以 300 毫升渍女曲，300 毫升渍饭，酿酒。每饮 60 克，早晚饮用。

【功用】适用于水肿。

【按语】女曲，酒曲名，《本草纲目·谷四·女曲》："女曲，完小麦为饭，和成罨之，待上黄衣，取晒。"本膳忌生冷。

千年健酒（验方）

【组成】千年健 l0 克，白酒 500 毫升。

【制法】千年健浸入白酒中，1 周后即成。每次饮 1 小盅，每日 2 次。

【功用】温阳利湿，活血通络。适用于寒湿凝滞的下肢静脉曲张，症见患肢青筋迂曲，下肢微肿，按之凹陷，畏寒怕冷，肢体酸胀，沉重乏力，舌质淡，苔白滑，脉涩者

【按语】千年健辛散、苦燥、温通，主入肝、肾经，既能祛风湿，又能强筋骨，颇宜于老人。阴虚内热者慎服。

桃仁酒（验方）

【组成】桃仁 500 克（汤浸去皮、尖，取仁），清酒 1.8 升。

【制法】先将桃仁打碎研细，以酒绞取汁，再研再绞，使桃仁尽即止。都纳入小瓷瓮中，置于釜内，以高汤煮，至色黄如稀饭即可。每次服 1 中盏，每日 2 次。

【功用】理气行滞，活血化瘀。适用于气滞血瘀的下肢静脉曲张，症见患肢青筋迂曲，状若蚯蚓，局部可有压痛或色素沉着，伴有精神郁闷，烦躁易怒，舌质紫暗，或有瘀斑瘀点。

【按语】中国清酒以太行山优质泉水和磁山谷粟（小米）古法发酵酿造，酒液金黄透明，酸甜爽口，醇厚优雅，酒精含量在 12% 至 16% 之间。

第十五章 ◆

肛肠病药膳方

第一节　痔疮

痔疮出血临床常见，治疗该病的药膳方常用清热凉血的如马齿苋、藕、木槿花、无花果等配制而成。

一、粥类
桑耳粥（《寿世青编》）

【组成】桑耳 50 克，粳米 200 克。

【制法】桑耳煮汤，去渣取汁，纳入粳米，共煮粥熟，空腹食。

【功用】适用于痔疮出血，常烦热羸瘦。

【按语】桑耳即生于桑树上的木耳之统称，为银耳科银耳属和木耳科木耳属可食用真菌的子实体，包括银耳、木耳等，具有凉血、止血的功效。

二、汤饮类
二鲜茶（《医学衷中参西录》）

【组成】鲜芦根 60 克，鲜茅根 30 克。

【制法】洗净，阴干，切碎，水煎数沸，代茶频饮。

【功用】适用于尿血、痔疮出血、口渴等症。

【按语】芦根清热泻火，生津止渴；白茅根凉血止血，清热利尿。合用治疗痔疮出血。

马苋鲜藕汁（《食疗本草学》）

【组成】马齿苋、鲜藕各适量。

【制法】上 2 味洗净，分别绞取汁液，等量混匀。每服 2 汤匙，早晚服食。

【功用】清热止血，适用于痔疮出血。

【按语】藕味涩，质黏而性收敛，既能收敛止血，又兼能化瘀，有止血而不留瘀的特点。

木槿花茶（《普济方》）

【组成】木槿花 10 ～ 15 克。

【制法】沸水冲泡，代茶频饮。

【功用】适用于肠风下血，痔疮出血。

【按语】木槿花为锦葵科植物木槿的花，具有清热利湿，凉血解毒的功效。

木槿花速溶饮（《药膳食谱集锦》）

【组成】木槿花 500 克，白糖 500 克。

【制法】将木槿花洗净，剪碎，加水适量，煎煮 1 小时，去渣，继续以文火煮至将要干锅时，停火，待冷，拌入干燥的白糖粉吸干煎液，混匀，晒干，压碎，装瓶。每服 10 克，沸水冲饮，早晚饮用。

【功用】清热解毒，凉血止血。适用于痔疮出血等症。

【按语】孕妇慎用。

丝瓜饮（《中国药膳》）

【组成】老丝瓜 1 段，白糖少许。

【制法】丝瓜洗净，放锅内，加清水适量，武火烧沸后，文火煮 15 分钟，去渣留汁，加糖搅匀，代茶饮。

【功用】凉血止血。适用于热盛动血，尿血、便血、痔漏下血等。

【按语】丝瓜味甘，性凉，具有清热化痰，凉血解毒的功效。

三、菜肴类

苦酒赤豆散（《肘后备急方》）

【组成】赤小豆 100 克，苦酒（醋）1 茶盅。

【制法】醋煮赤豆至熟，取出晒干，入适量米酒中浸渍至酒尽，干燥后研细末。每次 3～6 克，日 3 次，米酒送服。

【功用】散血，消肿，止血。适用于痔疮瘀肿疼痛，大便带血。

【按语】赤小豆，味甘、酸，性平，归心、小肠经。具有利水消肿，解毒排脓的功效。

鲫鱼羹（《饮膳正要》）

【组成】大鲫鱼（一头，新鲜者，洗净，切片），小椒（二钱，为末），草果（一钱，为末）。

【制法】上三味加葱三根，煮熟，调和五味，空腹食用。

【功用】治久痔，肠风，大便常有血。

【按语】鲫鱼味甘，性平，具有健脾和胃，利水消肿，通血脉的功效。

无花果炖猪肠（《中国药膳学》）

【组成】无花果 10 个，猪大肠 1 段。

【制法】将猪大肠洗净切段，与无花果加水煎煮服用。

【功用】补虚润肠，固脱止血。适用于痔疮出血，脱肛，肠热便秘等症。

【按语】无花果归大肠经，功效清热生津，解毒消肿。猪肠治疗痔疮符合中医"以脏补脏"的理论。

白糖炖鱼胶（《饮食疗法》）

【组成】鱼胶 15～30 克，白砂糖 30～60 克。

【制法】二者加清水适量，放瓦盅内，隔水炖熟后食。日 1 次，连服数日。

【功用】止血消肿。适用于痔疮出血等症。

【按语】鱼胶即鱼鳔的干制品，富胶质，故名鱼胶。鱼胶与燕窝、鱼翅齐名，是"八珍"之一，素有"海洋人参"之誉。

第二节　脱肛

中医认为脱肛为中气下陷所致，治疗该病药膳方常用益气升提的如黄芪、党参等配制而成。

一、粥类

黄芪粥（《冷庐医话》）

【组成】生黄芪 50 克，粳米 100 克，红糖适量。

【制法】将黄芪切成薄片，放入锅内，加水适量，煎熬取汁约 100 毫升。粳米淘洗干净，连同黄芪汁一起放入锅内，加水适量，煮熬成粥。粥将成时，加入红糖调匀，再煮一二沸即成。

【功用】补益元气，健脾养胃，升阳补中，固表止汗，托毒生肌。适用于劳倦内伤，食少便溏，中气下陷，久泻脱肛，体虚自汗，面目浮肿，疮疡久溃不收口，慢性肝炎、肾炎等。

【按语】本品宜每天早晚温热顿服，7～10 天为一个疗程。凡感冒发热期间或阴虚火旺者不宜食。

二、菜肴类

带鱼益气汤（《中国药膳学》）

【组成】带鱼 500 克，黄芪 24 克，炒枳壳 9 克。

【制法】鱼治净，切块，与黄芪、枳壳同煎，去药，食肉饮汤。

【功用】补气升阳。适用于气虚所致的脏器下垂，如脱肛，子宫下垂，胃下垂等。

【按语】带鱼味甘，性平，归胃经，具有补虚，解毒，止血的功效。

清汤鳝鱼（《中国药膳学》）

【组成】鳝鱼 1 条。

【制法】鳝鱼去内脏洗净，加盐、调料、水，用文火煮熟，食鱼饮汤。

【功用】补中益气。适用于中气下陷所致胃下垂，子宫脱垂，脱肛等病症。

【按语】鳝鱼味甘，性温，具有益气血，补肝肾，强筋骨，祛风湿的功效。

芡实黄芪煲大肠（《疾病的食疗与验方》）

【组成】猪大肠 1 副，芡实、北黄芪（各）30 克。

【制法】上 3 味洗净，煲汤佐膳。

【功用】健脾益气，升阳固脱。适用于大便溏泄、脱肛。

【按语】黄芪味甘，性微温，归肺、脾经。具有补气升阳，固表止汗，利水消肿的功效。擅长治疗气虚乏力，食少便溏，中气下陷，久泻脱肛等。

鰕虎鱼健脾汤（验方）

【组成】鰕虎鱼 500 克，黄芪、党参（各）15 克，山药 30 克。

【制法】鰕虎鱼去鳞、内脏，洗净。诸药纳入纱布袋内，扎口，共煮至肉熟，弃药袋，调味，食肉饮汤。

【功用】益气、补虚、升阳。适用于脾气虚之气短，食欲不振，食后腹胀，脱肛等症。

【按语】鰕虎鱼味甘，性平，无毒。《本草纲目》曰："暖中益气。"《食物本草》曰："食之主壮阳道，健筋骨，行血脉，消谷、肉。"

第十六章　◈

皮肤病药膳方

第一节　荨麻疹

荨麻疹多由表虚不固，风邪侵袭皮肤腠理所致，治疗该病药膳方常用益气固表的如黄芪，祛风止痒的如乌梢蛇等配制而成。

一、粥类
枸杞子乌蛇粥（验方）

【组成】枸杞子 20 克，玫瑰花 5 克，桃仁 10 克，乌蛇 20 克，粳米 60 克。

【制法】前 4 味煎汤，去渣后入粳米煮粥。每日 1 剂，连服 10 ～ 15 天。

【功用】适用于荨麻疹患者。

【按语】乌蛇，为乌梢蛇除去内脏的全体。《开宝本草》曰："主诸风瘙瘾疹，疥癣，皮肤不仁，顽痹诸风。"

二、汤饮类
姜醋木瓜汤（验方）

【组成】米醋 100 毫升，木瓜 60 克，生姜 10 克。

【制法】3 味共放砂锅中煎煮，待醋干时，取出木瓜、生姜，分早晚两次吃完。每日 1 剂，连服 7 ～ 10 剂。

【功用】祛风，散寒，止痒。适用于风寒外袭引起的荨麻疹。

【按语】木瓜味酸，性温，归肝、脾经。具有舒筋活络，和胃化湿的功效。

冬瓜菊花赤芍汤（验方）

【组成】冬瓜皮（经霜）20 克，黄菊花 15 克，赤芍 12 克，蜂蜜少许。

【制法】前 3 味，加水煎，入蜂蜜少许，代茶饮。每日 1 剂，连服 10～15 天。

【功用】祛风，清热，止痒。适用于风热引起的荨麻疹。

【按语】冬瓜皮味甘，性凉。具有利尿消肿的功效。

芪术防风小麦红枣汤（验方）

【组成】生黄芪 20 克，白术 15 克，防风 10 克，浮小麦 20 克，红枣 20 克。

【制法】上 5 味煎汤服，吃红枣、小麦。每日 1 剂，连服 10～15 剂。

【功用】益气，固表，止痒。适用于卫阳不固引起的荨麻疹。

【按语】本方化裁于方剂名方"玉屏风散"，玉屏风散由黄芪、白术、防风三味组成，具有固表止汗的功效。

三黑汤（验方）

【组成】黑芝麻 10 克，黑枣 10 克，黑豆 30 克。

【制法】三味同煮服食。每天 1 剂，常服食。

【功用】适用于荨麻疹患者。

【按语】黑芝麻味甘，性平，归肝、肾、大肠经。具有补肝肾，益精血，润肠燥的功效。

茯苓木瓜汤（验方）

【组成】土茯苓 40 克，木瓜 20 克，米醋适量。

【制法】将上 3 味一同放入锅中，加水共煎汤即成。

【功用】适用于荨麻疹患者。

【按语】土茯苓，为百合科植物光叶菝葜的干燥根茎，有解毒，除湿，通利关节之功效。

三、酒醴类

白蜜酒（《圣济总录》）

【组成】白蜜 70 毫升，酒 140 毫升。

【制法】相和煎暖。食前服。

【功用】适用于风瘾疹瘙痒不止。

【按语】白蜜多指结晶后的洋槐花蜂蜜。

蜜酒（《寿世青编》）

【组成】沙蜜一斤，糯米饭一斤，曲五两，熟水五升。

【制法】上 4 味同入瓶内，封 7 日成酒。日 2 次，每次饮用一盏。

【功用】适用于风疹风癣，肌肤燥痒。

【按语】寻常以蜜入酒代之。

四、菜肴类

山楂马蹄糕（《膳食保健》）

【组成】马蹄粉 300 克，面粉 200 克，山楂酱、冰糖（各）150 克，鸡蛋 2 个，发酵粉 15 克。

【制法】马蹄粉与面粉混合，加发酵粉、蛋液、冰糖（化成糖水）和匀，在 35℃～40℃温度下待发。盛器四周涂上熟猪油，倒入发酵粉糊，约为容器 1/3 量，上笼用武火蒸 15 分钟。取出铺上山楂酱，再倒 1/3 糊，再蒸 15 分钟，作为点心任意服用。

【功用】利湿清热，开胃凉血。适用于湿疹、荨麻疹。

【按语】荸荠，别名马蹄，味甘，性温，归肺、胃经，具有清热止渴，利湿化痰的功效。

第二节　湿疹

湿疹多由湿热内蕴所致，治疗该病药膳方常用清利湿热的如薏苡仁、赤小豆，清热解毒的如马齿苋、野菊花等配制而成。

一、粥类

薏米赤豆粥（验方）

【组成】薏苡仁、赤小豆（各）30克，冰糖适量。

【制法】将薏苡仁、赤小豆一起入锅加适量清水炖煮，煮至赤小豆烂熟后再向此粥中加入适量的冰糖即成。此方可每日服食2剂，连续服用1个月为1个疗程。

【功用】具有清热，利水，除湿的功效，尤其适合过敏性体质，瘙痒症状严重的湿疹患者食用。

【按语】赤小豆味甘、酸，性平，《神农本草经》言其"消热毒痈肿，散恶血不尽，烦满，治水肿及肌胀满"。

二、汤饮类

茅根绿豆汤（验方）

【组成】白茅根30克，泽泻15克，绿豆50克，冰糖20克。

【制法】将白茅根、泽泻一起入锅加适量的清水煎煮20分钟左右，去渣取汁。然后用此药汁炖煮绿豆，煮至绿豆开花，再向锅中加入适量的冰糖略煮即成。可每日饮1剂。

【功用】清热解毒，除湿泄热，补中益气，尤其适合急性湿疹患者食用。

【按语】白茅根，功效凉血止血，清热利尿。本膳用之，清利湿疹内蕴之湿热。

芦根鱼腥草饮（验方）

【组成】鲜芦根100克，鱼腥草15克，冰糖适量。

【制法】将鲜芦根洗净，切段。将切好的鲜芦根与鱼腥草一起入锅加500毫升清水煎煮，煮至汤汁剩250毫升时去渣取汁，在此药汁中加入适量冰糖即成。可每日饮1剂，分两次饮完。

【功用】清热，消炎，解毒，尤其适合皮损处有感染的湿疹患者食用。

【按语】本品性寒，虚寒证忌服。

三、酒醴类

苦参酒（《寿世保元》）

【组成】苦参 500 克，白酒 3 升。

【制法】苦参洗净，白酒置罐中，苦参纳白酒中，浸泡 1 个月。每服 10 毫升，早晚服用。

【功用】利湿止痒。适用于湿疹、荨麻疹之皮肤瘙痒症。

【按语】脾胃虚寒及阴虚津伤者慎用。

四、菜肴类

扁豆陈皮煲鲫鱼汤（验方）

【组成】鲫鱼 500 克，陈皮 10 克，白扁豆 50 克，眉豆 50 克，调料适量。

【制法】白扁豆、眉豆清水泡发 2 小时。鲫鱼去鳞、内脏，洗净，下油锅用慢火稍煎至微黄。然后将所有药、食材一同放入瓦煲内（担心鱼刺者可用煲汤袋另装鲫鱼），加入 2 升清水，武火煲沸后，改文火煲 1 小时，最后调味食用。

【功用】健脾祛湿。适用于痰湿内蕴型的湿疹。

【按语】高尿酸人群不宜过多食用。

马齿苋拌豆干（验方）

【组成】马齿苋（鲜品）250 克，豆腐干 3 块，调料适量。

【制法】将马齿苋洗净后用沸水浸泡 5 分钟，然后切成细末。将豆腐干切成条状。将切好的马齿苋、豆腐干混合后加入适量的精盐、味精和麻油等调味品，搅拌均匀即成。可每日吃 1 剂。

【功用】清热解毒，凉血止血，尤其适合急性湿疹患者食用。

【按语】脾胃虚寒，肠滑作泻者忌服。

豆腐菊花羹（验方）

【组成】豆腐 100 克，野菊花 10 克，蒲公英 15 克，调料适量。

【制法】将豆腐切块。野菊花、蒲公英入锅加适量的清水煎煮后去渣取汁，然后用此药汁炖煮豆腐块，煮至豆腐熟后加入精盐、味精等调味品，用水淀粉勾芡即成。可每日吃 1 剂。

【功用】清热解毒，尤其适合瘙痒症状较重及处于恢复期的湿疹患者食用。

【按语】菊花味苦，性微寒，能清热解毒，治疗热邪内蕴之湿疹。

三仁饼（验方）

【组成】小麦（仁）粉 200 克，核桃仁 15 克，花生仁 20 克，茯苓粉 100 克，发酵粉适量。

【制法】将核桃仁、花生仁研成细末。将小麦粉、茯苓粉、核桃仁末、花生仁末及适量的发酵粉混合拌匀，加适量清水制成面饼。将面饼放入烤箱中烤熟即成。可每日服食 1 剂。

【功用】具有养血润燥，滋阴除湿的功效，适合各种类型的湿疹患者食用。

【按语】核桃仁、花生仁滋阴养血，茯苓健脾利湿，合用有养血利湿之效。

第三节　毛囊炎

毛囊炎多由热毒蕴于肌肤所致，治疗该病药膳方常用清热解毒的如金银花、野菊花等配制而成。

一、粥类

绿豆粥（《普济方》）

【组成】绿豆 50 克，粳米 250 克，冰糖适量。

【制法】绿豆洗净，温水浸泡 2 小时。粳米淘净，与绿豆同放锅内，加水适量，煮至豆烂米花汤稠，放入冰糖适量即成。每日 2～3 次顿服，夏季可当冷饮频食之。

【功用】清暑生津，解毒消肿。适用于暑热烦渴，疮痈肿毒，食物中毒及预防中暑等。

【按语】绿豆粥，香甜可口，营养丰富，既可做清凉饮料，又可做解暑之品，世人皆知，老少均宜。故《普济方》云绿豆粥治"消渴饮水"。《本草纲目》云绿豆粥"解热毒，止烦渴"。但因绿豆甘寒，脾胃虚寒腹泻者不宜用。

豉粥（《圣济总录》）

【组成】淡豆豉 15 克，葱白 3 茎，薄荷 6 克，生姜 6 克，羊髓 100 克，粳米 100 克，食盐少许。

【制法】葱、姜切片，与淡豆豉入锅内，加水煎煮 5 分钟，后下薄荷，同煎取汁，加粳米煮至粥熟。再下羊髓，加食盐，煮沸搅匀，温服。

【功用】祛风，清热解毒。适用于疮疡初起，局部红、肿、热、痛，而脓尚未成者。

【按语】本膳食适用于疮疡初起，脓尚未成的患者。疮疡脓已成者忌用。

二、汤饮类

金银花露（《本草纲目拾遗》）

【组成】鲜金银花 250 克，水适量

【制法】金银花置蒸馏瓶中，加水适量，依法蒸馏，取得蒸馏液 1 升为止。冷饮或温饮，每次 30 ～ 50 毫升，每日 2 次。

【功用】清热，解毒，消暑。适用于热毒疮疖等。

【按语】本品性寒，脾胃虚寒及气虚疮疡脓清者忌用。

第四节　丹毒

丹毒多为热毒炽盛所致，治疗该病药膳方常用清热解毒的如野菊花、蒲公英、金银花等配制而成。

油菜粥（《本草纲目》）

【组成】油菜 150 克，粳米 100 克，食盐少许。

【制法】鲜油菜洗净切碎，备用。粳米淘净，入锅内，加水适量，煮粥，将熟时加入油菜和少许细盐，再煮片刻，待菜烂即可，早晚温热顿服。

【功用】健脾补虚，清热消炎。适用于风毒热邪，丹毒、疮疖，女子热结血瘀等。

【按语】油菜性温无毒，善入心、脾二经，与粳米为粥，既可补虚，又可行血散瘀。凡孕妇胎位不正者，都可吃些油菜粥，有一定帮助。

第五节　带状疱疹

带状疱疹多由火毒炽盛所致，治疗该病药膳方常用清热解毒的如大青叶、金银花、鱼腥草、马齿苋等配制而成。

一、粥类

大青叶柴胡粥（《常见病食疗食补大全》）

【组成】大青叶 15 克，柴胡 15 克，粳米 30 克，白糖适量。

【制法】大青叶、柴胡加水 3 碗煎至 2 碗，再把粳米、白糖加入煮稀粥。日 1 剂，连续服食 1 周。

【功用】适用于心肝风火所致的带状疱疹。

【按语】脾胃虚寒者忌服。

菱角粥（验方）

【组成】粳米 100 克，菱角 500 克，红糖 100 克。

【制法】将菱角煮熟去壳取肉，切碎；粳米洗净加水煮至米粒开花时，放菱角，共煮成稠粥，加红糖调味，早餐食。

【功用】清热利湿，适用于带状疱疹。

【按语】脾胃虚寒，中焦气滞者慎服。

二、汤饮类

银花紫草茶（验方）

【组成】金银花 10 克，紫草 5 克。

【制法】将金银花洗净，再将紫草择杂洗净，切片，晒干，与晒干的金银花同入有盖杯中，用烧沸的水冲泡，加盖焖 15 分钟，即可饮。代茶频频饮服，可冲泡 3～5 次。

【功用】适宜肝火型中老年带状疱疹。

【按语】紫草凉血活血，清热解毒，透疹；金银花清热解毒。合用治疗带状疱疹。

莲子赤豆茯苓羹（验方）

【组成】莲子、赤小豆、茯苓（各）30克，蜂蜜20克。

【制法】将莲子、赤小豆、茯苓洗净。将茯苓晒干或焙干，研成细末，莲子放入温开水中浸泡片刻，去皮及心，与赤小豆同放入砂锅中。加适量水，武火煮沸后，改移文火煮至莲子、赤小豆熟烂如泥，边搅拌边调入茯苓细粉，直至成羹，离火，趁温热加入蜂蜜，拌匀即成。每日早晚分两次服。

【功用】对脾湿型中老年带状疱疹尤为适宜。

【按语】赤小豆味甘、酸，性平，功效利水消肿，解毒排脓。

马齿苋薏米汤（验方）

【组成】薏苡仁、马齿苋（各）30克，粳米20克，红糖适量。

【制法】先将薏苡仁、马齿苋分别择洗干净，入砂锅加适量水，上旺火煮沸，后移至小火慢慢煮，加入淘净粳米煮至熟烂成米汤状，熟后加入红糖调味即成。

【功用】解毒祛湿，适用于脾湿内蕴型带状疱疹。

【按语】薏苡仁健脾利湿；马齿苋清热利湿，解毒消肿。合用治疗带状疱疹。

鱼腥草汤（验方）

【组成】鱼腥草干品30～50克(鲜品300克)。

【制法】将鱼腥草洗净，入砂锅，加入适量水，上火煎汤20分钟，盛碗温服。每日1剂，分3次服，可连续服用3～7天。

【功用】适用于带状疱疹发病初期。

【按语】药理实验证明，鱼腥草可抑制各种致病菌及病毒，还有镇痛，止血，抑制浆液分泌，促进组织再生的作用，对带状疱疹出现水疱溃破，疼痛等有良效。

三、菜肴类

黑豆煲团鱼（验方）

【组成】团鱼 500 克，黑豆 30 克，绍酒、生姜、精盐各适量。

【制法】将团鱼去肠、杂，洗净，黑豆洗净，同绍酒、姜片共入砂锅，置火上煲至熟烂，再加精盐、味精、胡椒粉等调料入味即可。吃团鱼、黑豆，喝汤。

【功用】疏风养血，润燥，适用于血虚之带状疱疹。

【按语】团鱼即鳖。忌食一切海鲜发物。

乌蛇汤（验方）

【组成】乌梢蛇 1 条，猪油、姜、绍酒、味精各适量。

【制法】将乌梢蛇剖肚除去内脏，切段，加适量水，文火熬约 2 小时，加入猪油、鲜姜、绍酒、味精调味，饮汤吃肉。

【功用】祛风除湿，通络解毒。对风湿顽痹，肌肤不仁，疱疹及小儿麻痹等均有疗效。

【按语】血虚生风者慎服。

马齿苋炒肉丝（验方）

【组成】鲜马齿苋 400 克，猪瘦肉 100 克，鸡蛋 1 个，葱、姜、料酒、盐、味精、淀粉、麻油、鲜汤各适量。

【制法】将鸡蛋清搅打成蛋清泥糊；将鲜马齿苋洗净、焯水，切段；将猪肉切丝，加料酒、精盐、蛋清泥糊拌匀。炒锅入植物油烧至六成热，加少许葱花、姜末煸炒出香，即投入拌过的肉丝，熘散，烹入料酒，并加鲜汤适量，翻炒中加精盐、味精，用湿淀粉勾芡翻炒，淋入麻油即成，佐餐食。

【功用】适宜脾虚型中老年带状疱疹。

【按语】马齿苋味酸，性寒，功效清热解毒，凉血止血。

第六节　黄褐斑

黄褐斑多由肝郁气滞或精血亏虚所致，治疗该病药膳方常用疏肝解郁的如白菊花、玫瑰花等，滋补肝肾的如核桃仁、黑芝麻、茯苓、山药等配制而成。

一、粥类

薏米百合粥（验方）

【组成】薏苡仁 30 克，百合 6 克，白糖或蜂蜜适量。

【制法】前 2 味加适量水，武火煮熟，文火煮 1 小时，加白糖或蜂蜜。日 1 剂，温服。

【功用】健脾润肺，润肠通便，祛湿除斑，美容。适用于皮肤痤疮、雀斑、湿疹等。

【按语】本方性质滑利，孕妇慎用。

八宝祛斑粥（验方）

【组成】薏苡仁 10 克，芡实 10 克，莲子 15 克，山药 30 克，白扁豆 10 克，赤小豆 15 克，大枣 10 枚，粳米 200 克。

【制法】将薏苡仁、芡实、莲子、山药、白扁豆、赤小豆、大枣洗净，加清水适量煮 40 分钟，再放入洗净的粳米同煮至熟，食时加冰糖调味。早晚各吃一小碗，久服效果甚佳。

【功用】健脾利湿，益气和中。适用于脾虚湿盛所致的黄褐斑。

【按语】薏苡仁具有健脾、益胃、补肺、暖肝等功效；芡实能健脾止泻；莲子能养心益肾；山药能补益脾胃，益肺滋肾；白扁豆能和中化湿，补脾止泻；赤小豆能利水消肿，解毒排脓；大枣维生素 C 含量很高，能安心神，益气血，补脾胃；粳米能补中益气，健脾和胃。八味合用，祛斑效果突出。

桃仁牛奶芝麻糊（验方）

【组成】核桃仁粉 30 克，牛乳 300 克，豆浆 200 克，黑芝麻粉 20 克。

【制法】将 4 者调匀，放入锅中煮沸，再加白糖适量，每日早晚各吃 1 小碗。

【功用】滋补肝肾阴精。适用于改善皮肤黄褐斑及皱纹。

【按语】阴虚火旺，痰热咳嗽及便溏者不宜服用。

二、汤饮类

山楂橘皮饮（验方）

【组成】山楂 15 克，橘皮 15 克，蜂蜜适量。

【制法】前 2 味加水共煮，待凉，用纱布滤渣取汁，加蜂蜜调用。

【功用】化痰，降脂，祛斑。适用于痰浊内盛证的黄褐斑。

【按语】脾胃虚弱而无积滞，胃酸分泌过多者慎用。

甘雪美肤汁（验方）

【组成】甘蔗 200 克，雪梨 100 克，葡萄 300 克，蜂蜜 100 克。

【制法】将雪梨、甘蔗、葡萄洗净，榨汁，去渣，与蜂蜜混合装瓶备用，早晚各吃 10 毫升。用开水兑服，亦可冷服。久服效果甚佳。

【功用】生津润燥，滋阴和中。适用于阴虚内热证的黄褐斑。

【按语】甘蔗能清热除烦，生津润燥，和中下气；雪梨能清热生津，润燥化痰；葡萄能补肝肾，益气血，生津液；蜂蜜能滋养补中，润肺止咳。本膳制作方便，营养丰富，有利于身体调理和美肤。

消斑饮（验方）

【组成】黄豆、绿豆、赤小豆（各）100 克，白糖适量。

【制法】将上述豆类洗净、泡涨后，混合捣汁，加入适量清水煮沸，用白糖调味饮服。每日服用 3 次。

【功用】清热化湿消斑。适用于痰湿内蕴证的黄褐斑。

【按语】脾胃虚寒，肠滑泄泻者不宜使用。

祛斑美肤汁（验方）

【组成】胡萝卜 80 克，芹菜 80 克，苹果 1 只，雪梨 1 只，柠檬 1/4 只。

【制法】将胡萝卜、芹菜、苹果、雪梨、柠檬洗净，榨成汁，每周饮用 2～3 次。

【功用】适用于黄褐斑和美肤。

【按语】柠檬极易保存，富含维生素 C，可减少黄褐斑发生，还能预防牙龈肿胀出血；胡萝卜有"小人参"之称，具有养血明目，健脾和胃的功效；苹果富含维生素 C，具有平肝清热生津，润肺，止泻作用；芹菜富含维生素 C，具有平肝清热，祛风利湿的功效。本膳食富含多种维生素，未经烹调，维生素损失少，祛斑效果显著。

消斑汤（验方）

【组成】丝瓜络、僵蚕、白茯苓、白菊花（各）6 克，珍珠母 12 克，玫瑰花 3 朵，红枣 10 枚。

【制法】上 7 味，煎浓汁。每日早晚饭后服用，10 日后可见疗效。

【功用】解郁通络。适用于气滞血瘀证的黄褐斑。

【按语】治疗期间不要过食姜、葱、辣椒、大蒜等辛辣食物，并少食醋及含醋调味品，以免刺激皮肤影响疗效。

三、菜肴类

干柿祛黑斑方（《普济方》）

【组成】干柿子适量。

【制法】日日服，久服有效。

【功用】润心肺，祛面斑，适用于面部黑斑，黑痣等。

【按语】柿子味甘、涩，性凉，功效清热、润肺、生津、解毒。脾虚泄泻者慎用。

五白糕（验方）

【组成】白扁豆 50 克，白莲子 50 克，白茯苓 50 克，白菊花 15 克，白山药 50 克，面粉 200 克，白糖 100 克。

【制法】将扁豆、莲子、茯苓、山药、菊花磨成细面，与面粉调匀，加水和面，或加鲜酵母令其发酵，发好后揉入白糖，上笼沸水武火蒸 30 分钟，至熟，切块，作主食。

【功用】健脾除湿，增白润肤。适用于妇女面部黄褐斑。

当归百合兔肉（验方）

【组成】当归 15 克，百合 50 克，田七 10 克，兔肉 250 克，精盐适量。

【制法】将百合、当归洗净切碎，田七研末，与块状兔肉同放入大碗内，加水、精盐适量，隔水文火蒸至烂熟。食肉饮汤。

【功用】益气滋阴，补血祛瘀，祛斑美肤。适用于精血亏虚证的黄褐斑。

【按语】当归属滋补之药，有补血和血，调经止痛，润燥润肠之功效；百合能滋阴清肺；兔肉的蛋白质含量高于牛、羊、猪肉，而脂肪含量低于牛、羊、猪肉，有补中益气，止渴健脾，凉血解毒的功效；田七能祛瘀消肿。药食合用，祛斑美肤作用明显。

羊奶鸡蛋羹（验方）

【组成】羊奶 250 毫升，鸡蛋 2 个，冰糖 50 克。

【制法】用清水适量将冰糖煮溶，倒入羊奶煮沸，打入鸡蛋，搅拌均匀煮沸，即可食用。

【功用】滋阴养血。适用于阴血亏虚证所致的黄褐斑。

【按语】有痰湿积饮者慎服。

第七节　痤疮

中医学认为痤疮由肺热熏蒸，血热郁滞肌肤，或过食油腻辛辣食物，脾胃积热生湿等外犯皮肤所致。内热是痤疮的病机，清热是本病的主要治疗方法。

一、粥类

桃仁山楂粥（验方）

【组成】桃仁 12 克，山楂 15 克，夏枯草（干品）30 克，浙贝母 10 克，粳米 50 克。

【制法】先将前 4 味入锅煮 2 次，去渣，滤液 800 毫升，再加入粳米煮成粥，每日早晚各 1 剂，连吃 1 个月。

【功用】清热解毒，软坚散结。适用于结节性痤疮、囊肿性痤疮。

【按语】桃仁祛瘀，山楂化浊，夏枯草、浙贝母清热散结，合用治疗痤疮。

黑豆粥（验方）

【组成】黑豆 150 克，益母草 30 克，桃仁 10 克，苏木 15 克，粳米 250 克，红糖适量。

【制法】益母草、桃仁、苏木水煎煮，去渣留汁，与黑豆、粳米共煮粥，趁热服食。连吃 2 周。

【功用】活血化瘀，化痰散结。适用于痰瘀凝结型痤疮，症见皮损以结节及囊肿为主，颜色暗红，也可见脓疱，日久不愈。可有纳呆、便溏等。

【按语】黑豆味甘，性平，健脾补血，活血解毒；益母草清热解毒，活血调经，现代药理研究表明其还有抗细菌和真菌的效果；苏木味甘、咸，性平，可用于治疗痈疽肿毒。

二仁散结粥（验方）

【组成】薏苡仁 30 克，杏仁、昆布、海藻（各）10 克，蒲公英 15 克。

【制法】将后 4 药水煎取汁，加薏苡仁煮为稀粥服食，每日 2 剂。

【功用】清热解毒，消肿散结。适用于皮损以红色丘疹、脓疱为主的痤疮。

【按语】昆布、海藻软坚散结，蒲公英清热解毒，薏苡仁健脾利湿，合用治疗痤疮。

二皮石膏山药粥（验方）

【组成】桑白皮、地骨皮（各）15 克，石膏 30 克，山药 10 克，粳米 50 克。

【制法】将诸药水煎取汁，加粳米煮粥服食，每日 2 次。

【功用】清泻肺胃，解毒散结。适用于皮损以红色丘疹、脓疱为主的痤疮。

【按语】本方脾虚便溏者不宜使用。

石膏莲米粥（验方）

【组成】石膏 30 克，莲子 20 克，枇杷叶、菊花（各）10 克，粳米 50 克。

【制法】将粳米、莲子淘净，余药布包，加清水适量同煮至粥熟后，去药包服食，每日 1 剂。

【功用】清热泻肺，解毒散结。适用于皮损以红色丘疹、脓疱为主的痤疮。

【按语】石膏、枇杷叶清泻肺火，菊花清热解毒，薏苡仁健脾利湿，合用治疗痤疮。

苡仁天葵粥（验方）

【组成】薏苡仁 30 克，紫背天葵 15 克。

【制法】将天葵布包，与薏苡仁同加清水适量煮粥，待熟后去药包服食，每日 1 剂。

【功用】清热利湿，解毒散结。适用于皮损以红色丘疹、脓疱为主的痤疮。

【按语】天葵，全草入药，有消肿，解毒，利水之功效。

二、汤饮类

六味饮（验方）

【组成】白茅根 30 克，枇杷叶 10 克，淡竹叶 10 克，生槐花 10 克，菊花 5 克，嫩桑叶 5 克。

【制法】上 6 味代茶饮常服，加上枇杷果或适量白糖同煮，则酸甜适口，口感更佳。

【功用】疏风宣肺，清热散结。适用于肺热型痤疮，症见皮损以红色或肤色丘疹、粉刺为主，或有痒痛，小便黄，大便秘结，口干等。

【按语】本药膳方以甘寒清热、生津润肺的白茅根为君，一众清肺润燥、解毒散结之药为臣，共奏清肺、生津、解毒之效。脾胃虚寒者慎用，孕妇及经期妇女禁用。

重楼丹参饮（验方）

【组成】重楼 15 克，丹参 30 克，蜂蜜 10 克。

【制法】前 2 味共入锅，水煮滤其液 300 毫升，调入蜂蜜 10 克，每日分 3 次服，连用 2 周。

【功用】活血化瘀消斑，适用于脓疱性痤疮、囊肿性痤疮。

【按语】重楼又名七叶一枝花。

海带二豆汤（验方）

【组成】海带、绿豆、扁豆、甜杏仁（各）10克，玫瑰花5朵，白糖适量。

【制法】将诸药同放锅中，加清水适量煮至豆熟汤浓，白糖调服，每日2剂。

【功用】清热凉血，解毒散结。适用于痤疮。

【按语】本方脾胃虚寒滑泄者慎服。

三、酒醴类

当归柚子酒（验方）

【组成】当归、赤芍、生地黄（各）40克，柚子5个，蜂蜜50克，白酒4升。

【制法】将柚子切块，与诸药同置酒中，密封浸泡90天即可，每次20～40毫升，每日2次。

【功用】活血化瘀，养血润肤。适用于皮损以结节及囊肿为主的痤疮。

【按语】当归补血活血，赤芍凉血散瘀。本方孕妇慎用。

四、菜肴类

蒲公英绿豆汤（验方）

【组成】蒲公英全草100克（或干品30克），绿豆50克，蜂蜜10克。

【制法】蒲公英水煎取汁500毫升，加入绿豆，煮熟调入蜂蜜，每日分数次吃完，连吃1周。

【功用】清热解毒。适用于皮损以红色丘疹、脓疱为主的痤疮。

【按语】本方用量过大可致缓泻。

菊蒜白芷鱼（验方）

【组成】野菊花50克(或干品15克)，紫皮独头蒜3头，白芷15克，鲤鱼500克，酱油、醋各适量。

【制法】先将前3味煎，取其药液500毫升，放入鲤鱼煮熟后加入酱油、醋。吃鱼喝汤，每日1次，分2次吃完，连吃2周。

【功用】清热解毒，祛斑化瘀，抗菌消炎，排毒养颜。适用于皮损以红色丘疹、脓疱为主的痤疮。

【按语】野菊花具有清热解毒之功，苦寒之性胜于菊花，长于解毒消痈，痈肿疮疡多用之。

凉拌三菜（验方）

【组成】石花菜 30 克，嫩鱼腥草、芹菜（各）100 克，调料适量。

【制法】上 3 味清水洗净，焯水后，加调料凉拌，早晚服食，连吃 2 周。

【功用】清热利湿，通腑解毒。适用于脾胃湿热型痤疮，症见皮损以红色丘疹、脓疱为主，有疼痛，面部、胸背部皮肤油腻，可伴口臭、口苦，纳呆，便溏、黏滞不爽或便秘，尿黄等。

【按语】芹菜味甘、苦，性凉，能祛风祛湿，清肠利便；鱼腥草、石花菜清热解毒，消肿散结，针对丘疹、脓疱对症治疗。

第八节　银屑病

银屑病，是一种慢性炎症性皮肤病，易复发。其特点为发生红色丘疹或斑片，上覆银白色鳞屑，好发于四肢身侧及头皮等部位。中医认为，本病多为风湿、热邪阻遏肌肤，或血虚风燥，皮肤失养而成。治疗以疏风除湿，养血润燥为原则。

一、粥类

车前子蚕砂粥（《常见病食疗食补大全》）

【组成】车前子 15 克（布包），薏苡仁 30 克，蚕砂 9 克（布包），白糖适量。

【制法】车前子、蚕砂放入锅内加水适量，煎汤，取汁入薏苡仁煮粥，加白糖调匀食。日 1 剂，7 天为 1 疗程。

【功用】疏风除湿。适用于银屑病。

【按语】蚕砂，为家蚕的干燥粪便，善于祛风除湿。

槐花粳米粥（验方）

【组成】生槐花 30 克，土茯苓 25 克，粳米 100 克，白糖 30 克。

【制法】生槐花、土茯苓洗净；粳米淘洗干净。将粳米、生槐花、土茯苓同放铝锅内，加水适量，武火烧沸，再用文火煮 35 分钟，加入白糖搅匀即成。每日 1 次，每次吃粥 100 ～ 150 克。

【功用】清热解毒，凉血祛风止痒。适用于银屑病。

【按语】槐花凉血止血，清肝泻火；土茯苓利湿解毒。合用治疗银屑病。

桂枝薏米粥（验方）

【组成】桂枝、牛膝（各）10 克，杜仲 20 克，薏苡仁 30 克，粳米 100 克，白糖 30 克。

【制法】桂枝、牛膝、杜仲洗净，去泥沙。桂枝、杜仲、牛膝放入瓦锅内，加水适量，武火烧沸，文火煎煮 25 分钟，去渣，留药液待用。粳米、薏苡仁淘洗干净后放入锅内，加入药液、水适量，武火烧沸，文火煮 30 分钟，加入白糖即成。每日 1 次，每次吃粥 100 ～ 150 克。

【功用】活血通络，祛风除湿。适用于风湿阻络型银屑病。

【按语】桂枝温通经脉，牛膝活血通经，杜仲补肝肾，薏苡仁利水渗湿，合用治疗银屑病。

酸梅粥（验方）

【组成】乌梅 20 克，粳米 100 克，白糖 30 克。

【制法】乌梅洗干净，粳米淘洗干净。粳米、乌梅同放铝锅内，加水适量。置武火烧沸，再用文火煮 30 分钟，加入白糖搅匀即成。每日 1 次，每次吃粥 100 ～ 150 克。

【功用】清热，凉血，止痒。适用于银屑病。

【按语】内有实热积滞者不宜服。

地黄丹皮粥（验方）

【组成】生地黄、牡丹皮（各）15 克，扁豆花 10 克，粳米 50 克。

【制法】将生地黄、牡丹皮水煎取汁，加粳米煮为稀粥，待熟时调入扁豆花，再煮一二沸服食，每日 1 剂。

【功用】清热凉血，健脾利湿。适用于银屑病。

【按语】生地黄、牡丹皮清热凉血，扁豆花健脾化湿，合用治疗湿热内蕴证之银屑病。

赤小豆茅根牛角粥（验方）

【组成】赤小豆、粳米（各）50克，鲜白茅根、水牛角（各）100克，红糖适量。

【制法】将白茅根、牛角加水2升，煎至1升，加粳米、赤豆煮粥，每日1剂。

【功用】清热解毒，凉血消斑。适用于银屑病。

【按语】水牛角清热凉血，赤小豆清热解毒，白茅根凉血止血，合用治疗银屑病。

二、菜肴类

玉竹煲冬瓜（验方）

【组成】玉竹、百合、生石膏、薏苡仁（各）20克，冬瓜500克，盐、味精各4克。

【制法】将玉竹、百合、生石膏、薏苡仁洗干净；冬瓜去瓤、皮洗干净，切成4厘米长、12厘米宽的块。将冬瓜、玉竹、百合、生石膏、薏苡仁同放炖锅内，加水适量，置武火上烧沸，再用文火炖煮35分钟，加入盐、味精即成。每日3次，每次1/3，吃冬瓜、玉竹、百合、薏苡仁，喝汤。

【功用】清热解毒，祛湿止痒。适用于银屑病。

【按语】本方痰湿气滞者禁服，脾虚便溏者慎服。

二藤乌蛇汤（验方）

【组成】鸡血藤、首乌藤（各）30克，乌梢蛇1条，调料适量。

【制法】将前2味药布包，乌梢蛇去皮、头、杂，洗净，切段，同置锅中，加清水适量煮至乌梢蛇熟后，去药包，放食盐、味精等调味服食。

【功用】疏风除湿，活络舒筋。适用于银屑病。

【按语】鸡血藤、首乌藤舒筋活络，乌梢蛇搜风通络，合用治疗银屑病。

第十七章 ◆

妇女病药膳方

第一节 崩漏

崩漏是指经血非时暴下不止或淋漓不尽，常见病因病机为脾虚、肾虚、血热和血瘀。药膳方中常用健脾摄血、补肾养血、收敛固涩之药。

一、粥类

龙骨粥（《太平圣惠方》）

【组成】煅龙骨 40 克，糯米 100 克，红糖适量。

【制法】将龙骨捣碎，入砂锅内加水适量，煎一小时，去渣取汁，入糯米，再加水适量，红糖适量，煮成粥。

【功用】宁心安神，收敛固涩。适用于心神不安，心悸失眠，自汗，盗汗，遗精，崩漏等症。

【按语】该粥宜早晚空腹温热服食，5～7 天为一疗程。本品有收敛作用，故湿热之症不宜服用。

生地粥（《寿世青编》）

【组成】生地黄 100 克，粳米 200 克。

【制法】先将生地黄煎汤，取药汁入粳米煮成粥，随意服食。

【功用】妇女血热崩漏，血色深红，口干喜饮，头晕面赤，烦躁不寐，舌红苔黄，脉滑数。

【按语】脾虚湿滞，腹满便溏者不宜使用。

旱莲草粥（验方）

【组成】旱莲草、白茅根（各）9 克，粳米 60 克。

【制法】前 2 味加水煎汤，去渣后入粳米，共煮粥。月经期，日 1 剂，连续服食数日。

【功用】适用于阴虚所致的月经量过多。

【按语】旱莲草即墨旱莲，味甘，性寒，入肝、肾经，长于补益肝肾之阴，又能凉血止血，常用于阴虚血热的崩漏下血。

二、膏类

金凤膏（《寿世保元》）

【组成】白毛乌肉雄鸡 1 只，金樱子根 30 克。

【制法】白毛乌肉雄鸡去毛、肠杂不用，将金樱子根洗净切片，装入鸡肚内，酒煮令熟，去药，将鸡、酒任意食之。

【功用】补益精血，固崩止带。适用于妇女冲任虚损之崩漏、月经不调。

【按语】金樱子功专收涩，故邪气实者不宜使用。

乌梅金樱膏（《家庭药膳手册》）

【组成】乌梅、金樱子（各）500 克。

【制法】将二药洗净后捣碎，加水 2.5 升，用砂锅文火熬成 250 毫升，制成膏剂。每服 1 汤匙，早晚服食。

【功用】益肾固精。适用于月经过多，无瘀块等。

【按语】金樱子功专收涩，故邪气实者不宜使用。

三、酒醴类

鹿茸酒（《本草纲目》）

【组成】鹿茸 15 克，山药 30 克，白酒 500 克。

【制法】将鹿茸、山药切片，装入纱布袋内，扎紧口，置于白酒中，加盖密封。每日摇晃 1 次，7 天后可饮。每日 2 次，每次 10 毫升。

【功用】温肾壮阳，填精补虚。适用于肾阳不足，精血亏虚，阳痿不举，腰膝酸软，崩漏带下，疮疡久溃等。

【按语】阴虚内盛及湿热者忌服。

四、菜肴类

月经过多药膳方（瑶医验方）

【组成】酸藤子、算盘子（各）30 克，舒戛千里光、益母草、黄花倒水莲（各）15 克，鸡肉 100 克。

【制法】前 5 味，配鸡肉炖服，日 1 次，连服 7 天。

【功用】调经。

血崩药膳方（瑶医验方）

【组成】枫香根或树皮 90 克，鸡肉 100 克。

【制法】枫香根或树皮切片炒黑，加鸡肉适量，水煎服药汁及鸡肉，日 1 次，连服 7 天。

【功用】调经。

煨藕汤（《食疗本草学》）

【组成】藕适量。

【制法】将藕洗净，切成块，加水适量，用小火煨炖至烂熟，饮汤食藕。

【功用】补益脾胃，调养阴血。适用于脾胃虚弱，或阴虚血少，以及诸失血证。

【按语】藕煮熟食用忌选铁器。

当归生地煲羊肉（《得配本草》）

【组成】当归 30 克，生地黄 30 克，羊肉 200 克。

【制法】上 3 味同煮至肉烂，加盐调味，食肉饮汤。

【功用】益气养血，和血止血。适用于经血过多，崩漏等症。

【按语】本方脾虚湿滞，腹满便溏者不宜使用。

人参团鱼（民间验方）

【组成】人参 3 克，团鱼 1 只。

【制法】团鱼治净，切块，加酒、盐炖熟后，入人参，再炖 15 分钟，每日顿服。

【功用】补气摄血。适用于崩漏下血或日久不止，血色淡红，质清稀，神疲气短乏力，不思饮食等。

【按语】团鱼即鳖。本品阴虚火旺者不宜服用。

鲫鱼当归散（《本草纲目》）

【组成】活鲫鱼 200 克，当归身 10 克，乳香 3 克，血竭 3 克，黄酒适量。

【制法】鲫鱼去脏留鳞，诸药纳入鱼腹，外用黄泥包裹。将鱼放入柴火中烧至干黄，去泥研粉即成，温黄酒送服，早晚服食，每次 3 克。

【功用】祛瘀生新，补血止血。适用于瘀血所致的妇女崩漏。

【按语】当归味甘、辛，性温润，善于养血补血、活血止痛，为血中之气药，是妇科调经要药。本膳方孕妇及月经量多者慎用。

氽蛎黄（《本草纲目拾遗》）

【组成】鲜蛎黄（牡蛎肉）250 克，鸡汤 250 毫升，盐、味精各适量。

【制法】将鸡汤加热烧开后，氽入蛎黄，略煮沸，入食盐、味精，吃肉喝汤。

【功用】滋阴养血。适用于久病虚损，妇女月经过多、崩漏等，

【按语】氽，烹饪方法，把食物放在开水里稍微一煮。

荔枝干炖莲子（《家庭药膳手册》）

【组成】荔枝干 10 枚，莲子 18 克。

【制法】荔枝干去壳、核，取肉，莲子去心，二者洗净后同放陶瓷罐内，加水 500 毫升，上笼用中火蒸熟。温服，日 2 次，连服 3 ～ 7 次。

【功用】补脾益肝。适用于脾虚性崩漏，下血不止，面白乏力等症。

【按语】荔枝养血健脾，莲子补脾止带，合用治疗月经紊乱。

第二节　闭经、月经过少

闭经、月经过少常由气血不足、肾虚和血瘀造成，医疗实践中常采用益气生血、补血活血之品制作药膳方治疗闭经和月经过少。

一、膏类
参芪补膏（验方）

【组成】黄芪 100 克，党参 50 克，当归 50 克，大枣 20 枚，红糖 100 克。

【制法】前 3 味加水煮 2 次，取汁浓缩至 500 毫升；将大枣用文火煮烂，取汁及枣泥，入药汁中共煮，加入白糖收膏。开水冲服，每次 20 毫升，日 3 次。

【功用】补气养血。适用于妇女月经量少症。

【按语】黄芪、党参益气生血，当归补血活血，合用治疗月经过少。

二、汤饮类
山楂内金散（《常见病的饮食疗法》）

【组成】生山楂 60 克，生鸡内金 30 克，北刘寄奴 15 克，红糖适量。

【制法】山楂去核，干燥，研粉；鸡内金干燥，研粉，二粉混匀。北刘寄奴煎取汁，加红糖调匀。每次冲服药粉 15 克，早晚服食。

【功用】活血，化瘀，通经。适用于各种闭经。

【按语】北刘寄奴，为阴行草干燥全草入药，有活血祛瘀，通络止痛，凉血止血之功效。

松树皮茶（《本草纲目拾遗》）

【组成】油松树树皮 20～30 克。

【制法】切碎，煎水，取汁，代茶饮。

【功用】活血化瘀。适用于血瘀经闭。

【按语】松树皮可用于祛风除湿，活血止血，敛疮生肌。

三、菜肴类

闭经药膳方（瑶医验方）

【组成】翼核果、茜草根、鸡血藤、粗叶榕、何首乌（各）15 克，猪脚 1 只。

【制法】前 5 味，与猪脚共炖，趁热服食。日 1 次，连服 7 天。

【功用】适用于闭经。

第三节　月经先期、月经后期

月经先期、月经后期多由脾肾气虚、血虚造成，临床常用健脾补肾、养血之品制作药膳方。

一、酒醴类

当归酒（《本草纲目》）

【组成】当归 1 千克，曲适量。

【制法】将当归放入砂锅内加水 5 升煎煮，待煎至 3.5 升，出锅待冷；再将曲压成细末，放入汁内搅匀，注入坛内密封，保温，令发酵，10 日后服。每服 20 毫升，日 2 次，可据酒量酌饮。

【功用】适用于月经不调。

【按语】湿胜中满，大便溏泻者忌服。

二、汤饮类

生地白萝卜汁（《百病饮食自疗》）

【组成】鲜地黄 60～90 克，鲜白萝卜 250 克。

【制法】上 2 味洗净后共捣，纱布包裹，绞汁。每服 50～100 毫升，早晚饮用。

【功用】滋阴清热，凉血调经。适用于阴虚有热，月经先期，量少色红黏稠，两颧红赤，五心烦热等症。

【按语】鲜地黄为地黄的新鲜块根，功能清热生津，凉血，止血。

山楂红糖饮（《常见病的饮食疗法》）

【组成】山楂片 50 克，红糖 30 克。

【制法】山楂水煎取汁，冲红糖温服。

【功用】活血化瘀。适用于月经后期之小腹冷痛（寒瘀），量少紫暗，或有血块等症。

【按语】脾胃虚弱而无积滞、胃酸分泌过多者慎用。

三、菜肴类

月经不调药膳方（瑶医验方）

【组成】黄花倒水莲、地榆、走马胎、心叶紫金牛、月桂花、茜草根，桔梗、杜仲、九龙藤、木贼、天冬、韭菜（各）15 克，姜 6 克。

【制法】上诸味，加水 500 毫升共煎，取汁煮鸡肉（鸡肉先用油盐炒），每天 1 剂，分 2 次服。

【功用】调经。

田七鸡（《百病饮食自疗》）

【组成】田七 6 克，枸杞 30 克，仔鸡 1 只。

【制法】将鸡宰杀治净，切块，与田七、枸杞同炖至鸡肉烂熟，饮汤食肉。

【功用】补血，益气，调经。适用于血虚，月经后期量少色淡，少腹空痛，面色无华等。

【按语】田七，即三七的干燥根茎入药，具有化瘀止血，活血定痛之功效。

第四节　痛经

痛经多由寒凝血瘀造成，临床常用活血之当归、红花，散寒之艾叶等配制药膳方。

一、粥类

牡丹花粥（《粥谱》）

【组成】牡丹花（阴干者）6 克，粳米 50 克，白糖少许。

【制法】先以米煮粥，一二沸后，加入牡丹花再煮，粥熟后入白糖调匀，空腹服。

【功用】养血调经。适用于妇女月经不调，经行腹痛。

【按语】粳米营养大多存在于谷皮中，故不宜多食细粮，以免由于谷皮的丢失而减少无机盐和维生素的摄入。

当归粥（验方）

【组成】当归 15 克，粳米 50 克，红枣 5 枚，砂糖适量。

【制法】当归用温水浸泡片刻，加水 200 毫升，煎浓汁 100 毫升，去渣取汁，纳入粳米、红枣、砂糖适量，再加水 300 毫升左右，煮至米烂汤稠为度。每日早晚空腹温热食用，10 天为 1 疗程。

【功用】补血调经，活血止痛，润肠通便。适用于气血不足，月经不调、痛经，血虚头痛，便秘等。

【按语】当归味甘而辛，既善补血，又能活血。因长于活血行滞止痛，故为妇科补血活血、调经止痛之要药。

二、膏类

鸡血藤膏（《本草纲目拾遗》）

【组成】鸡血藤 100 克，益母草 200 克，红糖 200 克。

【制法】取鸡血藤、益母草洗净，置锅内加水适量，武火煮沸，文火微沸 30 分钟，过滤取煎液，残渣再煎煮 1 次，过滤，合并滤液。将滤液煮沸浓缩至 100 毫升，入红糖溶化，再熬制 15 分钟即可。早晚服食，每服 10 克。

【功用】活血祛瘀，舒筋活络。适用于妇女血瘀血虚所致之经闭、经前腹痛、产后腹痛。

【按语】益母草功善活血调经，因长于治疗妇女血瘀经产诸疾病而有"益母"之名。本膳方脾胃虚弱者不宜多食，多食令人闷满。

三、酒醴类

当归元胡酒（《儒门事亲》）

【组成】当归、延胡索（元胡）、制没药、红花（各）15 克，白酒 1 升。

【制法】上药共捣碎，纱布包，用酒浸泡于净器中，1周后取用。早、晚各空心温饮1杯。

【功用】适用于月经欲来，腹中胀痛。

【按语】延胡索、没药行气止痛，当归、红花活血调经，合用治疗痛经。

红花酒（《金匮要略》）

【组成】红花100克，白酒400毫升，红糖适量。

【制法】将红花和红糖装入纱布袋内，扎紧口，放入酒罐内，倒入白酒，加盖密封，浸泡一周即成。每日2次，每次10毫升。

【功用】活血通经，祛瘀止痛。适用于妇女血虚、血瘀性痛经等症。

【按语】血热，月经过多者忌服。

四、菜肴类

山楂散（《疾病的食疗与验方》）

【组成】葵花子15克，干山楂30克，红糖60克。

【制法】前2味药烤焦研末，加红糖冲服或煎服。日2次服完，经前1～2日服，每次月经周期服2剂，连用1～2个月经周期。

【功用】活血调经。适用于痛经。

【按语】葵花子是向日葵的果实，是一味中药材，也是零食，以及制作糕点的原料。

艾叶生姜煮蛋（《饮食疗法》）

【组成】艾叶10克，老生姜15克，鸡蛋2个，红糖适量。

【制法】姜用湿过水的纸包裹3层，把水挤干，放入热炭灰中10分钟，取出洗净切片备用。艾叶、鸡蛋、姜片入锅共煮，文火煮至蛋熟。蛋去壳入药汁内再煮10分钟，加入红糖溶化，饮汁食蛋。

【功用】温经散寒，调经止痛。适用于下焦虚寒所致的腹中冷痛，月经失调，或行经腹痛。

【按语】艾叶善祛寒止痛，为妇科经带病的常用药。姜经煨制，辛散之性减而祛寒之效增，善去脏腑之沉寒。鸡蛋补阴益血，缓和艾叶温燥辛辣之性。加红糖以补血活血又能矫味。

第五节　更年期综合征

更年期综合征多由肾精亏虚，脏腑失养所致，治疗该病药膳方常用补益脾肾的如莲子、山药、桑椹，解郁安神的如百合、合欢花、浮小麦等配制。

一、粥类

百合粥（《本草纲目》）

【组成】百合 50 克，粳米 100 克，白糖适量。

【制法】百合剥去皮，洗净切碎，与粳米同置锅内，加水适量，熬煮成粥。服用时加入白糖，调匀即可。

【功用】润肺止咳，养心安神。适用于肺燥咳嗽，热病后余热未清，心神不宁，虚烦不眠，慢性气管炎、肺气肿、肺结核、支气管扩张及更年期综合征。

【按语】该粥宜早晚温热顿服，20 天为一疗程。脾胃虚寒所致的脘腹冷痛，泄泻及风寒外感咳嗽忌服。

浮小麦粥（《粥谱》）

【组成】浮小麦 50 克，粳米 100 克。

【制法】先煎浮小麦，去渣取汁，再入粳米，煮成粥，任意食用。

【功用】益气，除热，敛汗。适用于心气不足，虚热内盛，自汗或盗汗不止。

【按语】浮小麦为小麦的干燥轻浮瘪瘦的颖果，轻浮走表，能实腠理、固皮毛，为养心敛液，固表止汗之佳品。

莲子百合粥（验方）

【组成】莲子、百合、粳米（各）30 克。

【制法】将粳米、莲子、百合洗净后加水一起煮成稀粥，每日早晚各服 1 次，可连服 1 周。

【功用】补益脾肾。适用于脾肾两虚的更年期综合征，证见心悸不寐，怔忡健忘，肢体乏力，皮肤粗糙者。

【按语】莲子甘可补脾，味甘而涩入肾经能益肾固精。百合入心经，能养阴清心，宁心安神。

合欢花粥（验方）

【组成】合欢花 30 克，粳米 50 克，红糖适量。

【制法】先将粳米洗净，与合欢花、红糖一起放入锅内加水 500 毫升，用文火煮成稀粥。可于每晚临睡前 1 小时趁热服下。

【功用】安神解郁，活血养颜，利水消肿。适用于肝气郁结的更年期综合征，症见易怒易忧，虚烦不安，健忘失眠。

【按语】脾胃虚寒者慎用。

枣仁粥（验方）

【组成】酸枣仁 30 克，粳米 60 克。

【制法】先将酸枣仁加水煎煮后取汁。再将粳米洗净与酸枣仁汁一起煮成稀粥。每日 1 次，可连续服 10 天。

【功用】养心安神。适用于心神不宁的更年期综合征，症见喜怒无常，面色无华，食欲欠佳等。

【按语】酸枣仁味甘，入心、肝经，能养心阴、益肝血而宁心安神，为养心安神之要药。

二、膏类

桑椹冰糖膏（验方）

【组成】桑椹 500 克，冰糖 200 克。

【制法】桑椹加水适量煮至熟烂，加冰糖，用文火熬成膏状备用。每日 2 次，每次 15～20 克，用温开水冲服。

【功用】益肾补肝，养血明目。适用于更年期综合征，症见头晕目眩，失眠耳鸣，健忘多梦，须发早白。

【按语】脾胃虚寒而大便溏者忌食。

三、汤饮类

冰糖湘莲（验方）

【组成】莲子（湘莲）120 克，鲜菠萝 30 克，樱桃、龙眼肉（各）15 克，冰糖 180 克。

【制法】先将莲子去皮、去心。将龙眼肉、樱桃用温水洗净。将菠萝去皮，切成小块。然后将樱桃、龙眼肉、菠萝、莲子及冰糖一起放入锅中加水煮熟。每日可连汤带食物一起服下，连服 1 周。

【功用】补肾健脾，养心安神。适用于心脾两虚的更年期综合征。

【按语】莲子味甘，性平，入心、肾经，能养心益肾，交通心肾而宁心安神。

双参养阴茶（验方）

【组成】北沙参、玄参、麦冬、天花粉、石斛、甘草（各）10 克。

【制法】加水煎制，滤汁代茶饮用。

【功用】养阴、生津、止渴。适用于更年期综合征，症见口腔干燥，口水黏稠，眼睛干燥，角膜发炎，结膜充血。

【按语】北沙参味甘，性寒，能补肺阴也能养胃阴。

四、菜肴类

清蒸杞果甲鱼（验方）

【组成】甲鱼 1 只（约 500 克），枸杞子 45 克。

【制法】甲鱼宰杀干净，枸杞子放入甲鱼腹内，加上姜片、葱花、白糖、料酒、鸡精适量，上锅蒸熟食之。

【功用】滋补肾阴，清除虚热。适用于阴虚内热的更年期综合征，症见潮热盗汗，腰膝酸软，月经不调等。

【按语】脾胃阳虚者慎服。

甘麦大枣汤（《金匮要略》）

【组成】浮小麦 30 克，红枣 10 枚，甘草 10 克。

【制法】加水适量煎制，滤汁饮用。

【功用】养心安神。适用于更年期综合征，症见心烦难寝，入睡多梦，哭笑无常，心悸多汗，胆怯易惊者。

【按语】小麦养心阴，益心气，安心神，除烦热。甘草补益心气，和中缓急。大枣甘平质润，益气和中，润燥缓急。合用治疗更年期综合征。

黄精山药炖鸡（《疾病的食疗与验方》）

【组成】黄精 30 克，山药 200 克，鸡 1 只。

【制法】鸡洗净切块，与 2 药同入盆中，隔水炖熟，调味服食。

【功用】滋阴潜阳，补益肝肾。适用于更年期综合征，症见面部阵发性潮红，精神紧张，心烦易怒，手足心热，头晕头痛，耳鸣，多汗等。

【按语】中寒泄泻，痰湿痞满气滞者禁服。

第六节　带下病

带下病多由湿热下注所致，治疗该病药膳方常用健脾祛湿的如芡实、白扁豆，清热解毒的如马齿苋等配制。

一、粥类

芡实粥（《汤液本草》）

【组成】芡实 30 克，粳米 50 克，冰糖适量。

【制法】芡实去壳、研粉、晒干，将粳米淘洗干净。把米和芡实放入锅内，加水适量，按常法煮粥，煮至粥稠而表面见粥油时，加入冰糖调匀即可服食。

【功用】健脾止泻，益肾固精。适用于脾虚久泻，带下，精关不固，遗尿，尿浊，小便频数等。

【按语】本品宜每日早晚空腹温热顿服。凡感冒发热期间不宜服，便秘者忌食。

白果粥（民间验方）

【组成】白果 10 克，粳米 100 克。

【制法】先将白果去壳，取仁，去心，捣碎，粳米淘洗干净，同置锅内，加水适量，煮成粥即可。

【功用】补肾固涩，止咳平喘。适用于肾虚遗精，遗尿，白浊，妇女白带及肺虚气喘咳嗽等症。

【按语】该粥宜每天早晚温热顿服。白果生食有毒，在煮粥时定要待其熟后方可食，凡咳嗽痰稠不利者不宜服用。

扁豆粥（《延年秘旨》）

【组成】白扁豆 60 克，粳米 100 克，红糖适量。

【制法】将白扁豆洗净，放入锅内，加水适量，先用武火烧沸，继用文火熬煮，至八成熟时，加入淘净的粳米和红糖适量，用文火煮至粥稠味香，每日 2 ～ 3 次，温服。

【功用】健脾养胃，清热止泻。适用于脾胃虚弱，食少呕逆，慢性腹泻，夏季烦渴及妇女赤白带下等。

【按语】扁豆粥气香味甘，久服多食，多益无弊。病后体虚，先用本品以调养正气，而无壅滞之虞，以促早日恢复健康。本品尤适于老年体弱，脾胃功能不佳者。

二、膏类

金樱子膏（《本草纲目》）

【组成】金樱子 100 克，蜂蜜 200 克。

【制法】先将金樱子洗净，加水煎熬，半小时后取汁，再加水煎煮，共取 4 次，合并药液，继续熬煮，待药液由稀转浓稠时，加入蜂蜜拌匀，加热至沸后停火，待冷却装瓶备用。每次食 10 ～ 15 克，一日 2 次，白开水调服。

【功用】补肾固精，缩尿止泻，止带。适用于因肾气亏虚引起的遗精滑精，遗淋白浊，小便频数，久泻久痢，女子带下并伴有精神衰弱、失眠、盗汗等。

【按语】金樱子味酸、涩，性平，制成蜜膏具有补肾益精作用。因本品收涩力强，凡有实火、实邪者不宜服。

石榴皮蜜膏（民间验方）

【组成】鲜石榴皮 1 千克，蜂蜜 300 克。

【制法】将石榴皮切碎，在砂锅内加水煎熬，每半小时取汁一次，共取两次，合并煎汁，再以温火煎熬浓缩，至较稠黏时加入蜂蜜，继以小火加热至沸停火，冷却装瓶备用。每次 1 汤匙，开水冲服，1 日 2 次。

【功用】温中散寒，涩肠止泻。适用于肠滑久泻，肠炎腹痛，痢疾，崩中带下等症。

【按语】本品甘酸收涩，内有实热积滞者不宜服。

三、汤饮类

马齿苋蛋清饮（民间验方）

【组成】鲜马齿苋 100 克，鸡蛋 2 个。

【制法】马齿苋洗净，捣烂，搅汁。鸡蛋打破，取蛋清，加入马齿苋汁中，搅匀。加温顿服，早晚饮用。

【功用】清热解毒，治带止痒。适用于湿热下注之带下色黄、量多、味臭，阴痒等症。

【按语】脾胃虚寒，肠滑作泻者忌服。

鱼胶糯米散（《医学从众录》）

【组成】鱼胶（鱼鳔）50 克，糯米 500 克。

【制法】糯米炒熟研粉，鱼胶炒酥研末，混匀。每次用 50 克，开水冲成糊状，加白糖适量服用。

【功用】健脾益肾。适用于妇女白带过多。

【按语】胃呆痰多者忌服。

扁豆山药茶（验方）

【组成】白扁豆、山药（各）20 克，白糖适量。

【制法】先将扁豆炒至黄色，捣碎，山药切片，二者煎汤取汁，加糖令溶。代茶频饮。

【功用】健脾利湿。适用于脾虚之带下。

【按语】白扁豆健脾化湿，止泻止带，宜炒用。

四、菜肴类

白带药膳方（《中国瑶药学》）

【组成】翻白草、地榆、杉树根、盐肤木根、美丽猕猴桃、白背叶（各）10～15克，鸡蛋2个。

【制法】上6味，水煎取汁，煮鸡蛋2个内服。

【功用】适用于白带异常。

治带药膳方（《中国瑶药学》）

【组成】三叶木通根、台湾泡桐根（各）60克，瘦猪肉90克。

【制法】三叶木通根、台湾泡桐根、瘦猪肉入锅内，加清水共炖，每天1剂，分2次服。

【功用】适用于白带异常。

银杏乌鸡（《中国药膳学》）

【组成】乌骨鸡1只，白果、莲子肉、糯米（各）15克，胡椒3克。

【制法】鸡去毛及内脏，洗净，白果去硬壳，粳米淘净。将诸物纳入鸡腹内，用文火煮熟，空腹食鸡。

【功用】补肝肾、止带浊。适用于肾虚带下，白浊，遗精，小便频数等症。

【按语】银杏果俗称白果。

山药莲子汤（《中国药膳学》）

【组成】山药、莲子、薏苡仁（各）30克。

【制法】莲子水泡后去皮、心，与洗净的山药、薏苡仁同置砂罐内，加水500克，用文火煮熟。日1剂，分2次温服。

【功用】健脾益气，升阳除湿。适用于脾虚湿浊下流之带下色白或淡黄无臭，如涕如唾，连绵不断，面色㿠白，四肢不温，神疲食少，便溏等症。

【按语】山药养阴能助湿，故湿盛中满者不宜使用。

石榴皮炖鸡肉（《家庭药膳手册》）

【组成】石榴皮 5 克，鸡肉 120 克。

【制法】将石榴皮洗净，鸡肉洗净切块，二者同装于陶罐内，用旺火隔水炖熟。食鸡肉喝汤，日 1 次，连服 5 天。

【功用】健脾止带。适用于脾虚带下，清稀量多，面色萎黄，体弱乏力等。

【按语】石榴皮有一定的毒性，用量不宜过大。

茄汁白扁豆（《膳食保健》）

【组成】白扁豆 250 克，番茄酱 150 克，精盐、白糖、植物油各适量。

【制法】将白扁豆于锅内干炒，待热熟，入冷水浸没，至豆皮起皱，涨大，捞起沥干。锅内放 25 克植物油，倒入番茄酱炒片刻再放入扁豆，加盐、糖、水，文火煮至豆酥汁浓。随意服食。

【功用】健脾利湿。适用于妇女白带过多。

【按语】白扁豆健脾化湿，止泻止带宜炒用，和中消暑宜生用。

第七节　妊娠呕吐

妊娠呕吐多由胃失和降所致，治疗该病药膳方常用生津止呕的如芦根、甘蔗汁、鲜地黄等配制。

一、粥类

生芦根粥（验方）

【组成】鲜芦根 150 克，竹茹 15 克，粳米 75 克，生姜末 10 克。

【制法】将鲜芦根洗净，切成小段，与洗净的竹茹入适量水锅中，上火，煎汁液，去渣，下入粳米、姜末，小火煮成稀粥即可。

【功用】清热除烦，生津止吐。适用于妇女妊娠恶阻及发热引起的口渴心烦，胃热呕吐，或呃逆不止等症。

【按语】胃寒呕吐的病人不宜选用。

鲜竹茹粥（验方）

【组成】鲜竹茹 50 克，糯米 75 克。

【制法】鲜竹茹洗净，入适量水锅中，上火，用小火煎汁后去渣，下入洗净的糯米，煮成稀粥即可。每日 2 ～ 4 次，温服。

【功用】清热，降逆，止呕。适用于妊娠恶阻，呕吐清涎等症。

【按语】竹茹，为青秆竹茎秆的干燥中间层，具有清热化痰，除烦，止呕的功效。

白术鲫鱼粥（验方）

【组成】白术 10 克，鲫鱼 150 克，粳米 50 克，白糖适量。

【制法】把鲫鱼去鳞、肠杂，粳米淘洗净。白术切小片，入适量水锅中，上火，煎药汁约 150 克。另锅入适量水，上火，放入鲫鱼，开锅后下入粳米煮成粥，再加入药汁稍煮，加糖调味。每日 1 次，连服 3 ～ 5 日。

【功用】健脾和胃，降逆止呕。适用于脾胃虚弱型妊娠呕吐，症见孕后 2 ～ 3 个月，脘腹胀闷，呕吐恶心，无食欲，或食入即吐，浑身无力，倦怠思睡，舌质淡、苔白等。

【按语】本品燥湿伤阴，故阴虚内热、津液亏耗者不宜使用。

麦冬生地粥（验方）

【组成】鲜麦冬汁 50 克，鲜地黄汁 50 克，老姜 15 克，薏苡仁 15 克，粳米 75 克。

【制法】粳米、薏苡仁去杂质，洗净，入适量水锅中，上火，加入细姜末，小火快煮成粥状时，加入麦冬汁、地黄汁，调匀煮成粥状即可，空腹服用。

【功用】安胎、止呕、降逆。适用于妊娠恶阻，呕吐不欲食等症状。

【按语】脾虚湿滞，腹满便溏者不宜使用。

二、汤饮类

一味核桃汤（《中国药膳学》）

【组成】核桃 10 个。

【制法】核桃打破，连壳水煎，代茶温热频饮。

【功用】补肾养血，降逆止呃。适用于孕妇胎气上逆，恶心呕吐。

【按语】痰火积热，阴虚火旺以及大便溏泄者禁服。

甘蔗生姜汁（验方）

【组成】甘蔗汁 150 克，生姜汁 15 克。

【制法】将两汁混合饮用。

【功用】养胃，和中，止呕。适用于胃阴不足所致的妊娠呕吐。

【按语】生姜温胃止呕，甘蔗滋阴生津，合用治疗呕吐。

三、菜肴类

羊肉索饼（《食医心鉴》）

【组成】羊肉 120 克，面粉 250 克。

【制法】羊肉洗净，切细，加调料做成羹，再将面做成面条，煮熟后，以羊肉羹调和。空腹服。

【功用】和中益气。适用于妊娠恶阻，心中愦闷，呕吐，食不下，恶闻食臭，头重目眩，四肢烦痛，多卧少起，憎寒汗出，疲乏无力等症。

【按语】索饼，指面条。《释名·释饮食》："蒸饼、汤饼、蝎饼、髓饼、金饼、索饼之属皆随形而名之也。"

第八节　胎动不安

胎动不安多由气血不足所致，治疗该病药膳方常用补益脾肾的如山药、杜仲，醒胃安胎的如砂仁，补阴血亏虚的如阿胶等配制。

一、粥类

砂仁粥（《老老恒言》）

【组成】砂仁 50 克，粳米 100 克，砂糖适量。

【制法】将砂仁研为细末待用。粳米淘净，砂糖适量，同入砂锅内，加水适量，煮至米开汤未稠时，加入砂仁末，以文火再煮数沸，待粥稠即可。每日早晚温热服食。

【功用】暖脾益气，和中养胃。适用于脾胃虚寒性腹痛泻痢，脘腹胀满，食欲不振，胎动不安，妊娠恶阻，气逆呕吐等。

【按语】本品中砂仁气味芳香且含有多种挥发油，不宜久煎。阴虚和实热患者不宜食。

安胎鲤鱼粥（《太平圣惠方》）

【组成】鲜鲤鱼 1 尾（约 500 克），苎麻根 20 克，糯米 50 克，葱、姜、油、盐适量。

【制法】将鱼去内脏和鳞，加工洗净，用刀切成薄片。苎麻根洗净，入锅内，加水适量，煎取汁，澄清去沉淀，糯米淘洗干净，入锅加鱼片、药汁、油、姜、葱同煮为粥，拣出姜、葱，加盐搅匀。早晚温热食之，3～5 日为 1 疗程。

【功用】益气补虚，止血安胎，利水退肿。适用于孕妇腰酸腹痛，胎动不安，胎漏下血，妊娠浮肿等症。

【按语】煮粥时要选活鲤鱼为佳。本品作用平和，又能补益，对先兆流产，胎动不安或妊娠浮肿效果颇佳。

葱粥（《石成金医书六种》）

【组成】葱（连须）5 茎，糯米 100 克。

【制法】用糯米煮粥，临熟入葱连须数茎，再略沸食之。

【功用】适用于妊娠胎动，产后血晕，也适用于伤风鼻塞。

【按语】表虚多汗者慎服。

川芎黄芪粥（《中国药膳学》）

【组成】川芎 6 克，黄芪 15 克，糯米 50 ～ 100 克。

【制法】川芎、黄芪水煎取汁，与糯米煮成粥，早晚温热食服。

【功用】补气安胎。适用于胎动不安。

【按语】黄芪味甘，性微温，入脾经，为补益脾气之要药。

莲子桂圆山药粥（《常见病的饮食疗法》）

【组成】莲子（去心）、桂圆肉（各）50 克，山药粉 100 克。

【制法】莲子、桂圆用文火煮，将熟时，放入山药粉共煮为粥，早晚服食。

【功用】补脾益肾，养心涩肠。可用于预防习惯性流产，也适用于脾虚泄泻，肾虚遗精，心悸失眠等症。

【按语】内有痰火者不宜服用。

黑豆续断糯米粥（《家庭药膳手册》）

【组成】黑豆 30 克，续断 30 克，糯米 60 克。

【制法】将 3 味洗净，续断用纱布包，放入砂锅内，加水 750 毫升，文火煮成粥。日 1 次，服 5 ～ 7 次有效。

【功用】补肝肾，安胎。适用于先兆流产、习惯性流产。

【按语】续断为川续断的干燥根入药，因能"续折接骨"而得名。《滇南本草》："补肝，强筋骨，走经络，止经中酸痛，安胎，治妇人白带。"

糯米山药粥（验方）

【组成】生山药 50 克，川续断、杜仲、苎麻根（各）25 克，糯米 50 ～ 100 克。

【制法】先煎川续断、杜仲、苎麻根，去渣取汁后入糯米及捣碎的山药，共煮为粥，空腹服食。

【功用】固肾、益气、安胎。适用于习惯性流产，先兆流产而又脾肾亏损者，症见头晕耳鸣，腰膝酸软，小便频数，舌淡苔白，脉沉弱。如多次滑胎者，宜在未孕之前，即行常服。

【按语】苎麻根，《名医别录》："主小儿赤丹；其渍苎汁疗渴。根，安胎，贴热丹毒肿有效。"

二、膏类

参芪保胎膏（《中国药膳大全》）

【组成】人参 15 克，黄芪 30 克，生地黄 20 克，阿胶 30 克，蜂蜜 100 克。

【制法】先将人参、黄芪、生地黄加水 500 毫升煎两次，取汁浓缩至 300 毫升。再将阿胶加水 100 毫升隔水蒸化。然后将蜂蜜、阿胶、药汁放在一起搅匀，加热煎熬成膏，装瓶备用。每次服 20 克，每日 2 ～ 3 次。

【功用】补气、滋阴、止血。适用于气阴两虚的先兆性流产者，或有习惯性流产史妇女及身体虚弱者。

【按语】本品较黏腻，凡内有实热积滞，脾胃薄弱，纳食不消及呕吐泄泻者不宜服。

三、汤饮类

鸡蛋羹（《圣济总录》）

【组成】鸡子（鸡蛋）1 个，阿胶 30 克，清酒（或黄酒）100 ～ 150 毫升，食盐 3 克。

【制法】清酒（或黄酒）煎阿胶，烊化后打入鸡子，加盐，熟后分 3 次服下。

【功用】养血安胎，适用于血虚胎动不安，心悸少寐，面色淡白无华，以及产后口渴等症。

【按语】有痰饮积滞或宿食内停者，以及脾胃虚弱者不宜多用，多食则令人闷满。

北芪炖鲈鱼（《家庭食疗手册》）

【组成】黄芪（北芪）50 克，鲈鱼 500 克，葱、姜、醋、盐、黄酒各适量。

【制法】鲈鱼治净。黄芪切片，入纱布袋。将鱼与布袋同置器中，加葱、姜、醋、盐、黄酒、清水各适量，隔水炖熟，每日服 1 次。

【功用】益气安胎，健脾生肌。适用于小儿消化不良，妊娠水肿，胎动不安及术后伤口难愈等症。

【按语】鲈鱼，与黄河鲤鱼、鳜鱼及黑龙江兴凯湖大白鱼并列为"中国四大淡水名鱼。"《本草经疏》云："鲈鱼，味甘淡气平，与脾胃相宜。"《食疗本草》云："安胎补中。"

饴糖砂仁饮（《中国药膳学》）

【组成】饴糖 15 克，砂仁 3 克。

【制法】砂仁捣碎，泡开水或微煮取汁。用药汁化饴糖冲服。

【功用】养胃安胎。适用于孕妇自觉小腹下坠，胎动不安。

【按语】阴虚血燥者慎用。

第九节　妊娠水肿

妊娠水肿多由脾肾阳虚，气化不利，水湿停留所致，治疗该病药膳方常用温阳行气的如桂枝，利水渗湿的如茯苓等配制。

一、粥类

鹿头肉粥（《圣济总录》）

【组成】鹿头肉 150 克，蔓荆子 15 克，高良姜、怀香子（各）10 克，粳米 100 克。

【制法】将蔓荆子、高良姜、怀香子捣罗为末，每用 10 克，先煮鹿肉，熟后去肉下粳米同药末，煮粥。临熟，少加佐料调和，分 3 次食，1 日食尽。

【功用】益气健脾，利湿消肿。适用于妇人妊娠四肢虚肿，喘急胀满。

【按语】怀香子即小茴香，为茴香的干燥成熟果实，阴虚火旺者慎用。

郁李仁粥（《食医心鉴》）

【组成】郁李仁 15 克，粳米 60 克。

【制法】将郁李仁研碎，放入锅内，加水适量，煎汁去渣。先将粳米淘净，放入郁李仁汁内，再加水适量，同煮为粥。每日 2 次，温热服食。

【功用】利水消肿，润肠通便。适用于面肢浮肿，水肿胀满，小便不利，大便秘结。

【按语】郁李仁与粳米为粥，可增益气健脾之功，利水不伤正，益气不碍邪，使二便得通，脾胃无损。本粥性滑善下，孕妇不宜服。

二、菜肴类

三红汤（《百病饮食自疗》）

【组成】红苋菜、赤小豆、大蒜（各）30克，红糖100克。

【制法】大蒜拍碎与另3味水煎，早晚服食。

【功用】健脾行水，平肝潜阳。适用于脾虚肝旺之妊娠后期水肿，血压升高。

【按语】阴虚火旺慎用，慢性胃炎者忌食。

姜桂茯苓饼（《百病饮食自疗》）

【组成】干姜、肉桂（各）3克，茯苓（去皮）30克，面粉、白糖适量。

【制法】干姜、肉桂、茯苓分别为末，和匀，加面粉、白糖、与水调和后做饼，入笼蒸熟食。每服15克。

【功用】温阳利水。适用于肾虚妊娠水肿，面浮肢重，腰以下为甚，四肢欠温，腰膝无力等症。

【按语】阴虚火旺，内有实热者忌用。

第十节　缺乳

缺乳多由气血不足或肝郁气滞所致，治疗该病药膳方常用散瘀通乳的如王不留行、通草等配制。

一、粥类

莴苣子粥（《本草纲目》）

【组成】莴苣子10克，甘草3克，糯米50克，粳米50克。

【制法】先将莴苣子捣碎，与甘草加水煎，去渣取汁，入糯米与粳米煮成粥。每日早晚温热服食，3～5天为一疗程。

【功用】适用于妇女产后体虚乳少，乳汁不通等症。

【按语】莴苣子为莴苣的种子，具有通乳，利小便的功效，主治乳汁不通，小便不利等症。

小米粥（民间验方）

【组成】小米 100 克，红糖适量。

【制法】煮米粥如常法，加糖适量，作早餐食用。

【功用】养胃健脾，补益肾气。适用于体虚胃弱，乏力倦怠，饮食不香，或产后虚损，产妇乳少等。

【按语】小米味甘，性微寒，清邪热、利小便，故体质虚寒，小便清长者不宜多食。

红薯粥（《粥谱》）

【组成】鲜红薯 300 克，粳米 100 克，白糖适量。

【制法】红薯洗净切块，与粳米煮粥，入白糖，空腹食。

【功用】补中和血，益气生津，适用于气血虚，产妇体虚乳少等症。

【按语】胃酸过多者不宜多食，多食令人反酸。

二、汤饮类

三母汤（《寿世保元》）

【组成】牡蛎 90 克，知母 30 克，贝母 30 克，猪蹄 1 只。

【制法】牡蛎、知母、贝母研为细末，备用。猪蹄洗净，切块，先用武火，后用文火，煮至猪蹄熟烂。以猪蹄汤调上诸药细末，早晚服食。

【功用】补养气血，通乳。适用产妇气血不足，乳汁涩少。

【按语】猪蹄为血肉有情之品，能补益气血，化生乳汁。牡蛎能软坚散结，通畅乳汁分泌。

通乳汤（《寿世保元》）

【组成】通草 30 克，川芎 30 克，穿山甲 1.5 克，甘草 1.5 克，猪蹄 4 只。

【制法】猪蹄洗净，切块，加上药，用清水 5 升，先用武火，后用文火，煮至猪蹄熟烂。饮汁，早晚服食。

【功用】补养气血，通乳。适用产妇气血不足，乳汁涩少。

【按语】猪蹄为血肉有情之品，能补益气血，化生乳汁。穿山甲为保护动物，目前已从《中国药典》中除名，本书仅摘录此方，供参考。

龟肉臛（《圣济总录》）

【组成】龟肉 60 ～ 100 克，羊肉、獐肉（各）100 克，调料适量。

【制法】诸肉洗净切片，加水、调料，煮作臛，食肉饮汤。

【功用】益气养血，补虚通乳。适用于气血亏虚，羸瘦体弱，产后乳汁不足等。

【按语】臛指肉羹。

三、菜肴类

乳汁不足药膳方（《中国瑶药学》）

【组成】百样风（平滑榕）30 克，粗叶榕 30 克，桂党参 10 克，薜荔 15 克，猪脚 1 对。

【制法】上诸味药加水炖至猪蹄烂熟，食肉饮汤。

【功用】适用于产后虚弱，乳汁不足，面色少华等。

天冬炖肉（《中国药膳学》）

【组成】天冬 60 克，猪瘦肉 500 克。

【制法】肉切块洗净，与天冬共加水，文火炖至肉熟烂，食肉饮汤。

【功用】滋阴养血。适用于产后虚弱，乳汁不足，面色少华等。

【按语】脾胃虚寒，大便稀溏者慎用。

无花果炖猪蹄（《中国药膳学》）

【组成】猪前蹄 1 对，无花果 100 克，树地瓜根 100 克，金针花根 15 克，奶浆藤 100 克。

【制法】上诸味加水炖至猪蹄烂熟，食肉饮汤。

【功用】健脾补血，通经下乳。适用于产后气血不足，乳汁清稀、量少，乳房柔软，面色少华，神疲食少等症。

【按语】奶浆藤为华萝藦的别称，功效补肾壮阳。

穿山甲炖猪蹄方（《百病饮食自疗》）

【组成】穿山甲 30 克，王不留行 15 克，净猪蹄 1 对，姜、葱、盐各适量。

【制法】前 2 味洗净装纱布袋内，扎口，与猪蹄同炖至烂熟，弃药袋，入姜、葱、盐适量。日 2 次，食肉饮汤。

【功用】通乳补虚。适用于产后气血虚弱，少乳或全无，乳汁清稀，乳房不胀不痛，神疲乏力等症。

【按语】王不留行归肝、胃经，走血分，苦泄宣通，行血脉，通乳汁，为治疗产后乳汁不下常用之品。

木瓜生姜煲米醋（《饮食疗法》）

【组成】木瓜 500 克，生姜 30 克，米醋 500 克。

【制法】上诸味，同入砂锅煲熟，分次服用。

【功用】益气补血，解郁下乳。适用于产后缺乳，病后体弱。也可用于慢性萎缩性胃炎，消化不良等症。

【按语】木瓜，中药名，《现代实用中药》：“未熟果实，治胃消化不良，并为营养品，又为发奶剂。熟果，可利大小便，也可治红白痢疾。”

菠萝蜜种仁炖猪肉（《家庭食疗手册》）

【组成】菠萝蜜种仁 200 克，精猪肉 200 克，调料适量。

【制法】将两味洗净，猪肉切成条，同放入砂锅内，加水和调料，烧沸后，转用文火炖至肉熟烂，再加味精搅匀。吃肉喝汤。

【功用】补中益气，滋阴通乳。适用于妇女产后气血亏虚，乳汁不足，大便秘结等。

【按语】菠萝蜜种仁，《陆川本草》曰：“治气弱，通乳。”

第十一节　产后瘀血不尽

产后瘀血不尽多由血瘀所致，治疗该病药膳方常用活血祛瘀的如山楂、益母草、牛膝等品配制。

一、粥类

山楂粥（《粥谱》）

【组成】山楂 30 ～ 40 克（或鲜山楂 60 克），粳米 100 克，白糖 10 克。

【制法】山楂置砂锅内煎取浓汁，与粳米、糖同煮为粥，早晚服食。

【功用】健脾胃，消食积，散瘀血。适用于妇女产后瘀血疼痛，恶露不尽，月经后期痛经，小儿乳食不消。

【按语】脾胃虚弱日久，胃酸过多者不宜用。

二、膏类

山楂益母膏（《常见病的饮食疗法》）

【组成】生山楂、益母草（各）50 克，红糖 100 克。

【制法】山楂去核，切片，加水 500 毫升，与益母草同煎，煎取 400 毫升，入红糖，搅匀，浓缩收膏。每服 20 毫升，日 2 次。

【功用】活血化瘀。适用于产后恶露不绝，腹痛。

【按语】益母草辛散苦泄，主入血分，功善活血调经，祛瘀通经，为妇科经产病的要药。

三、汤饮类

小蓟饮（《食疗本草学》）

【组成】小蓟（全草）、益母草（各）60 克。

【制法】上 2 味洗净。加水同煎汤，去渣再煎至浓稠服。

【功用】祛瘀止血。适用于胎堕后或产后瘀血不尽，出血不止。

【按语】小蓟性寒凉，善清血分之热而凉血止血。

四、酒醴类

生牛膝酒（《备急千金要方》）

【组成】生牛膝 200 克，醇酒 3 升。

【制法】以酒 3 升，煮取 1.2 升，去滓。随个人酒量分次服。

【功用】适用于产后腹中苦痛。

【按语】牛膝苦泄甘缓，归肝肾经，性善下行，长于活血通经，多用于妇科瘀滞经产诸疾。

没药酒（《圣济总录》）

【组成】没药 20 克，酒 3 盏。

【制法】将没药磨尽，每服 1 盏，煎沸温服。

【功用】适用于产后血晕，腹疼。

【按语】胃弱者慎用。

地黄煮酒（《太平圣惠方》）

【组成】生地黄 6 克，益母草 10 克，黄酒 200 毫升。

【制法】黄酒倒入瓷瓶中，加生地黄、益母草，隔水蒸 20 分钟。每饮 50 毫升，日 2 次。

【功用】活血止血。适用于瘀血性产后出血症。

【按语】生地黄滋阴生津，益母草活血调经，合用滋阴活血止血。

五、菜肴类

鲜荠菜煎（《中国药膳学》）

【组成】鲜荠菜 50 克。

【制法】荠菜洗净，水煎取汁。每日 1 剂，分 2 次服。

【功用】益脾止血。适用于产后流血症。

【按语】荠菜性味平和，诸无所忌。

米酒蒸螃蟹（《日华子本草》）

【组成】螃蟹数只，米酒适量。

【制法】螃蟹洗净，盛碗内，隔水蒸，将熟时加入米酒 1～2 汤匙，再蒸片刻。饮汤，食蟹肉。

【功用】化瘀活血，滋肾养阴。适用于产后恶露不畅，瘀血腹痛，跌打损伤，瘀血肿痛。

【按语】螃蟹味咸，性寒凉，脾胃虚寒者吃后容易引起消化不良，宜佐以性温的老醋、姜末、紫苏同食。

第十二节　产后气血不足

产后气血不足临床常见，治疗该病药膳方常用健脾益气的如山药、大枣、黄芪，滋养阴血的如地黄、当归等配制。

一、粥类

鲜藕粥（《老老恒言》）

【组成】鲜好藕 200 克，粳米 100 克，红糖适量。

【制法】鲜藕洗净切成薄片，粳米淘洗干净，红糖适量，同置锅中，加水适量，煮成粥即可。

【功用】健脾开胃，散瘀和血。适用于中老年体虚，产后调养，食欲不振，口干舌燥等。

【按语】《老老恒言》说藕粥："治热渴止泄，开胃消食，散留血，久服令人心欢。"本品香甜可口，在民间广为流传。本粥宜每日 3 餐温服。

羊肉粥（《饮膳正要》）

【组成】鲜羊肉 200 克，粳米 100 克，生姜 5 片，葱、细盐少许。

【制法】将羊肉洗净，切成薄片，粳米洗净，姜、葱切成碎末，与细盐一同入砂锅内，加水适量，煮至肉烂米开粥稠为度。每日早晚趁热服食。

【功用】补益气血，健脾暖胃。适用于气血亏损，阳气不足，体弱羸瘦，中虚反胃，恶寒怕冷，腰膝酸软，产后虚冷，寒疝腹痛等。

【按语】本粥性温，宜在秋冬季节服食，阴虚火旺者不宜多食，在服食期间，忌服配有半夏或菖蒲的中药方。

鸡汁粥（《本草纲目》）

【组成】母鸡一只（1～2千克），粳米150克。

【制法】将母鸡加工剖洗干净，放入锅内，加水适量，煎取浓汁（撇去表面浮油）。将淘净的粳米和鸡汁同入锅内，如常法煮米成粥，每日早晚温热服食。

【功用】补养气血、安养五脏。适用于年老体弱，精血亏损，病后、产后羸瘦，气血不足，虚弱劳损等。

【按语】伤风感冒或病发热者不宜服食。

山药麻奶糊（《良药佳馔》）

【组成】山药15克，黑芝麻120克，冰糖125克，粳米60克，牛奶100毫升。

【制法】粳米淘净，浸泡1小时后，捞出滤干。山药切细，芝麻炒香。3料同置盘中，加清水、牛奶拌匀，磨碎后滤出细茸，徐徐倒入锅内，用文火煮沸，调入冰糖，不断搅拌成糊。每服2汤匙，早晚服食。

【功用】益脾补肾，润肠滋燥。适用于病后失调，体弱多病，肝肾阴虚，头晕眼花，头痛耳鸣，腰膝酸软，须发早白，便秘等。中老年人常服，可滋补身体。

【按语】山药味甘，性平，能补脾、肺、肾，富含营养成分，又容易消化，可作为食品长期服用，对慢性久病或病后，虚弱羸瘦，需营养调补而脾运不健者，本品为调补佳品。

益母草粥（《太平圣惠方》）

【组成】益母草15克，生地黄15克，藕汁50毫升，生姜6克，小米100克，蜂蜜适量。

【制法】先煎益母草、生地黄、生姜，去渣，入米煮粥，将熟加入藕汁及蜂蜜稍煮。每日早晚服用。

【功用】祛瘀止痛，滋阴润燥。适用于产后虚劳，腹痛，头晕烦躁，口渴食少等。

【按语】脾虚湿滞，腹满便溏者不宜使用。

红枣糯米粥（《中国药膳学》）

【组成】山药粉 12 克，薏苡仁 15 克，荸荠粉 3 克，大枣 15 克，糯米 75 克，白糖 75 克。

【制法】薏苡仁洗净，入水煮至开裂时，放入糯米、大枣共煮至烂，洒入山药粉，边洒边搅，煮 20 分钟后，洒入荸荠粉，搅匀后停火，加入白糖，分 3 次服。

【功用】健脾益气，利湿止泻，生津止咳。适用于脾胃虚弱，病后体虚，营养不良，贫血，水肿等。

【按语】本品可作为膳食常服。

莎木面粥（《常见病食疗食补大全》）

【组成】莎木面 30 克，粳米 50 克，砂糖适量。

【制法】将上 3 味入砂锅加水，用文火煮至米烂粥稠。每日早晚温热服食。莎木面最容易熟，不易久煮，需现煮现吃，不易存放。

【功用】适用于脾胃虚弱，年老、产后、病后体虚等消化不良及肠胃功能差者。

【按语】莎木面，中药名。为棕榈科植物西谷椰子的木髓部提取的淀粉。西谷椰子分布于马来西亚、印度尼西亚等国及南洋群岛一带。具有温中健脾之功效。常用于脾胃虚弱，消化不良。

黄芪鲻鱼汤（验方）

【组成】鲻鱼 500 克，生黄芪 50 克，陈皮 5 克，生姜 10 克，盐、味精各适量。

【制法】鲻鱼去腮、鳞、内脏，洗净，下油起锅用姜煎至微黄。陈皮用水浸泡，黄芪洗净，与鲻鱼一起放入锅内，加清水适量，武火煮沸后，文火煲 1～2 小时，加入盐、味精调味供用。

【功用】健脾开胃，补气生血。适用于脾胃虚弱，气血不足等。

【按语】凡表实邪盛，内有积滞，阴虚阳亢等证均不宜用。

二、膏类

猪油酒蜜膏（《备急千金要方》）

【组成】化猪油、生姜汁（各）100 克，黄酒 50 毫升。

【制法】同置锅中煮沸，待冷装瓶备用。沸水冲化服，每次 1 汤匙，日 2 次。

【功用】功能补虚润燥。适用于产后体虚，忽冷忽热，出虚汗等。

三、汤饮类

当归羊肉羹（《济生方》）

【组成】当归 25 克，黄芪 25 克，党参 25 克，羊肉 500 克，葱、姜、料酒、味精、食盐各适量。

【制法】羊肉洗净切块，将当归、黄芪、党参装入纱布袋内，扎好口，一同放入砂锅内，再加入葱、姜、盐、料酒和适量水。武火烧沸，再用文火煨炖至羊肉烂熟。加入适量味精调味，吃肉喝汤。早晚服食。

【功用】益气养血，温阳补虚。适用于产后气血不足所致的脘腹冷痛，血虚宫冷，崩漏等。

【按语】外感发热，咽喉肿痛，牙痛者不宜食用。忌用铜器煎煮。

地黄煎（《食医心鉴》）

【组成】生地黄汁 500 克，藕汁 500 克，生姜汁 100 克，蜂蜜 200 克。

【制法】上药混合，煎如稀饧。贮器中，空腹温酒服 1 汤匙。

【功用】养阴补虚，活血。适用于产后虚劳百病，气血不调，脘腹结痛，血晕昏愦，心中烦躁，食欲不佳等。

【按语】饧即糖稀。

猪肾臛（《普济方》）

【组成】猪肾、羊肾（各）1 对，豆豉等调料适量。

【制法】上 2 味，分别对剖，去脂膜臊腺，洗净切薄片，同时下锅加水煮作臛，入豆豉、调料调味，随意服食。

【功用】补肾气，健筋骨。适用于产后体虚受寒，腰膝关节疼痛，足软无力等。

【按语】臛即肉羹。

四、菜肴类

桃花馄饨（《太平圣惠方》）

【组成】鲜毛桃花30克，小麦粉100克，瘦猪肉100克，葱、姜、食盐、味精、鸡汤各适量。

【制法】瘦猪肉剁碎，和葱、姜剁为肉泥，加食盐、味精调匀为馅。将面粉与毛桃花加水适量揉为面团，擀成皮。面皮与馅做成馄饨，入鸡汤中煮熟。

【功用】泻下通便，清热利水。适用于燥热便秘，食积便秘，水肿，小便不利，妇女月经不调，产后瘀滞腹痛，二便不通等症。

【按语】体弱年高者慎用，孕妇及月经过多者忌服。

黄鸡馄饨（《寿世青编》）

【组成】黄鸡肉250克，白面100克，葱白少许。

【制法】上同做馄饨，入盐、椒、豉和之，煮熟空心食。

【功用】适用于脾胃虚弱，少食萎黄，益脏腑，悦颜色。

【按语】实证、邪毒未清者慎用。

百合粳米鸡（《太平圣惠方》）

【组成】母鸡1只，百合60克，粳米60克。

【制法】将鸡宰杀后去净毛与内脏；粳米、百合洗净后放入鸡腹中，缝合；加姜、椒、盐、酱油少许，用水煮熟。开腹取百合、粳米做饭，并饮汤吃肉。

【功用】补气养血，健脾养心。适用于产后虚羸少气，心悸、头晕、少食等。

【按语】中寒便溏者不宜使用。

姜汁炒章鱼（《饮食疗法》）

【组成】新鲜章鱼250克，生姜汁1～2汤匙。

【制法】将章鱼洗净切块，加油盐同炒，将熟时加入姜汁，再炒片刻。佐膳服食。

【功用】益气补血。适用于病后脾虚体弱，妇女产后血虚及贫血等症。

【按语】实热、阴虚内热者忌服。

生姜炖牛肚（《中国药膳学》）

【组成】牛肚 1 个，醋、生姜各适量。

【制法】牛肚切块，与姜、醋共炖至烂熟服食。

【功用】养五脏，补元气。适用于病后虚羸，气血不足。

【按语】牛肚味甘，性温，归脾、胃经。健脾胃力量大，常用于治疗消化不良、食后腹胀等症。

枇杷叶糯米粽（《家庭食疗手册》）

【组成】糯米、枇杷叶适量。

【制法】糯米洗净，清水泡 1 宿；新枇杷叶去毛洗净，水浸软，包糯米成粽子，蒸熟食之。日 1 次，连服 3 ～ 4 日。

【功用】补中益气，暖脾和胃，止汗。适用于产后气血亏虚，多汗等。

【按语】枇杷叶入胃经长于清胃热，降胃气而止呕逆。

蟠龙黄鱼（《天府药膳》）

【组成】黄花鱼 500 克，枸杞子 5 克，黄芪 10 克，党参 6 克，水发香菇、冬笋片（各）15 克，猪油、白糖、姜、葱、蒜、料酒、盐、酱油、清汤各适量。

【制法】鱼治净，党参、黄芪切片。砂锅武火烧菜油，下黄鱼炸至金黄色。砂锅入猪油、白糖、炼成枣红色，下入炸好的黄鱼，上好色。党参片、黄芪片、枸杞和鱼、姜、葱、蒜、料酒、盐、清汤、酱油共入锅，武火煎，后文火熬。笋片、香菇熬鱼汤，水豆粉勾芡，浇猪油于鱼上。

【功用】益气补肾，开胃填精。适于体质虚弱者常食。

【按语】黄花鱼又名石首鱼，大部分分布于暖海或热带沿海。

第十三节　急性乳腺炎

急性乳腺炎多发生于产后 3～4 周的妇女，尤以初产妇多见。主要因乳汁瘀积和感染病原菌（金黄色葡萄球菌等）所致。中医治疗以清热解毒，消肿散结为原则。

一、粥类

玫瑰枣粥（验方）

【组成】玫瑰花 5 克，大枣 5 枚，粳米 50 克。

【制法】将粳米淘净，同大枣煮粥，待熟时调入玫瑰花，再煮至沸服食，每日 2 剂。

【功用】疏肝清热，解郁行气。适用于急性乳腺炎早期。

【按语】玫瑰花善于疏肝，行气，止痛，可治肝气郁结之乳房胀痛。

鹿角粉粥（验方）

【组成】鹿角粉 5 克，粳米 50 克，白糖适量。

【制法】将粳米淘净，加清水适量煮粥，待熟后调入鹿角粉、白糖，再煮至沸服食。每日 2 剂，连服 3～5 天。

【功用】散结消肿，通络下乳。适用于急性乳腺炎早期。

【按语】鹿角为马鹿已骨化的角，具有温肾阳，强筋骨，行血消肿之功效。常用于肾阳不足，腰脊冷痛，乳痈初起，瘀血肿痛等的治疗。

归芍二草粥（验方）

【组成】当归、白芍（各）10 克，白花蛇舌草、败酱草（各）15 克，粳米 100 克。

【制法】将诸药水煎取汁，加粳米煮为稀粥服食，每日 2 次。

【功用】清热解毒，活血散结。适用于急性乳腺炎早期。

【按语】白花蛇舌草、败酱草清热解毒散结，当归补血活血，白芍养血柔肝，合用治疗乳腺炎。

蒲公英大枣粥（验方）

【组成】鲜蒲公英 30 克，大枣 5 枚，薏苡仁 50 克。

【制法】将鲜蒲公英洗净，切细备用。先取大枣、薏苡仁煮粥，待熟时调入蒲公英，再煮至沸服食，每日 2 剂。

【功用】清热解毒，消肿散结。适用于急性乳腺炎早期。

【按语】蒲公英苦寒，善清热解毒，归肝、胃经，兼能通乳，故为治乳痈之要药。

二、酒醴类

栝楼醴（《子母秘录》）

【组成】全瓜蒌（全栝楼）30 克，黄酒 100 毫升。

【制法】将全瓜蒌和黄酒同放瓷杯中，再将瓷杯放入有水的蒸锅中以小火蒸炖 20 分钟。每日 2 次，每次 10 ～ 20 毫升。

【功用】清热利咽，消痈肿疮毒。适用于乳腺炎初起之红肿热痛等症。

【按语】脾胃虚寒，大便溏薄，痰湿内盛者不宜服用。

第十四节　不孕症

不孕症多由宫寒或肾精亏虚所致，治疗该病药膳方常用温肾散寒的如肉桂、淫羊藿，滋补精血的如山药、阿胶等配制。

一、粥类

桂浆粥（《粥谱》）

【组成】肉桂 3 克，粳米 50 克，红糖适量。

【制法】肉桂煎取浓汁去渣。粳米煮粥沸后，调入肉桂汁及红糖，同煮为粥。早晚温热服。

【功用】补肾暖脾，散寒止痛。适用于肾阳不足而致的畏寒肢冷，腰膝酸软，小便频数，男子阳痿，女子宫寒不孕。

【按语】凡实证、热证、阴虚火旺者均不宜食用。肉桂所含桂皮油易于挥发，故不宜久煎久煮。

二、酒醴类

仙灵脾酒（《本草纲目》）

【组成】淫羊藿（仙灵脾）60 克，白酒 500 克。

【制法】将淫羊藿洗净晾干，装入纱布袋内，扎紧口，放入酒罐内，加入白酒，加盖密封，浸泡 7 天即成。每日 2 次，每次 5 ~ 15 毫升。

【功用】补益肝肾，强健筋骨。适用于阴阳两损，命门火衰而引起的男子阳痿、女子不孕，四肢不仁等症。

【按语】本品燥烈，伤阴助火，阴虚火旺者不宜服。

三、菜肴类

天仙面（《寿世青编》）

【组成】糯米 1 千克，山药 1.2 千克。

【制法】糯米水浸一夜，沥干，慢火炒令极熟，山药炒过，共研细末，收贮备用。每日清晨加白糖调，随意服食。

【功用】滋补助孕。适用于身体虚弱，久不受孕之症。

【按语】山药养阴能助湿，故湿盛中满或有积滞者不宜使用。

胶艾炖鸡（《百病饮食自疗》）

【组成】杜仲 15 克，阿胶 15 克，陈艾叶 10 克，鸡 500 克，生姜 6 克。

【制法】鸡去毛及内脏，加入陈艾叶、杜仲同炖，将熟时加姜再炖 20 分钟。用汤烊化阿胶 5 克服食，每日 3 次。

【功用】散寒止痛，暖宫安胎。适用于肾虚寒凝所致之痛经、不孕症和妊娠腹痛等。

【按语】外感未愈，消化不良者不宜服用。

第十五节 经期头痛

经期头痛多由血虚或肝火旺所致，治疗该病药膳方常用养血补血的如当归，疏肝解郁的如佛手等配制。

当归生姜羊肉汤（《金匮要略》）

【组成】当归20克，生姜30克，羊肉500克，食盐、黄酒、葱、胡椒粉适量。

【制法】羊肉洗净切块，生姜切薄片，二者微炒铲起。当归洗净，纱布捆好，与炒后的生姜、羊肉一并放在砂锅内，武火煮沸后，改用文火煲2小时即可。服用前加适量盐、葱和胡椒粉，吃肉喝汤。

【功用】温中补虚，调经散寒。适用于妇女血虚寒凝之月经不调、血虚经少、痛经、经期头痛及产后气血虚弱之腹痛、血虚乳少、恶露不止等症。

【按语】阴虚有热，湿盛中满者不宜用本膳。年老体弱，常发热，咽喉肿痛，口舌溃烂者慎用。

丹参佛手煎（验方）

【组成】核桃仁5个，佛手片6克，白糖50克，丹参15克。

【制法】将丹参、佛手煎汤，核桃仁、白糖捣烂成泥状，加入丹参佛手汤用中小火煎煮10分钟服食，每天2次，连服数天。

【功用】疏肝解郁。适用于肝郁气滞的经期头痛，精神抑郁，善疑多虑，头痛脑涨，目眩失眠，倦怠疲乏，食少嗳气，胸闷不舒，两肋撑满闷塞，月经不调或乳房胀痛，舌质淡红，脉弦细者。

【按语】丹参活血，佛手行气，合用疏肝解郁。

芝麻核桃丸（验方）

【组成】黑芝麻、核桃肉、桑叶（各）50克，金橘15克。

【制法】将上药捣如泥状，做成每个约9克的药丸，每天服2次，每次服1～2丸，连服7～8天。

【功用】疏肝解郁，补肾滋阴。适用于肝郁肾虚的经期头痛。

【按语】痰火积滞，阴虚火旺，大便溏泄者不宜服用。

第十八章 ◆

小儿病药膳方

第一节 积滞

小儿脾常不足，易为乳食所伤，治疗该病药膳方常用健胃消食的如鸡内金、山药、山楂、莲子肉等配制而成。

一、粥类

糯米内金粥（验方）

【组成】鸡内金 15 克，生山药 45 克，糯米 50 克。

【制法】文火煎鸡内金 1 小时，加糯米及山药再煮，每日分 2 次服。

【功用】活血通经，健胃消食。适用于气滞血瘀所致的闭经，食积不化，脘腹胀满和小儿疳积等症。

【按语】脾虚无积滞者慎用。

二、膏类

楂梨膏（《寿世保元》）

【组成】鲜肥山楂 5 千克，甜梨 5 千克，蜂蜜 500 克。

【制法】鲜肥山楂去核，甜梨去核，共捣碎，收自然汁，入锅煎熬。加入蜂蜜，共熬成膏。

【功用】消食生津。适用于小儿厌食症。

【按语】山楂所含脂肪酸能促进脂肪消化，并增加胃消化酶的分泌，且对胃肠功能有一定调整作用；山楂酸可以提高蛋白分解酶的活性；山楂中的解脂酶可以促进脂肪分解。

三、汤饮类

山楂麦芽饮（《中国药膳》）

【组成】山楂、炒麦芽（各）10克。

【制法】山楂洗净，切薄片，与炒麦芽同置杯中，开水泡30分钟，随意饮用。

【功用】健胃，消食，导滞。适用于宿食停滞，消化不良，小儿乳积及脾胃虚弱，食欲不振等症。

【按语】炒麦芽能促进胃酸与胃蛋白酶的分泌，助消化。

四、菜肴类

柚子炖鸡（《本草纲目》）

【组成】新鲜柚子1个，新鲜鸡肉500克，姜片、葱白、百合、味精、食盐等适量。

【制法】将柚子剥皮，去皮、络，除核，取肉500克。将鸡肉、柚肉同放入炖盅内，置姜片、葱白、百合于鸡肉周围，调好食盐、味精、加开水适量，炖盅置于大锅中，用文火炖4小时，即可服食。

【功用】健脾消食，化痰止咳。适用于咳嗽痰多，食少纳呆之食积等症。

【按语】消化力弱者以饮汤为宜。

消食饼（验方）

【组成】炒山楂120克，炒白术120克，神曲60克，米粉250克。

【制法】炒山楂、炒白术、神曲3药共研极细末，与米粉调和，入白糖适量，焙制成每片约3克重的饼干，早晚服用。

【功用】健脾导滞，增进食欲。适用于小儿食积。

【按语】山楂善于治疗肉类或油腻过多所致的食滞，神曲则利于消化米面食物。

益脾饼（《医学衷中参西录》）

【组成】白术30克，红枣250克，鸡内金15克，干姜15克。

【制法】上药 4 味，白术、鸡内金皆用生者，每味各自轧细焙熟（先轧细而后焙者，为其焙之易匀也）。再将干姜轧细，共和枣肉，同捣如泥，做小饼。木炭火上炙干，空心时，当点心，细嚼咽之。

【功用】健脾益气，温中散寒，健胃消食。适用于小儿食积。

【按语】本品性热，中焦有热者不宜食用。

千金肥儿饼（《寿世保元》）

【组成】莲子、茯苓、芡实、干山药、扁豆、薏苡仁（各）200 克，神曲、麦芽、人参、使君子、山楂、甘草（各）100 克，糯米 1.5 千克，白糖 1 千克。

【制法】上诸药研为末，糯米研为末，用纱布裹，置于锅内蒸熟，用白糖调和印成饼，每食二三饼。

【功用】健脾和胃。适用于小儿食积，厌食症。

【按语】小儿无病，日常食三五饼，可防患于未然，妙不可言。

消食饼（《寿世保元》）

【组成】莲子肉（去皮）、炒山药、白茯苓（去皮）、芡实（去壳，炒）、神曲（炒）、麦芽（炒）、扁豆（炒）、山楂（去子）（各）200 克，白面 500 克。

【制法】上药研为细末，加白面，用清水调和，烙焦饼用。

【功用】消食止泻，益元气，健脾胃。适用于小儿吐泻，食积症。

【按语】神曲、麦芽、山楂功能消食化滞，三药炒焦合称焦三仙，化食消滞力量更雄厚。

小儿疳积方（《中国瑶药学》）

【组成】紫背金牛 9 克，独脚金 3 克，香附子块茎 6 克，台湾泡桐根皮 6 克，田基黄 3 克。

【制法】上 5 味共研末，与瘦猪肉共入锅，蒸服。

【功用】适用于小儿疳积。

五香散（《百病饮食自疗》）

【组成】炒芡实、炒扁豆、炒玉米、炒黄豆各等分，焙鸡内金 1/4 分。

【制法】共研极细末，和匀，置干燥处贮藏备用。每服 15 ～ 30 克，温开水送服，早晚服用，可连服 1 ～ 2 个月。

【功用】消食导滞。适用于小儿乳食积滞，吐乳泄泻，大便臭腐，烦躁啼哭等症。

【按语】鸡内金消食化积作用较强，并可健运脾胃，广泛用于米面薯芋乳肉等各种食积证。

生板栗泥（《家庭药膳手册》）

【组成】生板栗 100 克。

【制法】生板栗捣泥，日食数枚量。

【功用】健脾益胃，补肾活血。适用于小儿疳积，脚软无力。

【按语】板栗含有丰富的碳水化合物，还含有蛋白质、氨基酸、B 族维生素等成分。

田鸡焖米饭（《家庭食疗手册》）

【组成】田鸡 5 只，粳米 100 克。

【制法】田鸡去皮及内脏，切块，加花生油、食盐少许拌匀。待粳米煮成软饭时放入，共焖至熟，服食。

【功用】滋阴补虚，清热解毒。适用于小儿疳积，面黄肌瘦。

【按语】田鸡，《日用本草》："治小儿赤毒热疮，脐肠腹痛，疳瘦肚大，虚劳烦热，胃气虚弱。"

二丑消积饼（《百病饮食自疗》）

【组成】黑丑 60 克，白丑 60 克，面粉 500 克。

【制法】二丑炒香脆，研极细末，与面粉调和，入白糖适量，焙制成每片约 3 克重的饼干食用，早晚服用。

【功用】消食导滞。适用于小儿食积，吐乳腹泻，大便臭腐，便中夹有未消化的食物等症。

【按语】牵牛子表面灰黑色者为黑丑，表面淡黄白色者为白丑。

第二节　小儿顿咳（百日咳）

小儿顿咳的药膳方常用养阴润肺的如天冬、麦冬，止咳下气的如百部、浙贝母等配制而成。

一、粥类
二冬阿胶粥（《百病饮食自疗》）

【组成】天冬 30 克，麦冬 30 克，阿胶 15 克，糯米 30 克。

【制法】二冬水煎取汁。糯米熬粥，兑入药汁煮至熟，趁热加入阿胶烊化。每日早晚服。

【功用】养阴清热，润肺止咳，补血止血。适用于小儿顿咳。

【按语】本药膳偏寒凉滋腻，脾虚大便稀溏者慎用。

二、汤饮类
三白茶（《百病饮食自疗》）

【组成】桑白皮、百部、白芍（各）15 克，绿茶 10 克，冰糖 15 克。

【制法】上药水煎取汁，加冰糖，频频饮服。

【功用】清金养肺，降气化痰。适用于顿咳（百日咳）。

【按语】桑白皮泻肺火，百部润肺下气止咳，白芍敛阴止汗。

第三节　小儿体虚

小儿体虚多由肺脾之气不足所致，治疗此类疾病药膳方常用健脾益气的如山药、茯苓、莲子肉、芡实等配制而成。

一、粥类

糯米小麦粥（《常见病食疗食补大全》）

【组成】糯米 500 克，小麦 600 克，白糖适量。

【制法】将糯米、小麦共加水煮成稀粥，食时调入白糖。每日早晚服食。粥中小麦以浮水者为好，煮粥时定要等到米烂麦熟方有功效。

【功用】适用于小儿脾胃虚弱，自汗神疲，妇女心神不定，神经衰弱等症。

【按语】糯米味甘，性温，善于补中益气，健脾止泻。

二、菜肴类

七仙炒面（《寿世编》）

【组成】茯苓、莲子肉、芡实（各）400 克，小米（炒）200 克，红枣（去皮、核，煮熟）1.6 千克，蜂蜜、白糖（各）400 克。

【制法】上药研细末，随意用滚水冲服。干吃即是炒面。

【功用】健脾补虚。适用于小儿体虚等症。

【按语】小米又名粟米，功效和中益肾。

八珍糕（《外科正宗》）

【组成】人参 15 克，山药 180 克，芡实 180 克，莲子 180 克，糯米 1 千克，粳米 1 千克，白糖 500 克，蜂蜜 200 克。

【制法】将诸药研为末，糯米、粳米如常法磨制成粉，将粉放入盆内。蜂蜜、白糖混匀，加水适量煨化，与粉料相拌和匀。摊铺蒸笼内压紧蒸糕，糕熟切块，火上烘干，放入瓷器内收贮。早晚空腹服食 30 克。

【功用】补中益气，收涩止泻。适用于小儿体虚之神疲体倦，饮食无味，便溏腹泻等症。

【按语】本药膳偏甜腻，纳呆、腹胀者不宜食用。

阳春白雪糕（《寿世保元》）

【组成】茯苓、山药、芡实、莲子（各）120 克，陈仓米 250 克，糯米 350 克，白糖 750 克。

【制法】前 5 味研为细末，与糯米同入布袋，盛放笼内蒸极熟，取出放容器内，入白糖同搅拌均匀，用木印制成饼子，晒干收贮。

【功用】健脾养胃，安神定志。适用于小儿饮食无味，便溏腹泻等。

【按语】本药膳偏甜腻，腹胀者不宜食用。

莲肉糕（《寿世青编》）

【组成】莲肉、粳米（各）120 克，茯苓 60 克，砂糖适量。

【制法】前 3 味，共为细末，砂糖调和。每用 10 克，白汤送下。

【功用】适用于病后胃弱，不消水谷。

【按语】莲肉指睡莲科植物莲的干燥成熟种子，《医林纂要》："去心连皮生嚼，最益人，能除烦、止渴、涩精、和血、止梦遗、调寒热。煮食仅治脾泄、久痢、厚肠胃，而交心肾之功减矣。更去皮，则无涩味，其功止于补脾而已。"

黄精蜂蜜煎（《中国药膳学》）

【组成】黄精、蜂蜜（各）30 克。

【制法】黄精洗净，与蜂蜜加水同煎服食。

【功用】益气养阴，补虚。适用于小儿营养不良，下肢痿软，体质虚弱等。

【按语】痰湿壅滞，气滞腹满者不宜服用。

水煮蚕豆（《疾病的食疗与验方》）

【组成】蚕豆 500 克，花椒 5 克，砂仁 5 克，豆蔻 5 克，半夏 6 克，木香 5 克，苍术 6 克，盐适量。

【制法】将蚕豆以水发胀，其他药物装袋，与蚕豆加水同煮，入盐，待蚕豆烂熟时，拣出药袋，剥皮服食蚕豆。

【功用】健脾燥湿，行气化滞。适用于小儿痰湿中阻，不思饮食，久而体虚，口吐痰涎，大便溏泄，身倦无力等症。

【按语】半夏内服一般炮制后用，生品内服宜慎，请在医生指导下使用。

茯苓煮鸡肝（《常见病的饮食疗法》）

【组成】鸡肝 30 克，茯苓 10 克。

【制法】上 2 味，加水同煮，待肝熟后，食肝饮汤。

【功用】健脾补中，养肝明目。适用于小儿体虚，双目羞明，面黄肌瘦，毛发焦枯等。

【按语】茯苓健脾和中，鸡肝补肝明目。

眉豆煲饭（《饮食疗法》）

【组成】眉豆 50 ～ 100 克，粳米 100 ～ 150 克。

【制法】二者加水煮饭后，用油、盐调味服食。

【功用】补中益气，健脾消肿。适用于脾虚水肿，脚气病，小儿病后脾胃虚弱等症。

【按语】眉豆又名白扁豆，《日华子本草》："豆，暖肠胃。叶，利五脏，下气。"

第四节　小儿呕吐

小儿呕吐多由脾胃虚寒所致，治疗该病药膳方常用健脾益气的如人参、茯苓、白扁豆等配制而成。

人参粥（《食医心鉴》）

【组成】人参、茯苓（各）15 克，麦冬（去心）20 克，红米 100 克。

【制法】前 3 味加水 750 毫升，煎取汁约 500 毫升，下米煮粥，温热服食。

【功用】补虚降逆，止呕治痢。适用于小儿胃肠虚冷呕吐及下痢惊啼等症。

【按语】阴虚火旺者不宜。不得与萝卜、茶叶等同服。煮粥器具以砂锅为佳，忌铁器。

扁豆粥（《食鉴本草》）

【组成】白扁豆 15 克，人参 5 ～ 10 克，粳米 50 克。

【制法】先煮扁豆，将熟，入米煮粥；同时单煎人参取汁，粥熟时，将参汁兑入调匀，空腹服。

【功用】益精补肺，健脾止泄。适用于久泄不止，脾胃虚弱，或小儿吐泻交作。

【按语】白扁豆健脾止泻宜炒用。

第五节　小儿遗尿

小儿遗尿多由肾气不足，下元虚寒所致，治疗该病药膳方常用温补肾精的如山药、芡实、覆盆子、桑螵蛸等配制而成。

一、粥类

山药芡实粥（《寿世保元》）

【组成】山药 50 克，芡实 50 克，粳米 50 克，香油、食盐各适量。

【制法】山药去皮切块，芡实打碎。二者与粳米同入锅中，加水煮粥，待粥熟后加香油、食盐调味即成。每晚温服。

【功用】补益脾肾，除湿止带，固精止遗。适用于带下清稀，尿频遗尿，健忘失眠等。

【按语】本药膳味美可口，服食方便，宜于久服。

鲻鱼粥（《家庭药膳手册》）

【组成】鲜鲻鱼 500 克，粳米 100 克。

【制法】鲻鱼去鳃、鳞和内脏，洗净，与粳米同入砂锅煮粥，早晚温热服食。

【功用】健脾补肾，益气缩尿。适用于遗尿、夜尿多等症。

【按语】鲻鱼是我国南方沿海咸淡水养殖的主要经济鱼类之一，鲻鱼肉质丰厚，味鲜美，营养丰富，无细骨，鱼肉香醇而不腻。

高粱粥（验方）

【组成】高粱米 100 克，桑螵蛸 20 克。

【制法】桑螵蛸水煎 3 次，过滤取汁，收集药液 500 毫升，与高粱米煮为粥。早晚餐温热服食。

【功用】健脾补肾，固精缩尿。适用于肾气不足，小便频数，遗尿，夜尿，小便失禁等症。

【按语】桑螵蛸，中药名。为螳螂科昆虫大刀螂的干燥卵鞘。《名医别录》认为其"主治男子虚损，五藏气微，梦寐失精，遗溺"。

二、菜肴类

遗尿药膳方（《中国瑶药学》）

【组成】桂党参、土人参（各）30 克，瘦猪肉 100 克。

【制法】桂党参、土人参、瘦猪肉同炖服。

【功用】适用于小儿夜间多尿或遗尿等症。

白果覆盆子煲猪小肚（《饮食疗法》）

【组成】白果 5 枚，覆盆子 10 克，猪膀胱 100 ～ 150 克。

【制法】白果炒熟去壳，猪膀胱洗净，切小块，三者加水适量煮汤，饮汤食肉。

【功用】补益肝肾，缩泉止遗。适用于小儿夜间多尿或遗尿等症。

【按语】覆盆子，《本草通玄》："覆盆子，甘平入肾，起阳治痿，固精摄溺，强肾而无燥热之偏，固精而无凝涩之害，金玉之品也。"

米酒炒鸡肠（《饮食疗法》）

【组成】鸡肠 2 ～ 3 具，米酒 1 ～ 2 汤匙。

【制法】鸡肠剪开洗净，切成小段，用植物油炒至将熟时，加入米酒、食盐调味，佐餐用。

【功用】补肾气，缩小便。适用于肾虚小便频数清长，遗尿，遗精等。

【按语】鸡肠，《本草纲目》："止遗精，白浊，消渴。"

鸡肠内金饼（《常见病的饮食疗法》）

【组成】公鸡肠 1 具，鸡内金 30 克，小麦粉 250 克，盐或糖适量。

【制法】鸡肠洗净焙干，研粉；鸡内金研粉。2 味与麦粉拌匀，加盐或糖，用水和成面团，制成薄饼 10 个，烘熟代点心食用。每服 1 ～ 2 个，日 2 次。

【功用】补脾肾，止遗尿。适用于小儿脾肾不足，遗尿，小便频数，面色㿠白，食欲不振，四肢乏力等症。

【按语】鸡内金为鸡的干燥砂囊内壁，能健胃消食，涩精止遗。

第六节　小儿行迟

小儿行迟为气血不足，精髓不充所致，治疗该病药膳方常用补肾强筋的如五加皮、牛膝、木瓜等配制而成。

一、粥类

五加皮粥（《全幼心鉴》）

【组成】五加皮粉 3 克，粳米 30 克。

【制法】将粳米煮稀粥，粥成后调入五加皮粉，早晚服食。

【功用】补肝肾，健体魄，强筋骨。适用于小儿行迟症。

【按语】五加皮味辛、苦，性温，归肝、肾经。长于补肝肾，强筋骨。

二、菜肴类

小儿脚痿行迟方（《全幼心鉴》）

【组成】五加皮、木瓜、牛膝（各）10 ～ 30 克，小鸡 1 只，猪脊骨 200 克。

【制法】小鸡去毛、肠杂，洗净切块。猪脊骨洗净捶碎，与五加皮、木瓜、牛膝同入锅炖汤，调味后食用。

【功用】补肝肾，健筋骨。适用于小儿脚痿行迟症。

【按语】五加皮、牛膝补肝肾，强筋骨；木瓜舒筋活络。合用治疗脚痿。

行迟药膳方（《中国瑶药学》）

【组成】五加皮、牛膝、木瓜各等量研末。

【制法】上 3 味每次 6 克，用猪骨头炖汤调服。

【功用】适用于小儿脚痿行迟症。

栗子糕（《民间验方》）

【组成】板栗 500 克，白糖 250 克。

【制法】板栗水煮 30 分钟，待冷去皮，放碗中，上笼蒸 30 分钟取出，加白糖，压成栗子泥，放入搪瓷盘内，切成 4 厘米长、3 厘米宽的块。早餐服食或作点心用。

【功用】补肾强身。适用于久病体弱，小儿筋骨不健，软弱无力，泄泻等症。

【按语】板栗，《名医别录》："主益气，厚肠胃，补肾气，令人忍饥饿。"

第七节　小儿感冒

小儿感冒，以感受风邪为主，治疗该病药膳方常用祛风解表的如葛根、紫苏叶、荆芥、生姜等配制而成。

一、粥类

干葛粥（《食医心鉴》）

【组成】葛根 15 克，粳米 50 克。

【制法】先将葛根煎汤，去渣后入米作粥，随意食。

【功用】祛风，定惊。适用于风热感冒，挟痰挟惊，症见发热头痛，呕吐，惊啼不安等。

【按语】虚寒者忌用。

二、汤饮类

蒜姜饮（验方）

【组成】大蒜、生姜（各）15 克，红糖适量。

【制法】大蒜和生姜加水 1 碗，煎至半碗，睡前一次服下。服时，可加适量红糖。

【功用】祛风散寒。适用于风寒感冒。

【按语】实热及阴虚内热者忌服。

第八节　小儿泄泻

小儿泄泻多由伤于乳食或脾胃虚弱所致，治疗该病药膳方常用健脾和胃的如莲子、山药、薏苡仁、芡实等配制而成。

一、粥类

鸡子粥（《食医心鉴》）

【组成】鸡子1个，粳米30克。

【制法】粳米淘净，加水煮粥，临熟打入鸡子，搅匀，熟后温服。

【功用】补虚止痢。适用于小儿下痢不止，身体虚弱等。

【按语】鸡子即鸡蛋。

二、菜肴类

理脾糕（《寿世青编》）

【组成】松花50克，百合、莲肉、山药、薏苡仁、芡实、白蒺藜（为末，各）50克，粳米粉600克，糯米粉1.5千克，砂糖50克。

【制法】上诸味拌匀蒸熟，炙干食之。

【功用】适用于老人、小儿脾虚水泻。

【按语】松花又名松花粉，为马尾松的花粉。松花自古以来即被称为不老长寿的妙药，《本草纲目》认为，松花有"润心肺，益气，除风，止血"等功效。苏东坡曰："一斤松花不可少，八两蒲黄切莫炒。槐花杏花各五钱，两斤白蜜一起捣；吃也好，浴也好，红白容颜直到老。"

栗子柿子饼糊（《家庭药膳手册》）

【组成】栗子肉15克，柿饼半个。

【制法】将两者共磨成糊状，煮熟喂食。每日分2次服。

【功用】补肾益气，健脾养胃。适用于小儿腹泻。

【按语】不宜多食，过则伤脾胃，助阴湿。

烤鸡蛋白果（《食疗本草学》）

【组成】白果仁 2 ～ 4 粒，鸡蛋 1 个。

【制法】将白果仁研成细末。鸡蛋一端敲破呈一小孔，把白果粉末装入蛋内，竖放在火上烤熟。日服 2 ～ 3 次。

【功用】补脾，涩肠，止泻。适用于小儿脾虚腹泻。

【按语】白果仁为银杏科落叶乔木银杏的成熟种子，生食有毒。

第十九章 ◆

五官疾病药膳方

第一节　牙痛

牙痛多由火热炽盛所致，治疗该病药膳方常用清热泻火的如淡竹叶、地黄、黄芩、生甘草等配制而成。

一、粥类

竹叶粥（《太平圣惠方》）

【组成】淡竹叶 30 克，粳米 100 克，冰糖适量。

【制法】取淡竹叶煎汤去渣留汁，加入净粳米、冰糖适量，煮为稀粥。每日早晚稍温顿服。

【功用】清心除烦，通利小便。适用于心火炽盛，口渴多饮，心烦目赤，口舌生疮，牙龈肿痛，小便短赤或淋痛。

【按语】该粥宜稀薄为佳，粥量宜稍多，以利小便。素有胃寒或阴虚发热者不宜服用。

牛膝生地黑豆粥（验方）

【组成】牛膝 12 克，生地黄、熟地黄（各）15 克，黑豆 60 克，粳米 100 克。

【制法】将各物分别用水洗净，地黄切碎，加适量清水煮成粥，去牛膝、地黄的药渣，用少许盐调味随意用。

【功用】补肾扶正。适用于正气亏虚的老年牙痛者。

【按语】脾虚腹胀，肠滑泄泻者慎服。

二、汤饮类

甘露饮（《太平惠民和剂局方》）

【组成】枇杷叶、熟地黄、生地黄、天冬、麦冬、石斛、茵陈、黄芩、枳壳、甘草各等分。

【制法】上诸药为末，取 15 克，用一碗水，煎至 7 分，去滓。临卧温服，小儿减半。

【功用】适用于胃中客热，牙宣口臭，齿龈肿烂，或目赤肿痛，口舌生疮，咽喉肿痛等。

【按语】湿盛中满，食少便溏者忌服。

瓜蒂饮（验方）

【组成】南瓜蒂、西瓜子（各）30 克。

【制法】上 2 味，每日 1 剂，水煎漱口，每日 3 次。

【功用】清热泻火。适用于龋齿牙痛。

【按语】南瓜蒂味苦、微甘，性平，功能解毒，利水，安胎。

枸杞根饮（验方）

【组成】枸杞根 60 克。

【制法】每日 1 剂，分 2 次水煎服。

【功用】清热泻火。用于风火牙痛。

【按语】枸杞根又称地骨皮，是枸杞的根，果实叫枸杞子。

黑豆饮（验方）

【组成】黑豆 100 克。

【制法】水煎去渣漱口，每日数次。

【功用】滋阴泻火。适用于虚火牙痛。

【按语】《本草纲目》载"药黑豆有补肾养血、清热解毒、活血化瘀、乌发明目、延年益寿功效"。

花椒醋饮（验方）

【组成】花椒 10 克，食醋 250 克。

【制法】水煎去渣取液，备用，牙痛时漱口。

【功用】泻火止痛。适用于各种牙痛。

【按语】花椒味辛，性温，长于温中燥湿，散寒止痛。

五味药饮（验方）

【组成】大生地黄 12 克，麦冬 9 克，西洋参 6 克，骨碎补 15 克，金银花 9 克。

【制法】上 5 味水煎去渣取液，日 2 次饮用。

【功用】滋阴，泻火，止痛。适用于阴虚火旺的牙痛。

【按语】脾虚湿盛，腹满便溏者不宜使用。

石榴子糖浆（《中国药膳学》）

【组成】石榴子 100 克，白糖（或冰糖）20 克。

【制法】石榴子榨汁后加白糖，制成糖浆，用以含漱或内服。

【功用】生津止渴。适用于口腔炎症。

【按语】石榴汁含有多种氨基酸和微量元素，有助消化、抗溃疡、软化血管等多种功能。

贻贝苁蓉黑豆汤（验方）

【组成】贻贝、肉苁蓉（各）30 克，黑豆 150 克。

【制法】洗去贻贝沙泥，黑豆洗净，肉苁蓉切片，共放锅里加清水适量熬煮 1 小时以上，然后取汁，1 次服完。每日 1 剂，连服数天。

【功用】滋阴泻火。适用于龋齿牙痛及虚火上炎的牙龈肿痛者。

【按语】贻贝即淡菜，入肾经，滋阴降火；黑豆补肾，除胸中热痹，散五脏积热。

生姜竹叶散（验方）

【组成】生姜 60 克，竹叶 150 克，食盐 90 克。

【制法】先将竹叶熬出浓汁，次将生姜捣烂取汁，同熬，滤渣，再加入食盐熬干，研为细末，贮瓶备用。用时取盐末擦于牙痛处。

【功用】清热泻火。适用于胃火牙痛。

【按语】体虚有寒者忌用。

第二节　目赤肿痛

目赤肿痛多由肝火上扰所致，治疗该病药膳方常用清肝泻火的如石膏、菊花、淡竹叶等配制而成。

一、粥类

竹叶粥方（《养老奉亲书》）

【组成】鲜竹叶 50 片，生石膏 50 克，白糖 15 克，粳米 100 克。

【制法】取 600 毫升水，放入竹叶、生石膏熬煮，剩 400 毫升时用纱布将生石膏和渣滓滤除。将滤液和粳米共煮，至粥烂熟时，加入白糖食之。

【功用】清热明目。适用风热上犯所致的头目赤痛，口干舌燥，烦热咽燥等症。

【按语】春季肝气萌动，素日肝盛目赤者最宜服食。

二、膏类

菊花延龄膏（《慈禧光绪医方选议》）

【组成】鲜菊花瓣 500 克，蜂蜜适量。

【制法】将菊花去蒂留瓣，加水适量浸泡，然后加热煎煮，每 20 分钟取煎液一次，加水再煎，共取 3 次，合并煎液，再用文火煎熬浓缩，至黏稠时加入蜂蜜一倍，煮沸后停火，待冷后装瓶备用。每服 10～15 克，白开水冲服，日 2 次。

【功用】滋阴降火，清肝明目。适用于肝阳上升所致头晕目昏，目赤肿痛，胸闷不爽等症。

【按语】本方原用于清朝慈禧太后。其病案载有"老佛爷脉息左关弦数，右寸宏大而滑。肝经有火，肺胃蓄有饮热，气道欠舒，目皮艰涩，胸膈有时不畅"等语。此品仅用一味菊花，疏风、清热、明目之功更强。该品适用于中老年人平素保健。

三、菜肴类

苦瓜焖鸡翅（《家庭食疗手册》）

【组成】苦瓜 250 克，鸡翅 1 对，葱、姜、蒜、彩椒、黄酒、豆豉、糖、盐、淀粉各适量。

【制法】鸡翅洗净，切块，放碗中，加姜汁、黄酒、白糖、盐、淀粉拌匀上浆。苦瓜切成 2 厘米长、1 厘米宽的块，放沸水中氽一下，捞出。于热油中，下蒜泥、豆豉、椒丝、葱段、鸡翅炒几下，随即放入苦瓜。然后加半碗清水，文火焖 30 分钟后，加味精搅匀。随意服食。

【功用】滋肾清肝。适用于肝肾阴虚或肝经有热所致的目暗、目赤等症。

【按语】苦瓜含奎宁，会刺激子宫收缩，引起流产，孕妇慎食。

九月鸡片（《中国药膳》）

【组成】鸡脯肉 600 克，鲜菊花瓣 1 千克，鸡蛋 3 个，鸡汤 150 克，黄酒 20 克，水生粉 50 克，玉米粉 20 克，盐、糖、胡椒粉、麻油、猪油、葱、姜适量。

【制法】鸡脯肉切片，加蛋清、盐、黄酒、胡椒粉、玉米粉调匀上浆。鸡汤、糖、胡椒粉、水生粉、麻油调成芡。锅内以猪油煎鸡片后，鸡片烹黄酒勾芡翻炒，加菊花瓣，炒匀，佐餐服食。

【功用】补养五脏，祛风明目，益血润容。适用于疮疽痈肿，风火眼赤，高血压头晕等病症。

【按语】气虚胃寒，食少泄泻者慎用。

第三节　青少年近视

保护青少年的视力，在饮食上要做到：（1）适当增加鱼、肉、奶、蛋，保证充足的蛋白质供应。（2）保证钙质供应。排骨汤、虾皮、豆制品、牛奶不仅富含钙，而且吸收率也相当高。（3）满足机体对锌和铬的需求量。适量增加瘦肉、牛肉、动物肝脏的摄入比例，坚持吃粗粮糙米和新鲜蔬菜、瓜果。（4）保证充足的维生素。多吃动物肝脏、胡萝卜、蛋黄等维生素 A 原含量丰富的食物。

中医药膳食疗能够预防青少年近视，如枸杞菊花茶、黄芪牛肉等。枸杞子富含胡萝卜素（维生素 A 原），维生素 B_1、B_2 和钙，是健康眼睛的必需营养，长期服用可以使眼睛轻松明亮。

一、汤饮类

鸡肝蛋汤（验方）

【组成】鸡肝 150 克，鸡蛋 2 个，猪油、调料各适量。

【制法】下猪油少许烧九成热，下生姜、大蒜炸至金黄色，弃去，放入鸡肝煸炒几下，入高汤煮沸，投入鸡蛋、精盐、葱花、鸡精即可。

【功用】补肝益肾，养血美容。适用于青少年近视眼。

【按语】高胆固醇血症者忌服。

蛎黄蘑菇紫菜汤（验方）

【组成】鲜蛎黄（牡蛎肉）250 克，蘑菇 200 克，紫菜 30 克，香油（芝麻油）、调料适量。

【制法】将蘑菇、生姜纳入沸水中煮 20 分钟，再将鲜蛎黄、紫菜佘入略煮沸调以香油、盐、味精后，吃肉喝汤。

【功用】滋阴养肝，益脾补血，明目。适用于青少年近视。

【按语】脾虚者慎服。

二、菜肴类

猪肝羹（《太平圣惠方》）

【组成】猪肝 100 克，葱白 15 克，鸡蛋 2 枚，豆豉 5 克，食盐、酱油、料酒、淀粉各适量。

【制法】猪肝切成小片，加食盐、酱油、料酒、淀粉拌匀。鸡蛋打，备用。葱白切碎，先以水煮豆豉至烂，下入猪肝、葱白，临熟时将鸡蛋倒入。早晚服食。

【功用】补肝养血，护睛明目。适用于青少年近视或老人视物昏花。

【按语】本膳中猪肝、鸡蛋均是血肉有情之物，营养丰富，能补益人体精血。

黄芪牛肉（验方）

【组成】黄牛瘦肉 200 克，黄芪 50 克，毛肚 250 克，当归 20 克，植物油、豆瓣油、泡椒、生姜、大蒜、花椒、醪糟汁、盐、鸡精、牛油各适量。

【制法】牛肉切薄片，毛肚洗净切片，黄芪、当归水煎取药汁备用。炒锅置火上，入植物油烧至六成热，下豆瓣油和泡椒炒香，投入姜米、大蒜和花椒炒几下，投入牛肉、毛肚，再下醪糟汁、精盐和鸡精煮开，添入鲜汤煮沸，然后加牛油和药汁煮沸，慢熬即可。

【功用】补益气血，强筋健骨，调理五脏。适用于气血不足之青少年近视。

【按语】本方宜用蜜炙黄芪，取其补气养血之功。

枸杞猪眼砂锅（验方）

【组成】枸杞 30 克，猪眼 2 对，龙眼肉 100 克，山茱萸 15 克，猪油、料酒、精盐、鸡精、葱花、生姜、大蒜各适量。

【制法】枸杞、山茱萸洗净入布包，猪眼洗净。大火放入熟猪油少许烧热，下生姜、大蒜炸至金黄色，放入猪眼、龙眼肉、料酒、精盐，加水烧。撇去浮沫，下药包，待汤翻滚后倒入砂锅内。猪眼炖至软烂，撒入葱花、鸡精即可佐餐服食。

【功用】滋补肝肾，益精明目。适用于青少年近视眼。

【按语】猪眼酥嫩，能滋补肝肾，益精明目。

核桃枸杞鸡子羹（验方）

【组成】核桃仁 300 克，枸杞子 150 克，大枣 250 克，鲜猪脂 200 克，鸡蛋、乳糖（白糖）适量。

【制法】核桃仁微炒去皮，大枣去核，同鲜猪脂切碎与枸杞子入瓷盆中加开水少许，隔水炖一小时后备用，每日两汤匙加鸡蛋两个同蒸，再调乳糖（白糖）适量即成。

【功用】补肝益肾，养血明目。适用于青少年近视。

【按语】高胆固醇血症者忌服。

第四节　老年视力减退

老年人常见肝肾阴虚所致视疲劳或老视之症，常表现为：（1）视疲劳：久视近物后，出现视物模糊、眼胀痛、干涩，兼见头晕目眩、耳鸣、腰膝酸软。（2）老视：出现阅读等近距离工作困难，视物模糊，一般开始发生在 40 ～ 50 岁者。治宜补肝益肾，滋阴明目。常用药膳方有杞实粥、地黄醴、菟丝子煎蛋等。

一、粥类
双决明粥（《中国药膳大观》）
【组成】石决明 50 克，决明子 15 克，白菊花 15 克，粳米 100 克，冰糖适量。

【制法】将决明子入锅炒至香味时起锅。然后将白菊花、决明子、石决明同置砂锅内，加水适量煎汤，去渣取汁，加入淘净的粳米，再加适量水，熬煮成粥。

【功用】清肝明目，平肝潜阳。适用于目赤肿痛，羞明多泪，头目眩晕，视物昏糊，目睛干涩等症。

【按语】该粥宜早晚稍温服食。本品可用于高血压、高血脂、肝炎等病的辅助食疗。

山药枸杞粥（《百病饮食自疗》）
【组成】山药 30 ～ 60 克，枸杞 30 克，粳米 100 克。

【制法】前 2 味水煎取汁，与粳米煮成粥。早晚食用。

【功用】滋补肝肾，益精明目。适用于肝肾不足之虚劳精亏，腰背酸痛，头晕眼花等症。

【按语】枸杞味甘，性平，入肝、肾经，长于滋肾精，补肝血，为平补肾精肝血之品。

杞实粥（《眼科秘诀》）

【组成】芡实 20 克，枸杞子 10 克，粳米 100 克。

【制法】上诸药，各自用滚开水泡透，去水，放置 1 夜。砂锅入水烧滚，下芡实四五沸，次下枸杞子煮三四沸，再下粳米，共煮至浓烂香甜。粥成后空腹食之，以养胃气。

【功用】聪耳明目，延年益寿。适用于老人视力减退，眼目昏花。

【按语】本膳方为养肝护目之品，年高之人，最宜常服。

二、汤饮类

银杞明目汤（《常用特色药膳技术指南》）

【组成】银耳 15 克，枸杞子 15 克，茉莉花 25 朵，鸡肝 100 克，水豆粉 3 克，黄酒 3 毫升，姜汁 3 克，食盐 3 克。

【制法】将鸡肝洗净切片，放入碗内，加水豆粉、黄酒、姜汁、食盐拌，待用。银耳切碎焯水备用。茉莉花去蒂，淡盐水浸泡备用。清汤加黄酒、姜汁、盐煮，随即下银耳、鸡肝、枸杞子煮沸，待鸡肝熟，撒入茉莉花。早晚服食。

【功用】补肝益肾，滋阴明目。适用于阴虚亏虚所致视物模糊，两眼昏花等症。

【按语】肝火旺盛者慎食。

三、酒醴类

地黄醴（《景岳全书》）

【组成】怀熟地黄 240 克，沉香 3 克，枸杞子 120 克，醇酒 3.6 千克。

【制法】前 3 味浸酒中（酒与药的比例是 5 千克酒泡 500 克药），密封 10 天后可以饮用。服完酒后，可按 500 克药，3 千克酒的比例，仍用原药渣浸泡，半个月后可继续服用。适量饮用。

【功用】功能养血滋阴。适用于肾精不足，阴血亏虚所致的腰酸无力，视物昏花，须发早白等症。

【按语】酒、醴均属于补酒。酒主要含普通药材成分；醴含有普通药材成分和糖的成分。

蓼米酒（《本草纲目》）

【组成】蓼、曲、糯米适量。

【制法】蓼加水煎，去渣取汁，连同曲倒入蒸熟的糯米中，密封共酿，7日成。随个人酒量饮之。

【功用】久服聪明耳目，脾胃健壮。

【按语】中重度脂肪肝者慎用。

四、菜肴类

菟丝子煎蛋（《太平圣惠方》）

【组成】菟丝子10克，鸡蛋1枚。

【制法】菟丝子研为末，调和鸡蛋，油煎服食。

【功用】补肝明目。适用于肝血不足，视物模糊。

【按语】阴虚火旺，大便燥结，小便短赤者不宜服用。

玄参炖猪肝（《济急仙方》）

【组成】玄参15克，猪肝500克，调料适量。

【制法】将猪肝洗净，与玄参同放入铝锅中，加水适量，煮1小时，捞出猪肝，切成小片备用。将锅内加菜油，放入葱、生姜，稍炒一下，再放入猪肝片。将酱油、白糖、料酒少许兑原汤少许，收汁，勾入水豆粉（汤汁明透）。将明透汤汁倒入猪肝片中，拌匀。

【功用】养肝明目。适用于肝阴不足，两目干涩、昏花、夜盲等症。

【按语】脾胃虚寒，食少便溏者不宜服用。

加味蜜饯黑枣（验方）

【组成】青葙子100克，黑枣500克，蜂蜜500克。

【制法】将青葙子加水适量煎煮，每20分钟取煎液1次，加水再煎，共取煎液3次，再以合并的煎液煎煮黑枣，至枣熟烂，汁将干时，入蜂蜜调匀，待冷，装瓶备用。每服1汤匙，早晚服食。

【功用】补气明目。适用于视物昏花等症。

【按语】青葙子有扩散瞳孔作用，青光眼患者禁用。

第五节　视神经萎缩

中医认为肝开窍于目，养肝能够治疗眼部疾病。治疗视神经萎缩药膳方常用养肝明目的如兔肝、猪肝等配制而成。

兔肝粥（《圣济总录》）

【组成】兔肝1具，粳米50克，调料少许。

【制法】将兔肝洗净细切，与粳米相合煮粥，并加葱、姜、盐等佐料，空腹食。

【功用】养肝明目。适用于目暗青盲。

【按语】青盲为一种眼病，其表现为眼外观无异常而逐渐失明，相当于视神经萎缩。

第六节　眼底出血

眼底出血有些是高血压所致，治疗该病药膳方常用软化血管的如银耳、黑木耳、山楂等配制而成。

三耳汤（《食用菌饮食疗法》）

【组成】银耳、黑木耳、侧耳（均为干品）（各）10克，冰糖30克。

【制法】将三耳泡发，洗净，去杂，放入碗中，加冰糖和适量水，上笼蒸1小时，熟透。早晚服食。

【功用】滋阴，补肾，润肺。适用于肾阴亏虚之血管硬化、高血压、眼底出血，肺阴虚的咳嗽、喘息等症。

【按语】侧耳，别名平菇，为世界上主要人工栽培的食用菌之一，营养丰富，含有人体必需的8种氨基酸。

第七节　白内障

中医认为老年性白内障主要由于肝、脾、肾三脏功能失调，气血亏损，致晶状体营养不良而引起，所以多属虚证。按照中医"虚则补之"的食治原则，故对老年性白内障的饮食防治，宜选具有养肝、健脾、补肾功能的食物。

具有养肝功效的食物有羊肝、鳖甲、枸杞子等，具有健脾功效的食物有芹菜、芋艿、土豆、藕、竹笋、瘦猪肉、鳝鱼、鳜鱼、龙眼、葡萄、山楂、陈皮、兔肉、山药、扁豆等，具有补肾功效的食物有羊肉、黄鱼、虾、海参、淡菜、黑豆、核桃仁、栗子等。

日常饮食宜清淡，少食或不食胆固醇含量高食物，宜多选食含维生素 A 原丰富的食物如胡萝卜及菠菜等，并可选食具有养肝明目功效的枸杞、菊花等。

一、粥类

夜明砂粥（《常见病食疗食补大全》）

【组成】夜明砂 9 克，怀山药 30 克，菟丝子 9 克，粳米 60 克，红糖适量。

【制法】将夜明砂、怀山药、菟丝子用布包好，加水煎汤，去渣后入粳米、红糖共煮作粥。每日 1 服。连服 2 ～ 3 周。

【功用】适用于肝脾两虚所致的老年性白内障。

【按语】夜明砂，为蝙蝠科动物蝙蝠的粪便，具有清肝明目，散瘀消积之功效。

黑枣粥（验方）

【组成】黑大豆、白扁豆（各）30 克，黑枣 10 个，粳米 100 克。

【制法】前 3 味与粳米共入锅煮粥，早晚趁热服食。

【功用】养肝健脾，补肾扶正。适用于肝、脾、肾亏虚所致的老年性白内障。

【按语】本食疗方选用具有养肝功效的黑枣、健脾的扁豆、补肾的黑大豆（也可选用具有补肾功效的，被称为"肾之果"的栗子），并与具有扶正功效的粳米配合在一起，能达到养肝、健脾、补肾、扶正的作用。此外，黑枣与黑豆还含有多种维生素，扁豆含有极为丰富的蛋白质，故黑枣粥可作为防治老年性白内障的常食食品。

养肝粥（验方）

【组成】黑芝麻 20 克，羊肝 50 克，枸杞子 30 克，粳米 100 克。

【制法】黑芝麻炒熟，羊肝洗净、切细，与枸杞子、粳米一起煮成稠粥，早晚趁热服食。

【功用】滋阴养肝。主治老年性白内障，症见视物模糊，大便干结。

【按语】羊肝养血、补肝、明目；枸杞子滋肾、润肺、补肝、明目；黑芝麻补肝肾、益精血、润肠燥。合用治疗白内障。

山药红枣粥（验方）

【组成】山药 60 克，大枣 30 克，粳米 100 克。

【制法】将山药切碎，与大枣、粳米共煮成粥，加糖调味，分两次食用。

【功用】补益脾胃，滋养明目，主治老年性白内障证属脾虚气弱。

【按语】湿盛中满或有积滞者不宜使用。

鸡肝粥（验方）

【组成】鸡肝 50 克，粳米 50 克，葱、姜、盐各适量。

【制法】鸡肝切成丁，粳米先煮粥，粥将成，入鸡肝及葱、姜、盐等调料适量，煮沸，早晨空腹顿服。

【功用】补肝、养血、明目。适于肝血虚型白内障患者常服。

【按语】高胆固醇血症者慎用。

二、汤饮类

菊花决明茶（验方）

【组成】菊花 10 克，决明子 10 克。

【制法】上 2 味煎取药汁，代茶饮服，每日 1 剂。

【功用】清肝明目。适用于老年性白内障证属肝阳偏亢。

【按语】决明子，是决明的干燥成熟种子，以其有明目之功而名之，有润肠通便，降脂明目之功效。

谷精草菊花茶（验方）

【组成】谷精草 15 克，白菊花 3 克，绿茶 2 克。

【制法】将谷精草拣去杂质，洗净，晒干或烘干，与白菊花、绿茶同放入大杯中，用沸水冲泡，加盖焖 10 分钟，即可饮用，当茶频服，一般可冲泡 3～5 次。

【功用】清肝明目。主治老年性白内障证属肝阳偏亢。

【按语】菊花清肝明目，谷精草疏散风热，明目退翳。合用治疗白内障。

杞菊茶（验方）

【组成】枸杞子 12 克，菊花、桑叶（各）6 克，谷精草 3 克。

【制法】上 4 味药，共研粗末，装入纱布袋内，沸水冲泡，代茶饮用。

【功用】滋养肝肾，清肝明目。主治老年性白内障证属肝阳偏亢。

【按语】清肝明目宜使用白菊花。

三、菜肴类

枸杞肉丝（验方）

【组成】枸杞子 9 克，瘦猪肉丝 50 克，冬笋丝 50 克，黑木耳 2 克，调料适量。

【制法】枸杞子漂洗备用，黑木耳先水发备用。葱、姜、黄酒、食盐等调味品适量，共炒成菜，佐餐服食。

【功用】补益肝肾，明目。适用于肝肾亏虚所致的老年性白内障。

【按语】枸杞子具有养肝明目之功效，《本草纲目》认为枸杞子"滋肾，润肺，明目"。

九子地黄丸（蒲辅周验方）

【组成】熟地黄 60 克，山萸肉、山药、茯苓、泽泻、牡丹皮、五味子、枸杞子、沙苑子、决明子、青葙子、茺蔚子、菟丝子、覆盆子、车前子（各）15 克。

【制法】上药共研为细末；醋制龟板 30 克，另研细；沉香粉 3 克，不见火。诸药和匀后炼蜜为丸，早晚各服 9 克，淡盐汤送服。

【功用】滋补肝肾。适用于肝肾亏虚所致的老年性白内障。

【按语】服药期间忌辛辣、酒、大蒜。

核桃豆浆（验方）

【组成】核桃仁粉 50 克，豆浆 250 毫升，蜂乳适量。

【制法】取核桃仁粉 2 小匙，放入煮沸过的豆浆内，再加蜂乳 1 小匙调匀，热服。

【功用】脾肾双补。适用于肝肾亏虚所致的老年性白内障。

【按语】核桃仁和豆浆除含有脂肪、蛋白质等外，还含有锌、磷等微量元素与多种维生素，所含蛋白质之氨基酸多为必需的，且含量较高，故对补充晶状体中的谷氨酸、胱氨酸、甘氨酸及锌等的缺乏，会有较大帮助。

枸杞桂圆（验方）

【组成】枸杞子 30 克，龙眼肉 20 克。

【制法】上 2 味入蒸盅中，加水蒸至烂熟，早晚趁热服食。

【功用】滋养肝肾，益血明目。主治老年性白内障证属肝肾阴虚者。

【按语】湿盛中满者慎用。

枸杞子菊花蜜（验方）

【组成】枸杞子 20 克，杭菊花 15 克，蜂蜜适量。

【制法】枸杞子、杭菊花用沸水充分浸泡，去渣取汁加入蜂蜜适量，搅匀即可饮服。

【功用】清肝养肝，明目。主治老年性白内障，症见烦躁口干，视物模糊，眼睛胀闷不适。

【按语】枸杞、菊花为养肝明目的常用药。

加味蜜饯黑枣（验方）

【组成】青葙子 100 克，黑枣 500 克，蜂蜜 500 克。

【制法】青葙子水煎 3 次，每次取药汁合并，加入黑枣煮烂，再入蜂蜜调匀，备用。每天 2～3 次，每次食蜜枣 5～10 个。长期食用，有补血明目的功效。

【功用】补血明目，适用于老年性白内障。

【按语】青葙子能扩瞳，青光眼患者慎用。

猪肝枸杞煎（验方）

【组成】猪肝 150 克，鲜枸杞叶 100 克。

【制法】猪肝、鲜枸杞叶共入锅煎煮，饮汤吃肝，早晚服食。

【功用】养肝明目。用于白内障，视力减退，有改善视力的作用。

【按语】高脂血症患者慎用。

西红柿汤（验方）

【组成】鲜西红柿 500 克。

【制法】新鲜西红柿开水烫洗，切片煮汤或生吃。

【功用】经常食用，对防治老年性白内障有裨益。

【按语】烹调西红柿不宜长时高温加热，因番茄红素遇光、热和氧气容易分解，失去保健作用。

枸杞子汤（验方）

【组成】枸杞子 20 克，龙眼 20 枚。

【制法】枸杞子、龙眼水煎煮服食。

【功用】益精养血、滋补明目。用于老年性白内障，视力减退等症。

【按语】湿盛中满者慎用。

第八节　青光眼

青光眼是以眼内压升高而引起的视盘损害和视野缺损为主要特征的一种眼病。蜂蜜是一种高渗剂，服后能使血液渗透压增高，以吸收眼内水分，降低眼压。赤豆、黄花菜、薏苡仁、丝瓜等食物有明显的健脾作用，可减少眼球内水液的聚留。精神因素可使精神过度紧张而诱发眼压升高，莲子心、小麦片、核桃肉等具有养心安神功效，也是青光眼患者应多食之物。便秘会引起身体中毒，影响正常血液循环，同时促使眼内房水分泌量增加而引起眼压升高，因此，青光眼患者还应多摄食如蘑菇、海带、蚕豆、绿叶蔬菜和水果等富含纤维素的食物。

一、粥类

二子明目粥（验方）

【组成】决明子 15 克，车前子 15 克，粳米 100 克。

【制法】前 2 味水煎取汁，去渣入粳米，稍加水常法煮粥，早晚服。

【功用】清肝明目，润肠通便。适用于眼压高伴有大便干结者。

【按语】气虚便溏者不宜使用。

二、膏类

桑椹蜜膏（验方）

【组成】桑椹 500 克，蜂蜜 300 克。

【制法】桑椹加水适量煎煮，每 30 分钟取药液 1 次，共两煎，合并药液，以文火浓缩至较稠时，加蜂蜜，至沸停火，待冷收贮备用。每次 1 汤匙，以沸水冲化饮用，每日 3 次。

【功用】滋补肝肾，聪耳明目。适用于青光眼属肝肾亏损者。

【按语】桑椹甘酸，滋补阴血，《滇南本草》谓其"益肾脏而固精，久服黑发明目"。

三、菜肴类

杞子苡仁南枣煲（验方）

【组成】枸杞子 15～30 克，薏苡仁 30 克，义乌南枣 6～8 个，鸡蛋 2 只。

【制法】枸杞子、薏苡仁洗净与义乌南枣、鸡蛋加水同煮。鸡蛋熟后，去壳取蛋，再煎片刻，吃蛋喝汤。

【功用】健脾胃，养肝肾，利水湿。适用于肝郁脾虚之青光眼。

【按语】枸杞子补肝肾，薏苡仁健脾化湿，义乌南枣滋肾养肝，合用治疗青光眼。

金针赤豆汤（验方）

【组成】金针菜 30 克，赤小豆 30 克，蜂蜜 3 匙。

【制法】将金针菜与赤小豆两味加水煮，待赤小豆烂后加入蜂蜜，当点心服用，每日服 1 次。

【功用】利水除湿。宜长期服用，可降低眼内压。

【按语】金针菜即黄花菜，功能利湿热，宽胸膈；赤小豆清利湿热。合用利水除湿。

枸杞猪肝片（验方）

【组成】枸杞子 100 克，鲜猪肝 250 克，青菜叶少许，植物油、蒜、姜、芡汁各适量。

【制法】将炒锅置武火烧热，加入植物油，至油七八成热时，放入拌好的猪肝片划透，漏勺捞起沥去油渣，放入蒜、姜略煸后，下入肝片，同时将青菜叶、枸杞子下入锅内翻炒几下。然后倒入芡汁炒匀，起锅即成，佐餐食用。

【功用】滋补肝肾明目。适用于肝肾阴虚之青光眼。

【按语】高胆固醇血症者慎用。

鸡肝明目汤（验方）

【组成】水发银耳 15 克，鸡肝 100 克，枸杞子 10 克，茉莉花 10 克，料酒、姜汁、食盐、味精、水豆粉各适量。

【制法】鸡肝洗净切片，汤锅置火上，放入清汤，放入料酒、姜汁、食盐和味精，随下银耳、鸡肝及枸杞子，煮沸，打去浮沫，待鸡肝刚熟，倒入碗内，撒入茉莉花即可。每日早晚两次佐餐服用。

【功用】补益肝肾。适用于青光眼后期，肝肾亏损，视神经萎缩者。

【按语】高胆固醇血症者慎用。

天麻焖鸡块（验方）

【组成】母鸡 500 克，天麻 15 克，水发冬菇 50 克。

【制法】天麻洗净切成片，放碗内上屉蒸熟（约 15 分钟）。将鸡去骨切成块，加入调料，用小火焖 40 分钟。加天麻片再焖 5 分钟左右，用淀粉勾芡。

【功用】祛风化痰，明目。适用于青光眼见舌苔白腻者。

【按语】天麻味甘质润，药性平和，功善息风。

白菊羊肝汤（《疾病的食疗与验方》）

【组成】羊肝 90 克，谷精草、白菊花（各）15 克。

【制法】上 3 味，水煎，饮汤吃羊肝。日 1 剂，连服 1 周。

【功用】疏风清热，明目消翳。适用于青光眼属风热型者，突然发病，头痛眼胀，巩膜充血，角膜混浊，瞳孔扩大，视物昏花等症。

【按语】《本草纲目》："谷精草体轻性浮，能上行阳明分野。凡治目中诸病，加而用之，甚良。明目退翳之功，似在菊花之上也。"

糖渍龙眼肉（验方）

【组成】鲜龙眼肉 500 克，白糖 50 克。

【制法】鲜龙眼肉放瓷碗中，加白糖，反复蒸、晾至变黑色，最后拌白糖少许即成，装瓶备用。每次吃 6 克，每日 3 次。

【功用】补气养血。适用于青光眼属心脾两虚者。

【按语】湿盛中满者慎服。

茯苓饼（验方）

【组成】茯苓、白糖（各）500 克。

【制法】先将茯苓研成粉，加入白糖、水适量，调成糊状，以微火在平底锅内摊烙成极薄煎饼，经常随量少吃。

【功用】利水降眼压，益胃补气。适用于青光眼属脾胃虚弱者。

【按语】茯苓味甘而淡，甘则能补，淡则能渗，药性平和，既可祛邪，又可扶正。

第九节　过敏性鼻炎

过敏性鼻炎虚证有肺气虚、脾气虚和肾气虚，常用药膳有黄芪黄精粥和蛤蚧苁蓉胡桃粥等；实证有风寒犯肺和风热犯肺，常用药膳有白芷粥和葛根乌梅饮等。

一、粥类

黄芪黄精粥（验方）

【组成】黄芪 15 克，黄精 10 克，红枣 5 枚，粳米 100 克。

【制法】前 3 味同粳米共煮粥，早晚趁热服食。

【功用】益肺固表。适用于过敏性鼻炎，症见少气乏力，稍动作则气喘吁吁，呼吸气促，语声低微，面色淡白，神疲体倦，自汗、畏风，体质差，易于感冒者。

【按语】不发作时长期服用本方有预防效果。

玉屏风粳米粥（验方）

【组成】黄芪 12 克，防风 6 克，白术 6 克，怀山药 15 克，红枣 5 枚，生姜 3 片、粳米 50 克。

【制法】先将黄芪、防风、白术、怀山药洗净后温水浸泡 30 分钟，然后与生姜、红枣、粳米同置锅中，加入适量水，共煮至米烂粥成。每日晨起即可服用。

【功用】益肺固表。适用于肺虚证的过敏性鼻炎。

【按语】素体虚弱，易患感冒的过敏性鼻炎患者在不发作时期服用本食疗方，可有效减少本病的发生率，亦可起到巩固疗效的效果。

黄芪大枣粥（验方）

【组成】黄芪 30 克，红枣 10 枚，粳米 50 克，姜糖适量。

【制法】将黄芪与红枣一起放入锅内，加水 1 升，熬至 500 毫升，然后加入粳米同放入锅内，再加水至 1 升，武火烧开，文火慢炖成粥，加入姜糖搅匀即成。晨起或晚餐服用。

【功用】益肺固表。适用于肺虚证的过敏性鼻炎。

【按语】表邪实盛者不宜使用。

白术猪肚粥（验方）

【组成】人参 6 克，白术 30 克，猪肚 1 只，粳米 50 克，干姜 3 克。

【制法】将猪肚洗净切成小片，与人参、白术、干姜、粳米同加水慢火炖，煮成粥，晨起服。

【功用】健脾益气。适用于过敏性鼻炎，症见脘腹胀满，食后为甚，口淡，甚至不思饮食，大便溏薄，精神不振，形体消瘦，肢体倦怠，少气懒言，面色萎黄或白，或肢体浮肿者。

【按语】人参亦可用党参替代，但党参补脾益肺之力较人参弱。

蛤蚧苁蓉胡桃粥（验方）

【组成】肉苁蓉 15 克，蛤蚧 12 克，核桃 25 克，粳米 50 克，盐适量，葱白 3 段，生姜 5 片。

【制法】将蛤蚧、肉苁蓉、核桃、粳米加水同煎煮约 60 分钟，待快熟时加入盐、生姜、葱白稍煮即可，晨起空腹时服，日 1 次。

【功用】温肾助元。适用于过敏性鼻炎，症见反复发作的喷嚏，鼻痒，流清涕和鼻塞，伴随有腰膝酸软，形寒肢冷，遗精早泄，夜尿多。

【按语】蛤蚧质润不燥，补肾助阳兼能益精养血，有固本培元之功。

乌梅抗敏粥（验方）

【组成】乌梅 10 枚，五味子 20 克，黄芪 6 克，防风 3 克，白芷 6 克，粳米 50 克，大枣 5 枚，生姜 3 片。

【制法】先将乌梅、五味子、黄芪、防风、白芷、大枣洗净并浸泡 30 分钟，武火煮沸后改文火煮 30 分钟，滤渣取汁，然后将粳米纳入药汁中，加姜片煮至米烂，每日晨起顿服。

【功用】扶正脱敏。本方有一定的抗过敏作用，患者在平时可坚持服用，有助病情的缓解和疗效的巩固。

【按语】内有实热积滞者不宜服。

白芷粥（验方）

【组成】白芷 15 克，葱白 3 根，生姜 5 片，糯米 50 克。

【制法】先将糯米洗后与白芷、生姜同煮，粥将熟时放入葱白，稍煮即可食。

【功用】祛风散寒。适用于过敏性鼻炎，症见喷嚏频繁，鼻流清涕，鼻塞不通，咳嗽，咽痛，恶风寒，全身酸痛。

【按语】阴虚内热者忌服。

二、汤饮类

人参黄芪茶（验方）

【组成】黄芪粉 5 克，人参 1 克，红枣粉 5 克。

【制法】冲服，可早晚各 1 次，长期服用有效。

【功用】健脾益气。适用于脾虚证的过敏性鼻炎。

【按语】内有积滞者慎用。

生姜葱白饮（验方）

【组成】生姜 50 克，葱白 5 段，芫荽根 10 段。

【制法】同加水至 100 毫升，然后武火快煎至 50 毫升，温服。

【功用】祛风散寒。适用于风寒犯肺证的过敏性鼻炎。

【按语】阴虚内热者忌服。

葛根乌梅饮（验方）

【组成】新鲜葛根 25 克，新鲜乌梅 10 克，新鲜芦根 10 克。

【制法】榨取汁 100 毫升，口服。

【功用】清热通窍。适用于过敏性鼻炎，症见遇热则发，鼻流黄涕，头昏且痛，口干舌燥者。

【按语】葛根味甘、辛，性凉，轻扬升散，具有生津止渴，解肌退热之功。

三、菜肴类

鳝鱼猪腰汤（验方）

【组成】黄鳝 250 克，猪腰 100 克。

【制法】将黄鳝洗净，切段，猪肾洗净去筋膜，加生姜和胡椒适量，同煲熟，调味即可，佐餐食用。

【功用】温肾助元。适用于肾虚证的过敏性鼻炎。

【按语】虚热者慎服。

黄芩猪肚汤（验方）

【组成】黄芩 15 克，石膏 20 克，芦根 12 克，薄荷 12 克，鱼腥草 6 克，猪肚 50 克。

【制法】前 5 味水煎取汁 500 毫升；然后纳入猪肚，适量生姜片、葱白段、胡椒共炖至猪肚烂熟即成。

【功用】清热通窍。适用于风热犯肺证的过敏性鼻炎。

【按语】脾胃虚寒者慎用。

第十节　鼻窦炎

一、粥类

苍耳粥（《寿世青编》）

【组成】苍耳子 15 克，粳米 100 克。

【制法】将苍耳子煎煮，去渣取汁，纳入粳米共煮粥。趁热服食。

【功用】适用于目暗不明及诸风鼻流清涕，兼治下血痔疮。

【按语】苍耳子味苦，性辛温，归肺、肝经，具有发散风寒，通鼻窍，祛风湿，止痛的功效，不仅可以治疗鼻炎，还可以治疗风湿痹痛。

辛夷苏叶粥（验方）

【组成】辛夷花、紫苏叶（各）10 克，粳米 100 克。

【制法】将辛夷花、紫苏叶择净，放入锅中，加清水适量，浸泡 5～10 分钟后，水煎取汁，加粳米煮为稀粥，每日 1～2 剂。

【功用】辛温解表，宣肺通窍。适用于风寒外袭型鼻窦炎，症见交替性鼻塞不通，时流浊涕或脓涕，有腥臭味，伴头昏脑涨，记忆力减退，精神疲乏，舌淡红，苔薄白，脉浮紧。

【按语】辛夷花、紫苏叶水煎取汁时，不宜久煎。

荷叶二花粥（验方）

【组成】鲜荷叶 1 张，荷花 1 朵，扁豆花 5 朵，粳米 100 克。

【制法】将鲜荷叶洗净，切细。取粳米煮粥，待熟后调入荷叶、二花，再煮一二沸服食，每日 2 剂。

【功用】清泻胆热，利湿通窍。适用于胆热上蒸型鼻窦炎。

【按语】荷叶，《本草从新》曰："升散消耗，虚者禁之。"

二、膏类

桑菊蜜膏（验方）

【组成】桑叶、菊花各 50 克，蜂蜜适量。

【制法】将桑、菊水煎两次，每次 30 分钟，二液合并，文火浓缩后兑入蜂蜜，文火熬至黏稠即成。每日 2 次，每次 5 克，温开水冲饮，或调入米粥中服食。

【功用】疏风清热，宣肺通窍。适用于风热外袭型鼻窦炎，症见鼻塞不通，时流黄涕，头痛头晕，脑涨耳鸣，嗅觉不灵，甚至流脓涕，或伴有全身不适等症状，舌红苔薄黄，脉浮或数。

【按语】气虚胃寒、食少泄泻者慎服。

三、汤饮类

三花茶（验方）

【组成】栀子花 1 朵，金银花、野菊花（各）10 克，茶叶 5 克。

【制法】将 4 者择净，放入茶杯中，冲入沸水适量，浸泡 10 ～ 20 分钟后饮服，每日 1 剂。

【功用】清泻胆热，利湿通窍。适用于胆热上蒸型鼻窦炎，证见脓涕黄而臭，鼻塞不通，头痛脑涨，咽干口苦，胸胁满闷，不思饮食，舌红，苔黄，脉弦数。

【按语】脾虚便溏者不宜用。

四、菜肴类

羊粉（《疾病的食疗与验方》）

【组成】羊睾丸 1 对。

【制法】洗净，放瓦片上焙干、黄（不可焦黑），研细末，温开水或黄酒送下。每对分2次，1日内服完，连用2～3天见效。

【功用】通窍、温中，扶正祛邪。适用于慢性鼻窦炎。

【按语】阳盛者忌用。

辛夷煮鸡蛋（《疾病的食疗与验方》）

【组成】辛夷花15克，鸡蛋2个。

【制法】辛夷入砂锅内，加清水2碗，煎取1碗；鸡蛋煮熟去壳，刺小孔无数个，与药汁同煮片刻。饮汤食蛋，常服有效。

【功用】通窍止涕，滋养扶正。适用于慢性鼻窦炎，流脓涕，体弱不任寒凉等。

【按语】阴虚火旺者慎服。

第二十章　◆

老年病药膳方

第一节　老年肌少症

肌肉减少症以骨骼肌肉质量指数 (skeletal muscle index，SMI) 作为判别标准，若 SMI 比 18 ～ 40 岁群体低 2 个标准差，即为肌少症，伴随骨骼肌质量的流失及肌力或耐力的下降。中医学治疗老年肌少症宜阴阳双补，常用药膳方有牛乳粥、调元百补膏、巴戟牛膝酒、起痿猪腰丸等。

一、粥类
牛乳粥（《本草纲目》）

【组成】鲜牛奶 200 毫升左右，粳米 100 克，白糖适量。

【制法】粳米淘净，入锅内，加水适量，熬煮成粥，然后在粥锅内加入牛奶、白糖，烧沸即成。

【功用】补虚损，润五脏。适用于体质虚弱，气血亏损，病后虚羸，便秘等。

【按语】据前人经验，服牛乳粥后，忌食酸性食物。老年肥胖症，痰湿偏盛者勿食。

羊脊骨粥（《太平圣惠方》）

【组成】羊连尾脊骨 1 条，肉苁蓉 30 克，菟丝子 3 克，粳米 60 克，葱、姜、食盐、黄酒适量。

【制法】菟丝子酒浸 3 日，晒干，捣末。肉苁蓉酒浸一宿，刮去粗皮。将羊脊骨砸碎，用水 2.5 升，煎取汁液 1 升，入粳米、肉苁蓉煮粥。粥欲熟时，加入葱、姜。粥熟加入菟丝子末、20 毫升黄酒、盐适量，搅匀，空腹服食。

【功用】补肾阳，益精血，强筋骨。适用于虚劳羸瘦，腰膝无力。

【按语】脾胃虚寒久泻者，应减肉苁蓉；大便燥结者，宜去菟丝子。

参苓粥（《圣济总录》）

【组成】人参 10 克（锉），白茯苓 10 克（锉），粳米 100 克，生姜 10 克。

【制法】先煎人参、茯苓、生姜、去渣取汁，后下米煮成粥，临熟时加少许食盐，搅匀。空腹食。

【功用】健脾，益气，补虚。适用于虚羸少气，或胃气不和，不思饮食，日渐消瘦。

【按语】人参归脾经，为补脾气之要药。

参杞粥（《百病饮食自疗》）

【组成】人参 5 克（或党参 20 克），枸杞 15 克，红枣 5 枚，粳米 100 克，红糖适量。

【制法】参、杞、枣洗净，水煎 2 次，与粳米共熬粥，粥成后加红糖调味。日服 1～2 次。

【功用】补肺益肾。适用于肺肾不足，少气乏力，头晕目眩，下肢酸软等症。

【按语】人参补肺，枸杞补肾，合用肺肾双补。

二、膏类

调元百补膏（《寿世保元》）

【组成】当归身 200 克，生地黄 500 克，熟地黄 200 克，枸杞子 500 克，炒白芍 500 克，人参 200 克，莲肉 200 克，五味子 50 克，麦冬 250 克，地骨皮 200 克，白术 500 克，白茯苓 600 克，山药 250 克，贝母（去心）150 克，炒薏苡仁 400 克，甘草 150 克，琥珀 6 克。

【制法】上诸药，锉细，加清水 500 毫升，微火煎，待水干，再加水 5 升。如此 4 次，滤去渣，取汁，文武火熬之。熬煎减去三成汁时，每斤汁加炼净熟蜜（春季 250 克，夏季 300 克），共熬成膏。早晚服食，每服 10～15 毫升。

【功用】滋阴养血，补肝温肾。适用于老年人元气不足，诸虚劳损。

【按语】痰湿内阻，腹满便溏者慎用。

茯苓膏（《寿世保元》）

【组成】白茯苓 1 千克，蜂蜜 2 千克。

【制法】大白茯苓坚硬者，去黑皮，研碎为细末，用水漂去浮者。漂时，先令少用水，和如面之状，令药湿，方入水漂澄。取下沉者，用纱布绞去水，晒干。再为末，再漂，再晒，重复 3 次。复为细末，每末 500 克，拌蜂蜜 1 千克，拌匀。置瓷瓶内，密封。瓷瓶置锅内，文火慢熬一日。夜晚将瓶埋入五谷内，次日倒出，以旧在上者装瓶下，旧在下者装瓶上。重复三日夜，次早取出，埋净土中 7 日，出火毒。早晚服食，每服 10 ～ 20 毫升。

【功用】健脾宁神。适用于诸虚劳损。

【按语】本品含有蜂蜜，糖尿病患者慎用。

黑牛髓煎（《饮膳正要》）

【组成】黑牛髓（半斤），生地黄汁（半斤），白沙蜜（半斤，炼去蜡）。

【制法】上三味和匀，熬成膏，空心酒调服之。

【功用】治肾虚弱，骨伤败，瘦弱无力。

【按语】牛髓味甘，性温，有补血益精之功。

三、酒醴类

人参米酒（《本草纲目》）

【组成】人参 500 克，粳米 500 克，酒曲适量。

【制法】将人参压成末，米煮半熟沥干，曲压细末，合一处拌匀，装入坛内密封，周围用棉花或稻草保温，令其发酵，10 日后启封饮用。每服 20 毫升，日 2 次。

【功用】补中益气，通治诸虚。适用于面色萎黄，神疲乏力，气短懒言，音低等症。

【按语】湿阻中焦者不宜服用。

地黄醴（《景岳全书》）

【组成】熟地黄 240 克，沉香 3 克（或白檀香 1 克），枸杞子 120 克，白酒 3.6 千克。

【制法】将上药浸入酒中，浸泡 10 天之后即可饮用。

【功用】滋阴养血，健步驻颜。适用于肾精不足、阴血亏虚所致的腰膝无力、视物昏花、须发早白，面色不华等症。

【按语】本品是一种补益甜酒。中老年肝肾阴虚者可选用，有健身防病之效。

巴戟牛膝酒（《备急千金要方》）

【组成】巴戟天 300 克，怀牛膝 300 克，白酒 1.5 升。

【制法】将上药洗净，切碎，置坛中，加入白酒，密封，浸泡 1 个月后，过滤去渣即成。早晚饮用 15 ～ 30 毫升。

【功用】温肾阳，健筋骨，祛风湿。适用于腰膝冷痛，筋骨痿弱等症。

【按语】本膳偏温热，热盛阳亢者不宜饮用，夏天勿服或少饮。

羊羔酒（《寿世青编》）

【组成】羊肉（肥嫩）350 克，酒曲 70 克，杏仁 50 克，木香 5 克，糯米 2 千克。

【制法】糯米如常浸浆取蒸，再入肥嫩羊肉、酒曲、杏仁，同煮烂，连汁拌饭，加入木香锉末，同酿，勿犯水，十日熟。

【功用】大补元气，健脾胃，益腰肾。

【按语】痰湿中阻者不宜服用。

四、菜肴类

油面馎饦方（《千金翼方》）

【组成】生胡麻油 500 克，折粳米泔清 500 克，面粉适量。

【制法】生胡麻油与折粳米泔清煨或煮熟，冷后加面作馎饦，调味后服食。

【功用】补五脏，益气力，长肌肉，填髓脑，坚筋骨。适用于头晕目眩，腰膝酸软，形体消瘦等症。

【按语】馎饦，指面片汤。粳米泔，为淘洗粳米时第二次滤出之米泔水，具有补气健脾，除烦渴之效。

起痿猪腰丸（《寿世保元》）

【组成】菟丝子（酒洗，炊烂，捣饼晒干）125 克，酒肉苁蓉 100 克，川草薢、补骨脂、葫芦巴、沙苑子、川牛膝、酒杜仲、防风、枸杞子（各）100 克，猪腰子 1 对。

【制法】上诸药捣为细末备用。酒煮猪腰子，捣烂和药末和成丸，如绿豆大小。每服 30 ～ 40 丸。

【功用】补肝肾，壮筋骨。适用于老年步履艰难而手足软弱等。

【按语】本膳方化裁于《寿世保元》的起痿丹。本方偏温燥，阴虚火旺、大便秘结者慎服用。

板栗烧牛肉（《家庭药膳》）

【组成】鲜牛肉 750 克，板栗 300 克，油、葱、姜、盐、胡椒、料酒、糖各适量。

【制法】牛肉沸水汆、切块，板栗剥壳与种皮。锅倒入油，烧七成熟时，炸板栗、牛肉块。50 毫升油炒葱段、姜片，出香味时下牛肉、盐、胡椒、料酒、糖、清水，武火烧开，文火慢炖，牛肉六成熟时入板栗，烧至肉烂板栗酥时收汁。

【功用】补脾胃，强筋骨，养气血。适用于肾虚之腰膝酸软，腰脚不遂，小便频数及脾胃虚弱所致的厌食、消瘦等症。

【按语】栗子，《名医别录》曰："主益气，厚肠胃，补肾气，令人忍饥。"

第二节　耳鸣耳聋

耳鸣耳聋多由肝肾亏虚所致，治疗该病药膳方常用补益肝肾的如桑椹、菟丝子、覆盆子、女贞子、熟地黄，聪耳开窍的如磁石、石菖蒲等配制而成。

一、粥类

干柿粥（《本草纲目》）

【组成】干柿 3 枚，豆豉 10 克，粳米 100 克。

【制法】干柿细切，豆豉洗净，与米相和煮粥，空腹食。

【功用】聪耳通窍。适用于耳聋鼻塞。

【按语】痰湿内盛者不宜使用。

乌鸡膏粥（《养老奉亲书》）

【组成】乌鸡膏 30 克，粳米 100 克。

【制法】粳米加纯净水煮稀粥，粥熟加乌鸡膏（油）、葱、姜、盐，待沸。早晚趁热服食。

【功用】养阴、退热、补中。适用于阴虚羸瘦，骨蒸潮热，消渴烦热，赤白带下，遗精白浊，以及老人五脏气坠，耳聋。

【按语】乌鸡膏即乌鸡的脂肪油，味甘，性平，质润，功能养阴退热，润燥生津。

桑椹粥（《粥谱》）

【组成】桑椹 20 克（鲜者 30～50 克），粳米 100 克，冰糖少许。

【制法】取新鲜紫色桑椹果实（若为干果，先将桑椹浸泡片刻），去掉长柄，洗净，粳米淘洗干净，冰糖适量，同放锅内，加水适量，熬煮成粥。每日晨起温热顿服。

【功用】补益肝肾，滋阴养血，明目润肠。适用于阴血不足，头晕目眩，目昏耳鸣，失眠多梦，须发早白，肠燥便秘等。

【按语】平素脾虚便溏或泄泻者不宜服。煮粥时忌用铁器。

雀儿药粥（《太平圣惠方》）

【组成】雀儿 10 枚（去皮毛，剁碎），菟丝子 30 克，覆盆子 30 克，五味子 30 克，枸杞子 30 克，粳米 60 克，白酒 60 毫升。

【制法】菟丝子酒浸 3 日，晒干，捣为末。将覆盆子、五味子、枸杞子捣为末。雀肉以酒炒，入水 3 大碗，次入米煮粥。粥欲熟时，下药末，拌匀，煮至粥熟。空腹服食。

【功用】补肝肾，益精血，壮阳气，暖腰膝。适用于肝肾亏虚，阳气衰弱，腰膝酸软，头晕眼花，耳鸣耳聋，尿频遗尿等。

【按语】雀儿指麻雀，现为我国三有保护动物。中医古籍中记载，其性味甘温，有壮阳益精，暖腰膝，缩小便之功，《养老奉亲书》用其治"老人脏腑虚损羸瘦，阳气乏弱"。本膳功能壮阳，凡阴虚火旺，性功能亢进者不宜服用。

猪肾粥（《遵生八笺》）

【组成】人参二分，葱白少许，防风一分，粳米三合，猪肾一对。

【制法】先以人参、葱白、防风捣为末，同粳米入锅煮至半熟。次将猪肾去膜切片，放粥中，慢火煮食。

【功用】治耳聋。

【按语】人参大补元气，补肺脾之气，易生内热，肝胆火盛者忌服。

磁石粥（《寿亲养老新书》）

【组成】磁石 40 克，粳米 100 克，猪腰子 1 只，葱、姜、盐少许。

【制法】将磁石打碎，放砂锅内，加水适量，煎煮一小时，去渣留汁备用；猪腰子去筋膜洗净切片。将粳米洗净，放入砂锅内，倒入磁石汁，加入猪腰片、葱、姜和适量的水，熬煮成粥。

【功用】养肾安神、聪耳明目。适用于老年肾虚，耳鸣耳聋，头目眩晕，心悸失眠等症。

【按语】该粥宜每晚睡前温服，以 3～5 天为 1 疗程。磁石为金石重镇之品，剂量不宜过大，以免妨碍运化。

磁石羊肾粥（《圣济总录》）

【组成】磁石 30 克，羊肾 1 对，粳米 100 克，黄酒少许。

【制法】将羊肾剖洗干净，去内脂，细切。先煎磁石，去渣，后入羊肾及米煮粥。临熟，加入黄酒少许，调和，稍煮，空腹食。

【功用】益肾聪耳。适用于肾虚耳鸣、耳聋，久病肾元不足，腰膝酸软，走路无力等。

【按语】磁石，中药名，为氧化物类矿物尖晶石族磁铁矿，主含四氧化三铁。功效镇惊安神，聪耳明目。

人参粥（《圣济总录》）

【组成】人参 5～10 克，防风 15 克，磁石 30 克，猪肾 1 对，粳米 100 克，葱、姜、盐等调料适量。

【制法】先煎磁石，后入防风，去渣，并将人参单煎兑入，猪肾洗净去膜细切，与粳米同入药汁中煮粥，并入姜、葱、盐等作料，煮熟，空腹服。

【功用】益肾填精，聪耳开窍。适用于肾亏不足，耳目失聪，症见耳如鸣蝉，听力渐差，兼见神疲乏力，腰膝酸软，头晕目暗等。

【按语】磁石主要成分为四氧化三铁，脾胃虚弱者慎用。

鹿肉粥（《景岳全书》）

【组成】鹿鞭 5 克，鲜鹿肉 30 克，鹿角胶 5 克，肉苁蓉 20 克，菟丝子 10 克，山药 15 克，橘皮 3 克，楮实子 10 克，川椒 1.5 克，小茴香 1.5 克，食盐 3 克，粳米 150 克。

【制法】将鹿鞭用温水发透，刮去粗皮杂质，洗净切小块；鹿肉剁成肉糜；鹿角胶用黄酒蒸化；楮实子煎煮取汁；肉苁蓉酒浸 1 宿，刮去皱皮切细。其余药物按常法制成细末。粳米淘净，与鹿鞭、鹿肉同煮稀粥，半熟时加入肉苁蓉、菟丝子、山药末，将熟时加入鹿角胶汁和楮实子汁，稍煮，再加入橘皮末、川椒末、小茴香末、食盐等调味，再稍煮即成。早晚服食。

【功用】补益元阳，滋补精血，聪耳助听。适用于老年体衰精血不足所致的耳鸣耳聋，头晕目眩，腰膝无力等症。

【按语】本膳方取材于《景岳全书》全鹿丸方，系从该方选取精华，加以药膳工艺设计而成。

猪肚糜（《圣济总录》）

【组成】猪肚、猪腰（各）1 个，人参、麦冬（各）3 克，地骨皮 30～60 克，葱白 1 茎，粳米 30 克。

【制法】猪肚用盐搓洗干净；猪肾对剖，去脂膜、臊腺，洗净；人参、麦冬、地骨皮分别切碎，装入纱布袋内，扎口，与猪肚、猪肾同煮至肚熟烂，去药袋，加入葱花、粳米，以文火煮熟，随意温服。

【功用】益肾健脾，补虚。适用于虚羸瘦弱，脾虚泄泻，食少倦怠，肾虚腰痛，遗精盗汗，耳鸣耳聋等症。

【按语】实热内盛者不宜服用。

菖蒲羹（《圣济总录》）

【组成】菖蒲 15～30 克，猪肾 1 对，葱白 1 握。

【制法】菖蒲用米泔水浸 12 小时，洗净切碎；猪肾对剖去脂膜、臊腺，洗净，切片；葱白洗净拍破。水 700 毫升煮菖蒲，取汁 500 毫升左右，去渣，放入猪肾片、葱白并调味，煮成羹，空腹温服。或以羹煮粥服食。

【功用】益肾开窍。适用于肾虚耳聋，耳鸣如风水声，腰痛膝软，乏力等症。

【按语】石菖蒲入心经，开心窍，具有宁心安神益智，聪耳明目之功。

二、酒醴类

磁石酒（《圣济总录》）

【组成】磁石 30 克，木通、石菖蒲（各）15 克，白酒 500 毫升。

【制法】将磁石打碎，石菖蒲用米泔浸一二日，切碎，焙干，与木通、磁石一起装入纱布袋中，用酒浸，冬季浸 7 日，夏季浸 3 日。早晚服食，每次 30～50 毫升。

【功用】平肝清热，祛痰通窍。适用于肝胆湿热所致的耳鸣耳聋。

【按语】因饮服不易消化，故不可多服，脾胃虚弱者慎用。

蔓荆酒（《普济方》）

【组成】蔓荆子（微炒）100 克，白酒 500 毫升。

【制法】将蔓荆子浸入酒中，冬季浸 7 日，暑夏浸 3 日，去滓。早晚服食，每次 20～40 毫升。

【功用】清利头目，疏通耳窍。适用于老年人耳聋。

【按语】饮用时应根据酒量适当饮用。

冬青子酒（《医便》）

【组成】女贞子1.5千克，糯米3千克，酒曲适量。

【制法】将女贞子（冬至日采）与糯米拌匀蒸熟，加入酒曲，置罐中密封7日。待酒熟，滤取清汁，随量饮。

【功用】适用于肝肾阴虚，腰酸，头晕，耳鸣，须发早白，视物不明等。

【按语】冬青子即女贞子，味甘、苦，性平，归肝、肾二经，有滋阴益寿，补益肝肾，清热明目，乌须黑发等功效。

三、菜肴类

灵芝猪腰（《家庭药膳》）

【组成】猪腰300克，灵芝10克，白糖5克，湿豆粉50克，菜油、猪油、姜、葱、盐、味精、料酒、酱油各适量。

【制法】灵芝洗净，水煎两次，收药汁50毫升。生姜洗净切片，葱洗净切段，猪腰切成腰花，用湿豆粉25克、精盐、料酒浆好。再用湿豆粉25克、精盐、料酒及药汁、味精、白糖、酱油兑成芡汁。炒锅置大火上，注入菜油、猪油，烧至八成热，放入腰花、葱、姜，快速炒散，随即倒入芡汁，翻炒均匀起锅。

【功用】补肝肾。适用于肾虚，腰膝酸软，耳鸣耳聋，遗精等。

【按语】灵芝为紫芝的干燥子实体，《神农本草经》曰："紫芝味甘温，主耳聋，利关节，保神益精，坚筋骨，好颜色，久服轻身不老延年。"

枣柿饼（《中国药膳学》）

【组成】柿饼30克，红枣30克，山茱萸10克，白面粉100克，植物油少许。

【制法】柿饼去蒂切块，红枣洗净去核。柿饼、枣、山萸肉（洗净）烘干，研成细末，与面粉混匀，加清水适量，制成小饼。用植物油将小饼烙熟，早晚食用。

【功用】健脾胃，滋肝阴。适用于肝阴不足，虚火上升之耳鸣耳聋，口苦目眩等症。亦适用于肝气犯脾所致食少、倦怠、乏力等症。

【按语】痰湿中阻者不宜服用。

枸杞爆鸡丁（《滋补保健药膳食谱》）

【组成】鸡脯肉 150 克，枸杞子 15 克，玉兰片（水发）30 克，荸荠 30 克，牛奶 50 毫升，葱、姜、蒜、淀粉、蛋清、盐、味精、鸡油各适量。

【制法】枸杞子洗净后上屉蒸熟。鸡脯肉切丁，玉兰片切片，荸荠切丁。将水淀粉加牛奶 50 毫升及葱末、姜末、蒜末、精盐、味精各适量，配成芡汁。将鸡丁置碗内，加蛋清、水淀粉上浆。植物油炒鸡丁至熟，放玉兰片、荸荠丁，再倒入枸杞子。入芡汁，翻炒后淋上鸡油。

【功用】补肝肾，益精血。适用于肝肾不足，腰膝酸软，头晕耳鸣，眼目昏花，视力减退及虚劳咳嗽等。

【按语】用鲜嫩的冬笋或春笋，经加工而成的干制品，由于形状和色泽很像玉兰花的花瓣，故称"玉兰片"。

第三节　老年衰弱症

老年衰弱症多由肺脾气虚或肝肾亏虚所致，治疗该病药膳方常用补益肺脾之气的如人参、黄芪、白术，滋补肝肾的如茯苓、山药、菟丝子、芡实、羊骨等配制而成。

一、粥类

松仁粥（《士材三书》）

【组成】松子仁 30 克，粳米 100 克，蜂蜜适量。

【制法】将松子仁捣碎，粳米淘洗干净，同置锅内，加水适量，按常法煮成稀粥，待食用时冲入适量蜂蜜调匀。

【功用】养阴润肺，润肠通便，补虚延寿。适用于阴虚燥咳，无痰或痰少稠黏，咽干肤燥，年老虚衰，产后体弱，肠燥便秘等。

【按语】本品宜早起空腹及晚间睡前温服。脾胃虚弱，便溏腹泻者，胃脘胀满，呕恶纳呆，痰湿素盛者不宜服。

菱粥（《本草纲目》）

【组成】菱角肉 60 克，粳米 100 克，红糖适量。

【制法】将新鲜菱角去壳取肉，粳米淘洗干净，置于锅内，加水适量，煮至八成熟时，加入红糖，继续煮至米开粥稠。

【功用】健脾益气，清补五脏。适用于脾胃虚弱，老人体虚，慢性泄泻及病后恢复期的调治。

【按语】该粥宜早晚温热服食。中阳不振，脾胃虚寒明显者不宜服。

豆腐浆粥（《本草纲目拾遗》）

【组成】新鲜豆浆 500 毫升，粳米 50 克，砂糖适量。

【制法】将粳米淘净，与新鲜豆浆同入砂锅内，煮至米花粥稠，表面有粥油为度。粥成后，加入砂糖，再煮一二沸即可。每日早晚温热服食。

【功用】健脾养胃，润肺补虚，滋补营养。适用于血管硬化症、高血压、冠心病及年老体弱、营养不良者。

【按语】本品香甜可口，营养丰富，老少皆宜，是一种经济实惠的滋补性营养品。本品要现煮现食，不可隔宿。发热，素体湿盛者不宜服用。

山莲葡萄粥（《民间验方》）

【组成】山药、莲子、葡萄干（各）50 克，白糖少许。

【制法】山药洗净，切薄片；莲子用温水浸泡后去皮、心；葡萄干洗净。三者同置锅内，加水，用武火煮沸后转用文火煮至熟，调入白糖。早晚温热服食。

【功用】补益心脾。适用于面色㿠白，乏力倦怠，形体虚弱，腹胀便秘等症。

【按语】本膳方可以常服。

养老益气方（《寿亲养老新书》）

【组成】牛乳 450 克，荜茇 2 克。

【制法】上 2 味加水共炖熟。每服 150 ～ 200 毫升，饭前温服。

【功用】补养气血，健脾安神。适用于头昏气短，神疲乏力，精神萎靡及脾虚食少等症。

【按语】脾胃虚寒泄泻者慎服。

石首鱼粥（《中国药膳学》）

【组成】石首鱼1条，粳米100克。

【制法】将鱼去鳞及内脏，洗净，与米共煮粥，趁热服食。

【功用】益气补虚，健脾开胃。适用于体虚食少，形体消瘦等症。

【按语】石首鱼又名黄花鱼，此鱼出水能叫，夜间发光，头中有象棋子的石头，故称石首鱼。

枸杞豉汁粥（验方）

【组成】枸杞50克，豉汁50毫升，粳米100克。

【制法】先煮枸杞去渣取汁，再入粳米煮粥，候熟，下豉汁，搅拌，煮沸，随意食用。

【功用】补益肝肾，和养胃气。适用于体虚久病，五劳七伤，房事衰弱，腰膝无力等。

【按语】本膳方可以常服。

糯米大枣粥（民间验方）

【组成】糯米100克，大枣50克，白糖适量。

【制法】将前2味共煮粥，调入白糖。随量服食。

【功用】益气健脾。适用于脾胃虚弱，四肢沉重，虚赢少气等症。

【按语】湿热痰火者慎服。

猪肚粥（《食医心鉴》）

【组成】雄猪肚1具（洗净），粳米100克，豆豉、葱、椒、姜少许。

【制法】先煮猪肚，取浓汤，去肚，入米煮作粥，下豉、葱、姜等，任意食用。

【功用】补中气，健脾胃。适用于脾虚气弱，食欲不振，消化不良，消渴，小便频数及消瘦疲倦等症。

【按语】胸腹痞胀者慎用。

羊骨羹（《千金翼方》）

【组成】羊骨1千克，粳米60或糯米60克，葱、姜、盐等适量。

【制法】新鲜羊骨洗净捶碎，加水煎汤取汁，以汁煮粳米成粥，加葱、姜、盐再煮二三沸。

【功用】补肾气，强筋骨，健脾胃。适用于虚劳羸瘦，肾脏虚冷，腰脊转动不利，腿脚无力，胫骨挛痛，脾胃虚弱，久泻久痢等。

【按语】素体火盛者慎服。

二、汤饮类

瑞莲猪肚汤（《寿世保元》）

【组成】干山药10克，莲肉（去心、皮）10克，炒白术10克，芡实（去壳，炒）10克，人参10克，白茯苓（去皮）5克，陈皮5克，炒白芍5克，炙甘草3片，公猪肚1个。

【制法】上药装纱布袋内，与公猪肚在锅内武火烧沸后，转用文火，炖至肉烂。食肉喝汤，早晚服食。

【功用】滋阴养血，补益脾胃。适用于五劳七伤，诸虚劳极，元气虚损，脾胃亏弱。

【按语】本膳方从《寿世保元》之瑞莲丸化裁而来，组成成分不变，改丸剂为汤剂，方便制作膳食。

白术羊肚汤（《中国药膳学》）

【组成】白术30克，羊胃1个。

【制法】2味加水共炖，熟后食肉饮汤，日3次。

【功用】益气补虚，健脾调中。适用于久病虚弱羸瘦，饮食减少，四肢烦热等。

【按语】羊胃，《千金食治》曰："主胃反。治虚羸，小便数，止虚汗。"

风栗健脾羹（《百病饮食自疗》）

【组成】栗子肉250克，瘦肉200克，怀山药25克。

【制法】栗子肉用沸水浸泡后去皮，再与洗净之瘦肉、山药同置砂锅内，加水，沸后文火焖至熟烂,饮汤食肉。

【功用】补益脾肾。适用于久病或年老,气虚体弱,少气懒言,疲倦乏力,食欲不振等症。

【按语】平素食滞,脘闷饱胀者不宜多食。

三、酒醴类

熙春酒(《随息居饮食谱》)

【组成】枸杞子 100 克,龙眼肉 100 克,女贞子 100 克,生地黄 100 克,淫羊藿 100 克,猪油 500 克,绿豆 100 克,烧酒 10 千克。

【制法】将女贞子于冬至前后多次蒸晒,生地黄洗净晒干,淫羊藿去皮毛,绿豆洗净晒干。将女贞子、生地黄、淫羊藿、枸杞子、龙眼肉、猪油、绿豆装入布袋中,用线扎紧。放入瓷瓶中,倒入烧酒,密封瓶口,浸制 1 个月即可。根据个人酒量,每次不超过 30 毫升,早晚各服 1 次。若食素者,可用柿饼 500 克代替猪油。

【功用】温肾补肺,润肌驻颜,润燥毛发。适用于体质虚弱,皮肤干燥,皮毛干枯,面色萎黄等。

【按语】常饮本品可使容颜少壮,毛发润泽,身体强健,老年人尤宜。并治老年久嗽。

枸杞煎方(《太平圣惠方》)

【组成】枸杞根 1 千克,白羊脊骨 1 具。

【制法】枸杞根细锉后,加水 30 升,煮至 9 升,澄清取汁;下入打碎之羊脊骨,微火煎取 3 升,去滓贮器。每服 60 毫升,加酒 10～20 毫升,空腹温服。

【功用】补益肝肾。适用于频遭重病,元气未复,虚弱羸瘦,腰膝无力等症。

【按语】枸杞根又名地骨皮,为枸杞的干燥根皮。

人参酒(《本草纲目》)

【组成】人参 30 克,白酒 500 毫升。

【制法】人参装纱布袋中与酒同煮,封固 7 天,早晚服食。

【功用】益气通络,补虚强身,延年益寿。适用于诸虚症,尤其适合年老体衰者常服。

【按语】阴虚火旺者不宜，以秋冬季节饮服为佳。

人参枸杞酒（《中国药膳学》）

【组成】人参20克，枸杞子350克，熟地黄100克，冰糖400克，白酒10升。

【制法】人参烘软，切片，枸杞、熟地黄去杂质，装布袋备用。冰糖入锅中，加适量水，加热至溶化煮沸，炼至黄色时，趁热用纱布过滤去渣备用。白酒置坛内，将人参、枸杞、熟地黄装布袋入坛内，加盖密封浸泡10～15天，每日搅拌1次，浸泡至药味尽淡，用细布滤除沉淀，加入炼过的冰糖搅匀，再静置过滤，澄明即可服用。每服10～20毫升，早晚服用。

【功用】适用于各种虚症劳损，如食少，乏力，自汗，眩晕，失眠，腰痛等症。

【按语】湿热内盛者不宜服用。

仙人杖浸酒（《圣济总录》）

【组成】仙人杖根（刮洗去土皮）760克，好酒14升。

【制法】仙人杖根用生绢囊贮，以酒14升浸7日。每日温饮1～2盏，酒欲尽，再入3.5升，依前法浸泡服用。

【功用】适用于柔风脚膝痿弱，久积风毒，上冲有胸背疼痛。

【按语】仙人杖，中药名，为淡竹枯死的幼竹茎秆，有利湿、和胃之功效。

四、菜肴类
衰弱药膳方（《中国瑶药学》）

【组成】黄花倒水莲30克，翼核果30克，走马胎20克，厚叶五味子20克，南五味子20克，粗叶榕15克，五加皮15克，猪脚1只。

【制法】黄花倒水莲、翼核果、走马胎、厚叶五味子、南五味子、粗叶榕、五加皮、猪脚入锅共炖煮，于晚上睡前服。

【功用】适用于体虚、衰弱症等。

牛肉胶冻（《丹溪心法》）

【组成】牛肉 1 千克，黄酒 250 毫升。

【制法】牛肉切成小块，放入锅内，加水文火煎煮 1 小时取汁，如此反复煎煮 4 次，共取汁约 2 升。将此汁文火熬煮至稠黏时，加黄酒，继续煮至肉汁稠黏停火，倒入容器内冷藏。每服 50 毫升。早晚服用。

【功用】补气益血，健脾安中。适用于老人或病后，虚弱消瘦，少食消渴，精神倦怠等。

【按语】牛肉富含维生素 B_6，能促进蛋白质的新陈代谢和合成，增强免疫力。

羊杂面（《饮膳正要》）

【组成】面粉 3 千克，羊舌 300 克，羊肾 400 克，蘑菇 400 克，调料适量。

【制法】羊杂洗净，切成薄片；蘑菇洗净，一切两半；将面粉做成面条。将羊杂片放入锅内，加清水适量，放入葱、姜，用武火烧沸后，转用文火，至羊杂熟后，放面条。煮熟后加盐、味精、胡椒粉。

【功用】益气补虚，温中壮肾。适用于虚劳羸瘦，腰膝酸软，产后虚冷，腰痛，中虚反胃等。

【按语】素体火盛者不宜服用。

南瓜饭（《食疗本草学》）

【组成】大米 500 克，南瓜大半个（或 2～3 斤）。

【制法】将大米淘净，加水煮至七八成熟时，滤起；南瓜去皮，挖去瓤，切成块，用油、盐炒过后，即将过滤之大米倒于南瓜上，慢火蒸熟。若蒸时加入适量红糖，其味更美。

【功用】补中益气。适用于脾胃虚弱，食少体倦等。

【按语】气滞湿阻者慎服。

桑椹蛋糕（《中国药膳》）

【组成】桑椹子、旱莲草（各）30 克，女贞子 20 克，鸡蛋 500 克，白糖 300 克，面粉 200 克，发面、碱水适量。

【制法】前 3 味药，水煎 20 分钟取汁，倒入盛面粉的盆内，加白糖、鸡蛋、发面拌匀，揉成面团。待其发酵后，再加碱水揉好，做成蛋糕胚，上笼蒸 15 分钟。作点心用。

【功用】滋补肝肾，润肺和中。适用于阴虚体弱，眩晕失眠，腰膝酸软等。

【按语】本膳尤宜于中老年人服食。

地骨爆两样（《圣济总录》）

【组成】地骨皮 10 克，陈皮 10 克，神曲 10 克，嫩羊肉 250 克，羊肝 250 克，葱、豆豉、食盐、白糖、生姜、绍酒、豆粉、菜油、味精各适量。

【制法】地骨皮、陈皮、神曲放入砂锅中，加水适量，煎煮 40 分钟，去渣留汁，继续加热浓缩成稠液备用。嫩羊肉切丝，羊肝去筋膜切丝，分别用豆粉拌匀，再以菜油爆炒至熟，烹入药液、葱、豆豉、盐、白糖、绍酒，收汁即成。食用时可加味精少许。

【功用】功能补气养血，适用于久病体弱，消瘦等症。

【按语】本品寒热并用，阴阳并调。尤宜于一般虚劳消瘦者选用。

莲肉糕（《士材三书》）

【组成】莲子 500 克，糯米或粳米 500 克，茯苓 250 克，白糖适量。

【制法】莲子泡后去皮、心，与茯苓加水煮熟烂压泥，与米同放盆中，加适量水上笼蒸 20 分钟。取出压平，切成 5 厘米见方的块，撒上白糖。早餐或作点心服食。

【功用】健脾益胃。适用于病后体虚，食少便溏，泄泻等。

【按语】莲子甘可补脾，涩能止泻，既可补益脾气，又能涩肠止泻。

第四节　肾阳亏虚

肾阳亏虚可导致肢体怕冷怕风，性功能低下等症状，配制药膳方可采用温补肾阳的如巴戟天、淫羊藿、蛇床子、肉苁蓉，或血肉有情之品的如狗肉、狗肾等。

一、粥类

狗肉粥（《食医心镜》）

【组成】鲜狗肉 150 克，粳米 100 克，葱、姜、盐少许。

【制法】将狗肉洗净切成小丁，姜、葱切成颗粒，细盐少许，淘净的粳米，同入锅内，加水适量，煮至肉烂、米花、粥稠为度。每日早晚温热服食。

【功用】补中益气，温肾助阳。适用于年老体衰，阳气不足，脾虚腹胀，腰膝酸软，畏寒肢体等。

【按语】狗肉性热，宜在秋冬季节食用，外感发热之症忌食，阴虚内热、热性病患者亦不可食。

苁蓉羊肉粥（《药性论》）

【组成】肉苁蓉 30 克，精羊肉 250 克，粳米 100 克，葱白 2 茎、生姜 3 片、盐适量。

【制法】肉苁蓉水煎取汁，羊肉洗净切块。粳米淘净，与羊肉同入药汁共煮，烧沸后，入盐、生姜、葱花煮为稀粥食用。

【功用】温肾补虚，壮阳暖脾。适用于肾阳亏虚所致面色暗黑，肢冷畏凉等症。

【按语】夏季不宜服用；大便溏薄，性功能亢进者不宜服用。

狗肾粥（《饮膳正要》）

【组成】狗肾 2 只，粳米 250 克，草果、砂仁（各）10 克，陈皮 5 克，葱、姜、盐、味精等调料各适量。

【制法】狗肾洗净，去脂膜、臊腺，切碎；草果、砂仁、陈皮装纱布袋，扎口；将狗肾、药袋、粳米同放锅中，加水煮粥。待粥将熟时，加入葱、姜、盐、味精煮熟。去药袋，空腹服。

【功用】补脾益肾。适用于肾虚劳损，脾虚食少等。

【按语】狗肾，是犬科动物狗的肾脏。《本草拾遗》："主妇人产后肾劳如疟者（体热用猪肾，体冷用犬肾）。"

萝藦菜粥（《太平圣惠方》）

【组成】萝藦 100 克，羊肾 1 对（去脂膜，细切），粳米 100 克。

【制法】上 3 味相和煮粥，少加佐料调和，食之。

【功用】补益精气，利湿解毒。适用于气虚不足之身体羸弱，阴囊下湿而痒，亦可通乳。

【按语】萝藦为萝藦科植物萝藦的全草或根。具有补精益气，通乳，解毒的功效。

二、酒醴类

二味牛膝酒（《太平圣惠方》）

【组成】生牛膝、生地黄（洗净，控干，切，曝 2 日）各 300 克。

【制法】和捣如泥作团，以纸裹，外更以黄泥固济，微火炙，勿令泥有裂处，待干即于地炉中灰火养半日，次以炭火渐渐烧之，加至火三斤，烧一复时，取出候冷，去泥纸，捣罗为散。每服 5 钱匕（约 10 克），酒一盏半，以瓷器煎至七分，和滓，食前顿服。

【功用】适用于脚气极冷，着厚棉衣盖覆不觉暖者。

【按语】孕妇慎用。

肉桂黄芪酒（《普济方》）

【组成】黄芪、肉桂（去粗皮）、巴戟天（去心）、石斛（去根）、泽泻、白茯苓、柏子仁（各）90 克，干姜（炮）80 克，蜀椒 90 克，防风、独活、党参、白芍、制附子、制川乌、茵芋、半夏、细辛、白术、炙甘草、天花粉、山萸肉（各）30 克，清酒 2 升。

【制法】将上药共为粗末，用酒浸于净器中，封口，春夏 3 日，秋冬 7 日后开取去渣备用。初服 30 毫升，渐加之，以微麻木为效。

【功用】适用于脾虚，肢体畏寒，倦怠乏力，四肢不欲举动，关节疼痛，不思饮食。

【按语】阴虚火旺，里有实热者慎用。

米酒怀山药（《太平圣惠方》）

【组成】山药 60 克，米酒 1～2 汤匙。

【制法】山药研细粉，加水适量煮糊，熟后调入米酒，温服。

【功用】健脾，益肾，固精。适用于下焦虚冷，小便频数，瘦弱无力等。

【按语】湿盛中满或有积滞者慎服。

第五节　多汗症

多汗症多由肺脾气虚所致，治疗该病药膳方常用健脾益气的如人参、黄芪、白术、大枣，或固表敛汗的如浮小麦、麻黄根等配制而成。

一、粥类

小麦糯米粥（验方）

【组成】小麦仁 60 克，糯米 30 克，大枣 15 枚，白糖少许。

【制法】将前 3 味洗净，共煮作粥，入白糖令溶，早晚服食。

【功用】健脾，益气，敛汗。适用于病后脾虚，盗汗、自汗等症。

【按语】小麦仁，《本草纲目》："陈者煎汤饮，止虚汗。"《本草拾遗》："小麦面，补虚，实人肤体，厚肠胃，强气力。"

小米人参粥（验方）

【组成】人参 5～10 克，山药 50 克，大枣 10 枚，猪瘦肉 50 克，小米 50 克。

【制法】将猪瘦肉切片，与山药、大枣及米共煮粥，粥熟，另煎人参水兑入，空腹食。

【功用】益气养血。适用于脾虚气弱，元气不足，症见神疲乏力，面黄肌瘦，自汗泄泻。

【按语】一切火郁内实之证慎用。

乳酪粥（《济众新编》）

【组成】牛乳、粳米（碎心）各适量。

【制法】牛乳盛于锅内随意多少，兑入清水煎熬，待沸后下粳米碎心煮熟，调盐水少许温服。

【功用】益气生津，滋阴润燥。适用于老人及阴虚者。

【按语】牛乳，有补虚损，益肺胃，养血，生津润燥，解毒之功效。

二、膏类

青蒿参麦膏（《圣济总录》）

【组成】青蒿 500 克，人参 30 克（或党参 60 克），麦冬 30 克，白蜜 100 克。

【制法】青蒿以水 1 升煮，去渣取汁，文火浓缩至 500 毫升。人参、麦冬水煎去渣留汁。将青蒿液与参麦液合并，煎熬，加白蜜收膏，冷却后装瓶。每服 20 毫升，早晚服食。

【功用】益气养阴，清虚热。适用于热病后期，阴虚盗汗等症。

【按语】青蒿清虚热，人参补元气。

三、汤饮类

浮小麦饮（《卫生宝鉴》）

【组成】浮小麦 30 克，红枣 10 克。

【制法】将浮小麦与红枣洗净放入砂锅内，加水适量，煎汤频饮。

【功用】固表止汗，益气养阴。适用于表虚汗出，气短，心烦，心悸等症。

【按语】本膳方清甜可口，对气虚、阴虚所致之多汗，可长期饮用。

白术叶茶（《普济方》）

【组成】白术叶 3 ～ 5 克。

【制法】将叶揉碎为粗末，放入茶杯内，沸水冲泡，代茶饮。

【功用】补气虚。适用于气虚卫外不固之自汗。

【按语】白术叶，指鲜白术苗叶。

麻鸡敛汗汤（《太平圣惠方》）

【组成】麻黄根 30 克，牡蛎 30 克，肉苁蓉 30 克，母鸡 1 千克，食盐、味精各适量。

【制法】鸡去毛、内脏、头、足，洗净与麻黄根同放入砂锅中，加水适量，文火煮至鸡烂后，去鸡骨及药渣。加入肉苁蓉、牡蛎再煮至熟，入食盐、味精调味。食肉喝汤，早晚佐餐服食。

【功用】补气固表，敛阴止汗。适用于自汗、盗汗症。

【按语】麻黄根味甘、微涩，性平，入肺经而能行肌表，实卫气，固腠理，敛毛窍，为固表敛汗之要药，自汗、盗汗皆宜。

参芪精（验方）

【组成】党参、黄芪、白糖（各）250 克。

【制法】参、芪加水文火煎煮，每 30 分钟取药汁 1 次，连续取汁 3 次。混合药汁，文火煎熬至药汁呈稠黏状时，停火。加白糖混均匀，晒干压碎，装瓶中待用。每次 10 克，开水冲化服，早晚服用。

【功用】补益脾肺之气。适用于脾肺气虚，倦怠乏力，心悸气短，食少便溏，浮肿，脏器下垂，自汗，眩晕等症。

【按语】阴虚阳亢者不宜使用。

四、菜肴类

肉麸汤圆（《本草纲目》）

【组成】小麦麸 100 克，猪肉 250 克，糯米粉 250 克，葱、姜、盐、味精各适量。

【制法】糯米淘净，用清水浸泡 1～2 日后，磨成面浆，放入洁净布袋内，滤去水分，晒干，制成糯米粉；将小麦麸放入锅内炒黄，晾凉；猪肉剁成肉末；葱、姜切细；麦麸、猪肉末、葱、姜放入盆内，加盐、味精、清水适量，拌成肉馅，搓成汤圆，煮熟。早晚食用。

【功用】固表止汗。适用于自汗、盗汗等症。

【按语】麦麸就是小麦籽粒的皮，为小麦加工成面粉后的副产品。《本草纲目》曰："麸皮乃麦皮也，与浮（小麦）同性，而止汗之功次于浮麦，盖浮麦有肉也。"

红枣黑豆黄芪汤（验方）

【组成】红枣 20 枚，黑豆 60 克，黄芪 30 克。

【制法】将上 3 味洗净，共煮水。日 1 剂，分两次服。

【功用】益气，养阴，止汗。适用于气虚自汗。

【按语】内有积滞者不宜使用。

盗汗药膳方（《中国瑶药学》）

【组成】仙鹤草 30 克，枣 15 克，瘦猪肉 60 克

【制法】前 2 味与瘦猪肉同入锅，加净水，煎服。

【功用】适用于盗汗。

猪肉止汗汤（《中国药膳学》）

【组成】浮小麦、黑豆（各）30 克，猪瘦肉适量。

【制法】猪肉切块，加水入前 2 味，共炖汤服食。

【功用】补虚敛汗。适用于体虚多汗。

【按语】肠滑泄泻者慎服。

乌豆腐皮汤（《饮食疗法》）

【组成】乌豆 50 克，豆腐皮 50 克，油、盐各适量。

【制法】上 2 味加清水适量煮汤后，以油、盐调味服食。

【功用】滋养补虚，固表止汗。适用于自汗及阴虚盗汗等症。

【按语】脾虚腹胀者慎服，小儿不宜多食。

北芪枸杞子炖乳鸽（《饮食疗法》）

【组成】北芪、枸杞子（各）30 克，乳鸽 1 只，盐、味精少许。

【制法】将乳鸽去肚肠，治净。与北芪、枸杞子同放炖盅内，加净水适量，隔水炖熟，加盐、味精少许，调匀。食肉饮汤，3 天一服，连服 5 次。

【功用】补中益气，托疮生肌。适用于中气虚弱，体倦乏力，表虚自汗，以及痈疮溃后久不愈合等。

【按语】北芪，即黄芪，因盛产于我国北方，故名北芪。

鲟鱼黄芪汤（《中国药膳学》）

【组成】鲟鱼 500 克，黄芪 15 克。

【制法】鲟鱼治净，去骨板；黄芪装布袋中，扎口，同煮汤至肉熟。食肉喝汤，每日 2 次。

【功用】补益肺气。适用于肺气虚自汗，动则易喘等症。

【按语】阴虚阳亢者不宜使用。

第二十一章 ◆

养生药膳方

第一节 增强耐力

增强耐力药膳方常用补益气血的如人参、黄芪、白术、莲子肉、芡实、大枣，或滋补肝肾的如地黄、枸杞子、山药、羊骨、羊肾、胡桃肉、乌豆等配制而成。

一、粥类

羊肉粥（《太平圣惠方》）

【组成】精羊肉 160 克，人参（去芦头）5～10 克，黄芪 30 克，白茯苓 30 克，大枣 5 枚，粳米 80 克，葱白 2 茎，盐少许。

【制法】将羊肉细切，先煎黄芪、白茯苓、大枣，去渣取汁，人参另煎汁兑入，后入羊肉及米煮作粥，临熟下葱白及盐少许。空腹食。

【功用】温肾助阳，大补气血。适用于虚损羸瘦，筋骨痿弱，神疲乏力。

【按语】内有宿热者慎服，孕妇不宜多食。

羊骨粥（《饮膳正要》）

【组成】羊骨一副（全者，捶碎），陈皮二钱（去白），良姜二钱，草果二个，生姜一两，盐少许。

【制法】加水三斗，慢火熬成汁，滤出澄清，做粥服用。

【功用】治虚劳，腰膝无力。

【按语】素体火盛者慎服。

枸杞羊肾粥（《饮膳正要》）

【组成】枸杞叶一斤，羊肾一对（细切），葱白一茎，羊肉半斤（炒）。

【制法】上4味拌匀，煮成汁，下米熬成粥，空腹食之。

【功用】治阳气衰败，腰腿疼痛，五劳七伤。

【按语】枸杞叶是枸杞之嫩茎叶，可蔬可药，气味清香，《食疗本草》谓其"坚筋耐老，除风，补益筋骨，能益人，去虚劳"。外感发热，或阴虚内热及痰火壅盛者忌食。

山药粥（《饮膳正要》）

【组成】羊肉一斤（去脂膜，烂煮熟，研泥），山药一斤（煮熟，研泥）。

【制法】肉汤内下米三合，煮粥，空腹食之。

【功用】治虚劳，骨蒸，久冷。

【按语】外感时邪者慎服。

生地黄粥（《饮膳正要》）

【组成】生地黄汁一合，酸枣仁二两（水绞，取汁二盏）。

【制法】上诸药，水煮同熬数次沸腾，后下米三合煮粥，空腹食之。

【功用】治虚弱骨蒸，四肢无力，渐渐羸瘦，心烦不得睡卧。

【按语】脾虚便溏者慎服。

羊脏羹（《饮膳正要》）

【组成】羊肝、羊肚、羊肾、羊心、羊肺（各）1具，荜茇50克，猪油50克，胡椒粉50克，豆豉150克，陈皮10克，姜10克，草果2个，葱、姜、盐各适量。

【制法】羊杂洗净沥去血水，切成小块（羊肚不切）。荜茇、草果、陈皮、胡椒粉、葱、姜、豆豉装入纱布袋内，扎口，与羊杂一起放在羊肚内。用线缝好羊肚，放于锅中。加适量清水、猪油、盐。用武火烧沸后，转用文火炖熟。拆去线、取出药包，将羊肚切成块，再放入汤中烧沸，吃肉饮汤。

【功用】补脏腑，益气血。适用于脏腑不足，气血虚弱，肾虚劳损，腰膝酸痛等。

【按语】素体火盛者慎服。

酥蜜粥（《本草纲目》）

【组成】酥油 30 克，蜂蜜 30 克，粳米 100 克。

【制法】将粳米淘净，加水适量，煮成粥。取酥油、蜂蜜调入粥中，再用文火稍煮片刻，视粥稠为度。每日早晚温热服食。

【功用】补益气血，调补五脏，生津润燥。适用于体弱羸瘦，虚劳低热，肺燥咳嗽，皮肤粗糙，毛发枯黄，大便干结等。

【按语】本品可较长期服用，但平素肥胖，痰湿内盛，大便溏薄者不宜多服。

二、膏类

十珍膏（《医便》）

【组成】党参、黄芪、麦冬（去心）、枸杞子、当归身、天冬（各）100 克，白术 200 克，北五味子 50 克，生地黄、熟地黄（各）100 克，炼蜜 100 克。

【制法】上药水煮 3 次，绢布过滤去渣，浓缩滤液，加炼蜜再熬二三沸，收膏。早晚服食。

【功用】补益气血。适用于诸虚百病，伤后体弱。

【按语】《本草纲目》炼蜜方法：500 克蜂蜜加 125 克水，用火熬到只有 390 克为最好。

代参膏（《随息居饮食谱》）

【组成】龙眼肉 30 克，白糖少许。

【制法】将龙眼肉放于碗内，加白糖后，一同蒸至稠膏状。分 3 次，沸水冲服。

【功用】大补气血。适用于衰羸老弱。

【按语】有痰火者不宜服用。

三、酒醴类

地黄米酒（《本草纲目》）

【组成】生肥地黄 500 克，糯米 1 千克，酒曲 100 克。

【制法】将生地黄绞汁，同酒曲、糯米共封于密闭容器中，春夏 21 日，秋冬 35 日启之，中有绿汁，真精英也。酒中绿汁，宜先饮之，余者乃滤汁藏贮，慢慢饮用。

【功用】有补虚弱，壮筋骨，通血脉，治腹痛，变白发之效。

【按语】脾虚湿盛，腹满便溏者不宜使用。

八珍酒（《万病回春》）

【组成】全当归 90 克，川芎 30 克，白芍 60 克，生地黄 120 克，人参 30 克，炒白术 90 克，白茯苓 60 克，炙甘草 45 克，五加皮 240 克，小肥红枣、核桃肉（各）120 克，糯米酒 20 升。

【制法】将上药切薄片，用绢袋盛好，浸于酒中，密封，隔水加热约 1 小时后，取出埋土中 5 天，然后取出静置 21 天，过滤后使用。每次温饮 1 ～ 2 小盅，早晚饮服。

【功用】适用于食少乏力，易于疲倦，面色少华，头眩气短，腰膝酸软等症。

【按语】如见热象，如口干、心烦、口舌生疮、舌赤者不宜饮用。

归圆杞菊酒（《摄生秘剖》）

【组成】当归身（酒洗）30 克，龙眼肉 240 克，枸杞子 120 克，甘菊花（去蒂）30 克，白酒浆 3.5 升，好烧酒 1.5 升。

【制法】上药绢袋盛之，悬于坛中，再入二酒，封固藏月余，适量饮用。

【功用】有补心肾，和气血，益精髓，壮筋骨，发五脏，旺精神，润肌肤，驻颜色之功。

【按语】湿盛中满、大便溏泄者慎用。

四、菜肴类
山药饦（《千金食治》）

【组成】带骨羊肉 5 ～ 7 块，萝卜 1 根，葱白 1 根，草果 5 个，陈皮、良姜（各）5 克，胡椒、缩砂仁（各）10 克，山药、面粉（各）1 千克。

【制法】前 8 味同水煎去渣取汁，煮山药至熟，研泥，调味，和面作饦，烙熟或蒸熟。早晚空腹食。

【功用】补诸虚，暖脾胃。适用于五劳七伤，心腹冷痛，骨髓伤败等。

【按语】饼谓之饦。

九仙王道糕（《万病回春》）

【组成】莲子 12 克，炒麦芽、炒白扁豆、芡实（各）6 克，炒山药、茯苓、薏苡仁（各）12 克，柿霜 3 克，白糖 60 克，粳米 150 克。

【制法】上药食共为细末，和匀，蒸制成米糕。早晚服食，连服 1 个月。

【功用】健脾和胃，益气补虚。适用于老年人元气不足，虚劳羸弱等。

【按语】本膳方实为补充根本之方，对老人最为适宜，故以"王道"名之。

生地黄鸡（《饮膳正要》）

【组成】生地黄（半斤），饴糖（五两），乌鸡（一只）。

【制法】鸡细切，地黄与糖相和匀，纳鸡腹中，蒸锅中蒸。不用盐醋，食肉饮汁。

【功用】滋补肝肾，补益心脾。适用于腰背疼痛，骨髓虚损，不能久立，身重气乏，盗汗，少食，时复吐利。

【按语】脾气素弱，入食不化，大便溏薄者，不宜服用。

猪肚方（《寿世青编》）

【组成】人参 15 克，干姜、胡桃（各）6 克，葱白 7 茎，糯米 150 克，猪肚一个。

【制法】前 5 味为末，入猪肚内扎紧，勿以泄气，煮烂空心服，以好酒一二杯送之。

【功用】适用于虚羸乏气。

【按语】胡桃即核桃。

水芝丸（《医学发明》）

【组成】莲肉（去心）500 克，猪肚一个。

【制法】莲肉纳入猪肚内扎定，煮烂捣丸，如桐子大，每三四十丸，空心酒下。

【功用】补五脏诸虚。

【按语】莲子别称水芝，《本草纲目》："盖莲之味甘气温而性啬，禀清芳之气，得稼穑之味，乃脾之果也……土为元气之母，母气既和，津液相成，神乃自生，久视耐老，以其权舆也。昔人治心肾不交，劳伤白浊，有清心莲子饮；补心肾，益精血，有瑞莲丸，皆得此理。"

牛肉返本汤（《食疗本草学》）

【组成】牛肉 250 克，山药、莲子、茯苓、小茴香（布包）、大枣（各）30 克。

【制法】将牛肉切块，与其他药物一同加水适量，小火炖至烂熟，酌加食盐调味。饮汤吃肉（除茴香外，均可食用）。

【功用】补脾益气。适用于脾胃虚弱，气血不足，虚损羸瘦，体倦乏力等。

【按语】牛肉富含肌氨酸、卡尼汀，能有效补充三磷腺苷，支持脂肪新陈代谢，产生支链氨基酸，从而增长肌肉，增强肌肉力量。

第二节　延年益寿

延年益寿药膳方多用补益肝肾精血之品配制，如熟地黄、黄精、茯苓、山药、芡实、白术、枸杞子、天冬等。

一、粥类

鸡头粥（《饮膳正要》）

【组成】鸡头实（三合），粳米（一合）。

【制法】鸡头实煮熟，研如泥，与粳米一合，煮粥食之。

【功用】治精气不足，强志，明耳目。

【按语】鸡头实即芡实。

蒸黄精（《食疗本草》）

【组成】黄精（一石，即十斗）。

【制法】取瓮子去底，釜上安置，令得所，盛黄精令满，密盖蒸之，令气溜，即曝之。第二遍，蒸之亦如此。九蒸九曝。凡生时有一石，熟有三四斗。

【功用】耐劳不饥。

【按语】脾虚湿阻，气滞腹满者不宜使用。

芝麻茯苓粉（验方）

【组成】芝麻、茯苓（各）500 克。

【制法】将芝麻炒熟，与茯苓混合，研成细粉。晨服 20 ～ 30 克，加适量白糖。

【功用】补益脾肾，延年益寿。老年人可常服。

【按语】脾虚便溏者慎服

二、膏类

人参膏（《景岳全书》）

【组成】人参（去芦）5 千克，炼蜜 500 克。

【制法】人参水煎 3 次，分次过滤去渣，滤液合并，用文火煎熬，浓缩至膏状，以不渗纸为度，兑炼蜜 500 克成膏。白开水冲服，早晚服食。

【功用】大补元气，健脾和胃。

【按语】阴虚火旺者不宜服用。

八仙膏（《增补万病回春》）

【组成】生藕汁、生姜汁、梨汁、萝卜汁、白果汁、竹沥、蜂蜜、甘蔗汁各等分。

【制法】各汁和匀，蒸熟，瓶贮。任意饮用。

【功用】生津止渴，养阴补虚。久服强身延寿。

【按语】本药膳方用的是白果汁蒸熟，白果生食有毒，不可多用。

八仙长寿膏（《寿世保元》）

【组成】山茱萸（酒拌蒸，去核）120 克，干山药 120 克，牡丹皮 90 克，益智仁 60 克，茯苓 90 克，辽五味子（去梗）60 克，麦冬 60 克，生地黄汁 800 毫升，白蜜 500 克。

【制法】将上诸药制成粗粉，与白蜜、生地黄汁一起搅拌均匀，装入瓷制容器内，封口。再用大锅盛净水，将瓷器放入，隔水煮熬，先用武火，再用文火，煮 3 天 3 夜，取出。重新密封容器口，放冷水中浸过，浸 1 天后再入原锅内炖煮 1 天 1 夜，即可服用。早晚服食，每服 10 毫升。

【功用】健脾滋肾，填精益髓。适用于老年精血衰减，记忆力减退，久服能延年益寿。

【按语】本膳方从《寿世保元》八仙长寿丸化裁而来，加白蜜后改丸剂为膏剂。久服能发白变黑，行如奔马。日进数服，终日不食亦不饥。

三、汤饮类

八仙茶（《韩氏医通》）

【组成】粳米、粟米、黄豆、赤小豆、绿豆（各）750 克，细茶 500 克，净芝麻 375 克，净花椒 75 克，净小茴香 150 克，干白姜、盐各 30 克。

【制法】前 5 味洗净，晾干，炒熟，与后诸品共磨细粉。另加麦粉 5 千克，炒黄熟，拌匀，收贮待用。每服 3 匙，早晚服用。

【功用】保元固肾，益精悦颜。适用于一切肾虚体弱，精气不固之证。平人服之抗衰老。

【按语】白姜即干姜。

四、酒醴类

黄精酒（《遵生八笺》）

【组成】生黄精四斤，天冬去心三斤，松针六斤，生白术四斤，枸杞五斤。

【制法】以水三石煮之一日，去渣，以清汁浸曲，如家酿法。

【功用】主除百病，延年，变须发，生齿牙。

【按语】饮用时，忌食桃、李、雀肉。

黄精酒（《本草纲目》）

【组成】黄精、苍术（各）240 克，地骨皮、柏叶（各）300 克，天冬 180 克，酒曲 600 克，糯米 10 千克。

【制法】将黄精、苍术、地骨皮、柏叶、天冬一起加水共煮，取汁 10 升，与酒曲、糯米混合均匀，放入净器中，密封 7 日后，随个人酒量饮用。

【功用】有壮筋骨，益精髓，变白发，治百病之效。

【按语】《本草纲目》的黄精酒配方与《遵生八笺》的略有不同，读者可根据自己的喜好选择酿酒配方。

万病无忧酒（《寿世保元》）

【组成】当归15克，川芎15克，白芷15克，白芍30克，防风20克，荆芥穗15克，羌活30克，地骨皮15克，怀牛膝15克，炒杜仲45克，木瓜15克，大茴香15克，补骨脂30克，五加皮45克，威灵仙30克，钩藤30克，石楠藤30克，乌药15克，紫金皮45克，自然铜、木香、乳香、没药、炙甘草（各）15克，雄黑豆60克。

【制法】上25味和匀，用纱布包盛之。上好白酒一坛，入药在内，春秋5日，夏3日，冬10日。早晚温饮，每服10毫升。

【功用】祛风活血，养神理气。常服能除百病，理风湿，乌鬓须，清心明目，利腰肾，健腿膝，补精髓，疗跌扑损伤筋骨，和五脏，平六腑，快脾胃，进饮食，补虚怯，养气血。

【按语】本方使用自然铜（主含二硫化铁），孕妇慎用，不宜久服。欲常服者，应弃除自然铜。

菖蒲酒（《遵生八笺》）

【组成】九节菖蒲、糯米，酒曲适量。

【制法】取九节菖蒲生捣绞汁五斗，糯米五斗，炊饭，细曲五斤。相拌令匀，入瓷坛密盖二十一日即开。

【功用】通血脉，治风痹，耳目聪明，发白变黑，齿落更生，延年益寿。

【按语】石菖蒲以"一寸九节者良"。

白术酒（《遵生八笺》）

【组成】白术二十五斤，东流水二石五斗。

【制法】白术浸缸中二十日，去滓，夜露户外五夜，汁变成血，取以浸曲做酒。

【功用】除病延年，变发坚齿，面有光泽，久服延年。

【按语】酒曲工艺：白面一担，糯米粉一斗，水拌，令干湿调匀，筛子格过，踏成饼子，纸包挂当风处，五十日取下，日晒夜露。每米一斗，下曲十两。

术酒（《本草纲目》）

【组成】白术三十斤。

【制法】术去皮捣，以东流水三石，浸 30 日，取汁，露一夜，浸曲、米酿成饮。每服 20 ～ 30 毫升，日服 2 ～ 3 次。

【功用】适用于一切风湿筋骨诸病。有驻颜色，耐寒暑之功。

【按语】白术燥湿伤阴，故阴虚内热，津液亏耗者不宜使用。

术膏酒（《普济方》）

【组成】生白术一石五斗（洗净捣取汁三斗煎取半），青竹三十束别三尺围，各长二尺五寸径一寸（烧取沥三斗煎取半），蔓荆子二十五束别三尺，围各长二尺五寸，径头二寸，（烧取沥三斗煎取半），生五加皮根（净洗讫于大内以水四石煎之，去滓澄清取汁七斗，以铜器中盛大内水上煎之，取汁三斗五升，煎诸药法，一准五加例）三十六斤，生地黄根五六斗（粗大者捣取汁三斗煎取半）。

【制法】上白术等五种药，总计得汁九斗五升，加糯米一石五斗，上小麦曲八斤，曝干为末，以药汁六斗，浸面五日，待曲起第一投次淘米七斗，令得三十遍，下米置净席上，以生布拭之，勿令不净，然后下于席上，调强弱，冷热，如常酿酒法，酝之瓮中，密盖，头三日然后第二投更淘米四斗，一如前法投之，三日后，即加药如下：

桂心、甘草、白芷、细辛、防风、当归、麻黄、芎各六两，附子五两，牛膝九两，干姜、五加皮各一斤，前咬咀讫，第三投以半四斗，净淘如前法，还以余汁烧馈重蒸，待上生痂，下置席上，调冷热，如常酿法，和上件药投之，三日外，然后尝甘苦得中讫，密封头二七日，乃压取清酒。

【功用】适用于五劳七伤。

【按语】忌生冷、醋、滑、猪、鲤鱼、蒜、牛肉等。

长生固本酒（《寿世保元》）

【组成】枸杞子、天冬、五味子、麦冬、山药、人参、生地黄、熟地黄（各）60 克，白酒 3 升。

【制法】分别将人参、山药、生地黄、熟地黄切片，枸杞子、五味子拣净杂质，天冬、麦冬切分两半，全部药物用绢袋盛，扎紧袋口。药袋和白酒置入坛中，加盖密封。将酒坛置于锅中，隔水加热约 1 小时，取出酒坛，埋于土中以除火毒，3 ～ 5

日后破土取出，开封，去掉药袋，再用细纱布过滤1遍，贮入干净瓶中，静置7日，即可饮用。早晚服食，每服50～100毫升。

【功用】养心安神，乌发延年。适用于腰膝酸软，神疲体倦，心悸健忘、头晕目眩，须发早白等。

【按语】凡证属阴盛阳衰，痰湿较重者，或久患滑泄便溏者，不宜服用。

地黄酒（《遵生八笺》）

【组成】地黄一斗，糯米五升，酒曲一升

【制法】用肥大地黄切一大斗，捣碎，糯米五升做饭，曲一大升，三物于盆中揉熟相匀，倾入瓮中泥封。春夏21日，秋冬须25日。取汁饮用。

【功用】主除百病，延年，变须发，生齿牙。

【按语】慎蒜、生冷、酢、滑、猪、鸡、鱼。

地黄酒（《外台秘要》）

【组成】生地黄（一石二斗捣绞取汁四斗）杏仁（一斗去尖皮两人者熬令黄捣末）大麻子（一斗熬捣末）糯米（一石曝干）曲（一斗五升净刮曝干细锉）

【制法】上五味，先以地黄汁四斗渍曲，待发，炊米二斗做饭，冷暖如人肌，酘曲汁中和之，候饭消，更炊米一斗，酘之如前法，又取杏仁、麻子末各一升二合半和饭搅之，酘曲汁中，待饭消，还炊米一斗，以杏仁、麻子末各一升二合半，一依前法酘之，如此凡酘八讫，待酒发定，封泥二七日，取清，温服一升，渐加至二升，日再服之。

【功用】适用于疗虚赢，令人充悦，益气力，轻身明目，久服去万病。

【按语】忌芜荑。

加皮三骰酒（《遵生八笺》）

【组成】五加根茎、牛膝、丹参、地骨皮、金银花、松节、枳壳枝叶、生地黄、牛蒡子根、大茋麻子、粳米。

【制法】取五加根茎、牛膝、丹参、地骨皮、金银花、松节、枳壳枝叶，各用一大斗，以水三大石，于大釜中煮取六大斗，去滓澄清水，准几水数浸酒曲，即用米五大斗炊饭，取生地黄一斗，捣如泥，拌下。二次用米五斗炊饭，取牛蒡子根，细切二斗，捣如泥，拌饭下。三次用米二斗炊饭，大蓖麻子一斗，熬，捣令细，拌饭下之。候稍冷热，一依常法。酒味好，去糟饮之。

【功用】去风劳冷气，身中积滞宿疾，令人肥健，行动敏捷。

【按语】饮酒量应计算在每日的主食范围内，半两白酒的热量与半两主食相当。

延寿酒（《中藏经》）

【组成】黄精、天冬（各）30克，松叶15克，枸杞20克，苍术12克，白酒1千克。

【制法】将黄精、天门冬、苍术均切成小方块，松叶切成小段，同枸杞一起装入瓶内，注入白酒，摇匀，10～12天即可服用。每服10～20毫升，日服2～3次。

【功用】健脾益气，滋阴补阳。用于体虚食少，疲劳乏力、头目眩晕等症。

【按语】无病者少量服用，有强身益寿之功。

天门冬米酒（《太平圣惠方》）

【组成】天冬（去心）1千克，糯米1千克，细曲800克。

【制法】天冬去心，捣碎，以纯净水10升煮取1升。糯米捣碎，细曲捣碎，炊米熟，3味相拌，入瓮，春冬季密封40日，夏秋季密封30日，候熟，滤出酒液。每日饮3杯。

【功用】滋补肺肾阴精，调和五脏六腑。老年人常服，可以延年益寿。

【按语】细曲指酿造米酒的酒曲。

神仙乌麻酒（《太平圣惠方》）

【组成】乌麻子（微炒，捣碎）4.5千克，醇酒20升。

【制法】乌麻子以醇酒浸泡7日，随意饮。

【功用】功能延年不老。

【按语】乌麻子即黑芝麻，具有补肝肾，润五脏的功效。《神农本草经》称其：“主伤中虚羸，补五内，益气力，长肌肉，填髓脑。”

第三节　益智健脑

益智健脑药膳主要由补肾填精，养心健脾，开通心窍的药食组成。常见的食物有糯米、粳米、粟米、莲子、榛子仁、大枣、猪脑、猪肚、野猪肉、黄羊肉、驴肉、鸡肉、鹌鹑肉、黄鳝、蜂乳、猪肉、桑椹、芝麻等。补益的中药有人参、党参、黄芪、茯苓、白术、山药、黄精、灵芝、益智仁等。常用药膳方有琼玉膏、水芝汤、神仙富贵饼等。

一、膏类

琼玉膏（《洪氏集验方》）

【组成】人参60克，茯苓200克，白蜜500克，生地黄汁800毫升。

【制法】将人参、茯苓制成粗粉，与白蜜、生地黄汁一起搅拌均匀，装入瓷制容器内，封口。再用大锅盛净水，将瓷器放入，隔水煮熬，先用武火，再用文火，煮3天3夜，取出。再重新密封容器口，放冷水中浸过，浸1天后再入原锅内炖煮1天1夜，即可服用。早晚服食，每服10毫升。

【功用】健脾补肺，滋肾填精，益髓健脑。适用于疲倦乏力，记忆力减退，注意力不集中等。

【按语】《古今名医方论》论本膳"珍赛琼瑶，固有琼玉之名"。尤其适用于身体虚弱或久病之后的智力减退。阳虚畏寒，痰湿过盛者不宜多食本膳。

水芝汤（《医方类聚》）

【组成】莲子60克，甘草10克。

【制法】莲子不去皮，不去心，炒香，碾成细粉。甘草炒后也制成细粉。再将莲子粉与甘草粉混匀。每次服用10克，加少许食盐，滚开水冲服。

【功用】养心宁神，益髓健脑。适用心肾不交所致的失眠、健忘。

【按语】本方莲子不去皮，不去心，有清心泄热之效。《遵生八笺》指出，读书人勤奋过度，废寝忘食，夜间常常会精神疲乏，不欲饮食，服用1小碗水芝汤，有补虚益智的效果。

二、汤饮类

蜂蜜益母草汁（验方）

【组成】蜂蜜 20 克，益母草汁 10 毫升，生地黄汁 40 毫升。

【制法】将以上诸味混合调匀，当日分两次服下，20 日为一疗程。

【功用】疏经活血，滋阴促智。适用于脑中风或供血不足导致记忆力减退者。

【按语】脾虚湿滞，腹满便溏者不宜使用。

三、酒醴类

金髓煎（《寿亲养老新书》）

【组成】枸杞子 500 克，米酒 1 升。

【制法】枸杞子取红熟者，去嫩蒂子，拣令洁净，以米酒浸泡，用蜡纸封闭瓮口，无令透气。浸 15 日左右，过滤，取枸杞子于新竹器内盛贮，再放入砂盆中研烂，然后以细布滤过，去滓不用。将浸药之酒和滤过的药汁混合搅匀，砂锅内慢火熬成膏，净瓶盛之。早晚服食，每服 20 ～ 30 毫升。

【功用】填精补髓。适用于老年人肝肾不足所致的心智衰减。

【按语】本膳方有轻身壮气，聪耳明目，延年益寿之效，是老年人养生益智的常食之物。

四、菜肴类

神仙富贵饼（《遵生八笺》）

【组成】炒白术、石菖蒲（各）250 克，山药 1 千克，米粉、白糖各适量。

【制法】白术、石菖蒲用米泔水浸泡 1 天，切片，加石灰一小块同煮熟，以减去苦味，去石灰不用。然后加入山药共研末，再加米粉适量和少量水，做成饼，蒸熟食之。

【功用】健脾化痰，开窍益智。适用于痰湿阻窍所致的记忆力减退，心神不安，悲忧不乐等。

【按语】本膳调治两宜，老年人、儿童皆可食用。

桂圆核桃炖黄豆（验方）

【组成】桂圆肉、核桃仁（各）40克，花生仁60克，黄豆700克，猪棒子骨1.5千克，料酒15克，葱末10克，食盐和鸡精各3克。

【制法】将所有材料洗净，猪棒子骨捶破一起放在锅里面，大火烧开之后用小火炖50分钟，最后加入调料即可。

【功用】益智补脑，清热解毒。适用于智力低下，脑力衰退及小便不利者。

【按语】有痰火者不宜服用。

核桃黄精煮黑豆（验方）

【组成】黄精、核桃仁共40克，黑豆600克，葱末、生姜（各）10克，食盐3克。

【制法】将所有材料全部洗净，放入锅内加适量水，大火烧开后再用小火煮50分钟，最后加入调料调味即可。

【功用】益智补脑，滋养脾胃。适用于脑力衰退，智力低下和脾胃虚弱的人食用。

【按语】痰火积热者慎服。

核桃炒玉米笋（验方）

【组成】核桃仁、枸杞子共30克，玉米笋400克，葱末和姜末40克，调味料适量。

【制法】在锅里放入油，七成熟时爆香葱姜，然后加入所有食材翻炒，最后加入调料调味即可。

【功用】降血压健脑益智。适用于智力低下，脑力衰退，记忆力减退者。

【按语】阴虚火旺、大便溏泄者慎服。

桂圆百合炒苋菜（验方）

【组成】百合、桂圆肉（各）25克，苋菜600克，葱末、姜末（各）10克。

【制法】将所有材料全部洗净，锅内加入适量油，烧至七成熟时爆香葱末和姜末，然后放入所有材料，炒熟即可。

【功用】清热解毒，益智。适用于记忆力减退，智力低下及失眠者。

【按语】痰火内盛者慎服。

第四节　润肤养颜

润肤养颜药膳方常用疏肝解郁的如玫瑰花、合欢花、梅花，或滋补肝肾阴精的如当归、枸杞子、熟地黄、阿胶、大枣等配制而成。

一、粥类

燕窝粥（《本草纲目拾遗》）

【组成】燕窝 10 克，糯米 100 克，冰糖 10 克。

【制法】将燕窝放入开水中焖泡，水冷后换入清水。摘去绒毛和污物，洗净，盛入碗中，加清水 100 毫升，上笼蒸 30 分钟，致燕窝完全涨发。将糯米浸泡 24 小时，洗净入锅，煮沸，待米粒煮开时加入燕窝、冰糖，文火煮熬至熟烂，即可食用。每日 1 次，连服 1 周。

【功用】润肺补脾，养阴润燥，延年驻颜。适用于元气虚损所致面色不华，容颜憔悴。

【按语】脾胃虚寒，湿痰停滞者忌用。

二、膏类

枸杞膏（《寿世保元》）

【组成】枸杞子 500 克。

【制法】枸杞子放入砂锅内，入水熬十余沸，用纱布或绢布滤过，将渣挤压汁净。再加水熬煮，滤取汁三次，去渣不用。将三次所得药汁过滤倒入砂锅内，慢火熬成膏，瓷器瓶装。早晚酒调服。

【功用】生精补元气，益荣卫，生血悦颜色，大补诸虚百损，延年益寿。

【按语】现代研究表明，枸杞子能显著提高机体的非特异性免疫功能，枸杞多糖能提高吞噬细胞的吞噬能力，水煎剂能增加空斑形成细胞的数量，对细胞免疫功能和体液免疫功能均具有调节作用。

五香散（《备急千金要方》）

【组成】毕豆 200 克，黄芪、白茯苓、葳蕤、杜若、商路、大豆黄卷（各）100克，白芷、当归、白附子、冬瓜仁、杜衡、白僵蚕、辛夷仁、香附子、丁子香、蜀水花、旋覆花、防风、木兰、川芎、藁本、皂荚、白胶、杏仁、梅肉、酸浆、水萍、天冬、白术、土瓜根（各）150 克，曝干猪胰 2 具。

【制法】上药计 32 味，研末过筛。取之洗面。

【功用】令人皮肤白，有光泽。二七日白，一年与众别。

【按语】毕豆即豌豆。本方可以常用。

三、汤饮类

茯苓饮（《宋美龄养颜秘录》）

【组成】茯苓 30 克，红枣 30 克，阿胶 10 克，红豆 30 克，冰糖适量。

【制法】先将红豆、茯苓、红枣洗净，盛入炖盅，放入 800 毫升水，文火炖 3小时后，放入阿胶、冰糖，文火炖 1 小时。早晚饮用，连渣服用，每服 10 毫升。

【功用】健脾养血，悦泽容颜。适用于肝脾两虚所致的面色憔悴，皮肤粗糙等。

【按语】本膳方阴虚火旺者忌服。

四、酒醴类

红颜酒（《万病回春》）

【组成】核桃仁、小红枣（各）60 克，甜杏仁、酥油（各）30 克，白蜜 80 克，黄酒 1.5 升。

【制法】先将核桃仁、红枣捣碎；杏仁去皮、尖，煮四五沸，晒干并捣碎，后以蜜、酥油溶开入酒中。后将 3 味药入酒内，浸 7 日后开取。早晚空腹饮用，每服10 ～ 20 毫升。

【功用】补肺、脾、肾，悦泽容颜。适用于脾肾两虚所致的面色憔悴，皮肤粗糙等。

【按语】甜杏仁能促进皮肤微循环，使皮肤红润光泽，具有美容的功效。本膳方阴虚火旺者忌服。

五、菜肴类

玫瑰五花糕（《赵炳南临床经验集》）

【组成】干玫瑰花 25 克，红花、鸡冠花、凌霄花、野菊花（各）15 克，大米粉、糯米粉（各）250 克，白糖 100 克。

【制法】将玫瑰花、红花、鸡冠花、凌霄花、野菊花诸干花揉碎备用。大米粉与糯米粉拌匀，糖用水溶化，再拌入诸花，迅速搅拌，徐徐加糖开水，使粉均匀受潮，并泛出半透明色，成糕粉。糕粉湿度以手捏一把成团，放开一揉则散开为度。糕粉筛后放入糕模内，用武火蒸 15 分钟。当点心吃，每日 30～50 克。

【功用】行气解郁，凉血活血，疏风解毒。适用于肝气郁结所致的雀斑、黄褐斑等。

【按语】本膳方行气活血作用较强，故气虚、血虚、经期、孕期、哺乳期忌服。

姜乳蒸饼（《东坡养生集》）

【组成】生姜 500 克，面粉适量。

【制法】生姜捣碎，绞取汁水，盛入瓷盆中，澄去上层黄清液，取下层白而浓者，阴干，刮取其粉，名为"姜乳"。每日用姜乳粉适量与面粉拌和，做成饼，蒸熟。空腹时吃 1～2 饼。

【功用】美容，驻颜，不老。适用于脾虚肾亏未老先衰者。壮年服用，老仍保持壮容红颜。

【按语】阴虚内热者慎服。

第五节　美发乌发

美发乌发药膳方常用滋补肝肾阴精之品配制，如黑芝麻、何首乌、桑椹、核桃肉、黄精、熟地黄、枸杞子、菟丝子、当归等。

一、粥类

瓜子芝麻糊（《千金翼方》）

【组成】甜瓜子、白芷、当归、川芎、炙甘草（各）60 克，松子仁 30 克，糯米

150 克，黑芝麻 500 克。

【制法】先将白芷、当归、川芎、炙甘草煎煮成取汁。再用药液浸泡糯米、甜瓜子、松子仁，晒干，再浸，直至药液用完。再将糯米、甜瓜子、松子仁和芝麻一起炒香，研为细粉。用沸水冲成糊食用。早晚服食，每服 30 克。

【功用】活血补血，养发润肤。适用于气血两虚所致的头发早白、稀少等。

【按语】本方来源于《千金翼方》"瓜子散"，增加糯米、芝麻二味，改散剂为粥糊。本膳能够通利大便，脾虚便溏者慎用。

何首乌粥（民间验方）

【组成】制何首乌 30 克，粳米 100 克，红枣 3 枚，白糖适量。

【制法】将制何首乌放入锅内，加水适量煎取浓汁，去渣留汁。粳米淘净，红枣去核洗净，白糖适量，一块儿放入何首乌汁锅内，加水适量，熬煮成粥。每日早晚温热顿服。

【功用】补肝肾，益精血，健脾胃，乌须发。适用于肝肾不足，头晕耳鸣，心悸失眠，须发早白，腰膝酸软，遗精崩漏等症。

【按语】《本草纲目》评论何首乌说："养血益肝，固精益肾，健筋骨，乌髭发，为滋补良药。"何首乌粥多服多食，对老年性血管硬化、高血压、高脂血症有一定疗效。本品忌与猪、羊肉或血，无鳞鱼、萝卜、葱、蒜同用；忌用铁器煮粥；大便溏泄与痰盛者忌食。

二、膏类

乌发蜜膏（《万氏积善堂集验方》）

【组成】制何首乌 200 克，茯苓 200 克，当归 50 克，枸杞 50 克，菟丝子 50 克，补骨脂 50 克，牛膝 50 克，黑芝麻 50 克，蜂蜜适量。

【制法】将上述中药加水适量浸泡发透，放入锅中加热煎煮，煮沸后每 20 分钟取煎液 1 次，加水再煎，共取煎液 3 次，合并煎液，先用武火，继用文火加热煎熬浓缩，至黏稠如膏时，兑入蜂蜜一倍调匀，加热至沸后停火，待冷装瓶备用。每次 1 汤匙沸水冲服，1 日 2 次。

【功用】补血养阴，固精益气，强健筋骨。适用于须发早白、脱发、未老先衰等症。

【按语】本品气血双补，阴阳共调，久服有益寿延年之效。

黑芝麻膏（民间验方）

【组成】黑芝麻250克，生姜汁、蜂蜜、冰糖（各）100克。

【制法】将黑芝麻研成泥糊状，放姜汁、蜂蜜、冰糖拌匀，隔水炖2小时即成。每次1汤匙含服，日3次。

【功用】润肺胃，补肝肾。适用于肺燥咳嗽，舌红少津，须发早白，老人便溏等症。

【按语】本品滋补甘润，大便溏薄者不宜多服。

三、酒醴类

桑椹酒（《本草纲目》）

【组成】桑椹1千克，酒曲200克，糯米5千克。

【制法】桑椹捣汁，煎，同曲、米如常法酿酒。徐徐饮，不拘时候。

【功用】补五脏，明耳目。适用于须发早白等症。

【按语】脾胃虚寒泄泻者忌用。

五精酒（《普济方》）

【组成】黄精50克，天冬（去心）500克，松针1千克，生白术800克，枸杞1千克。

【制法】上诸药，纳锅中，加水10升，文火熬煮1日，去滓取汁，加入酒曲。春冬季密封14日，夏秋季密封7日。酒熟取清汁。早晚服食，每服10～30毫升。

【功用】滋补肝肾。常年服用，可调百病，发白返黑，齿去更生。

【按语】饮用时，忌鲤鱼、桃、李、雀肉等。

一醉不老丹（《医宗金鉴》）

【组成】莲花心、生地黄、槐角、五加皮（各）120克，没食子6个，醇酒1升。

【制法】诸药捣碎，绢袋盛之，同好酒1升入罐内，密封，春冬季浸30日，秋季浸 20 日，夏季浸 10 日，待满日后可任意饮服，以醉为度，连日服尽。

【功用】滋补肝肾。适用于白发。

【按语】药酒每日适度饮用，以不超过 50 毫升为宜。

一醉散（《普济方》）

【组成】槐子 16 克，墨旱莲 1.6 克，生地黄 40 克。

【制法】上为细末，无灰酒 1 瓶，将药投酒内，密封之，浸 20 日。

【功用】乌须黑发。

【按语】槐子，即槐角，豆科植物槐的成熟果实。

造酒乌须方（《寿世保元》）

【组成】生地黄 200 克，生姜汁 200 克，制何首乌 500 克，红枣肉 150 克，当归 100 克，麦冬（去心）150 克，枸杞 100 克，核桃肉 150 克，莲子肉 150 克，蜂蜜 150 克。

【制法】先用酒洗净地黄。将制何首乌煎煮，去渣留汁，加入地黄，煮至汁干，再用姜汁煨干，将地黄捣烂。以 10 升糯米加 12 升水作酒曲，待酒浆成，用清水调匀地黄入酒糟内，过 3 日去糟，将枣、当归、麦冬、枸杞、核桃肉、莲子切碎，用纱布或绢布包好，放入酒坛中，密封，置锅内煮 1 小时左右，后将酒坛埋土中 3 天 3 夜去火毒。每日饮 15 ～ 30 毫升。

【功用】补肝肾，乌须发。适用于中老年人脱发、须发早白等。

【按语】何首乌可能有引起肝损伤的风险，不宜长期、大量服用。

乌须酒（《万病回春》）

【组成】生地黄 30 克，熟地黄 15 克，何首乌 30 克，天冬 15，麦冬 60 克，枸杞子 15 克，牛膝 10 克，当归 15 克，人参 6 克，黄米 3 千克，酒曲适量。

【制法】上药为末，加入酒曲，拌黄米饭，置入罐中，春冬季密封 20 日，夏秋季密封 10 日。候酒成，取清汁。每晨饮用 10 ～ 20 毫升。

【功用】滋阴养血，适用于精血不足，阴亏气弱所致的须发早白，腰膝酸软，头眩耳鸣，易疲倦，面色少华等症。

【按语】忌食萝卜、葱、蒜。

四、菜肴类

蟠桃果（《景岳全书》）

【组成】猪腰 2 只，芡实 60 克，莲子肉（去心）60 克，大枣肉 30 克，熟地黄 30 克，核桃肉 60 克，大茴香 10 克。

【制法】猪腰去筋膜，大茴香为粗末，掺入猪腰内。猪腰、莲子、芡实、熟地黄、核桃肉同入锅。武火煮开，改为文火炖，至猪腰烂熟。加盐及调味品服食，饮汤，连服 1 周。

【功用】补脾滋肾，美颜乌发。适用于脾肾亏虚所致的精气不足，须发早白，腰酸腿软等症。

【按语】中满痞胀及大便燥结者，忌服。不能与牛奶同服，否则加重便秘。

七宝美髯蛋（《万氏积善堂集验方》）

【组成】白茯苓 60 克，怀牛膝 30 克，当归 30 克，枸杞子 30 克，菟丝子 30 克，补骨脂 40 克，生鸡蛋 10 枚，大茴香 6 克，肉桂 6 克，茶叶 3 克，葱、生姜、食盐、白糖、酱油各适量。

【制法】将上述诸料一起放入砂锅，加水。武火煮沸，改用文火慢煮 10 分钟。取出鸡蛋，剥去蛋壳，再放入汤内用小火煮 20 分钟即可。每日服用鸡蛋 2 枚。

【功用】益肝肾，乌须发，壮筋骨。适用于白发、脱发、腰膝酸软等症。

【按语】原方中含有制何首乌，何首乌补肾气而涩精气，是传统乌发泽发的药物，但何首乌可能有引起肝损伤的风险，不宜长期、大量服用，故本膳方弃用之。

鸡子索饼（《太平圣惠方》）

【组成】面粉 50～100 克，鸡子 3～5 个，白羊肉 200～250 克。

【制法】羊肉洗净剁细做羹。以蛋清和面制成索饼，放入豉汁内煮熟，兑入羊肉羹，调味。空腹温服。

【功用】益气，养血，补虚。适用于虚损羸瘦，腰膝酸软等症。长期服食可使皮肤、毛发有光泽。

【按语】鸡子即鸡蛋，索饼即面条。

莲子龙眼汤（验方）

【组成】莲子、芡实、薏苡仁（各）30 克，龙眼肉 8 克，蜂蜜适量。

【制法】将前 4 味加水 500 毫升，微火煮 1 小时，入蜂蜜调味。1 次服完。

【功用】健脾益气，补血润肤，白面美容。适用于气血虚弱所致的面容憔悴，萎黄不华者。

【按语】本膳方可以常服。

附　录

卫健委公布的既是食品又是药品的中药名单

丁香、八角茴香、刀豆、小茴香、小蓟、山药、山楂、马齿苋、乌梢蛇、乌梅、木瓜、火麻仁、代代花、玉竹、甘草、白芷、白果、白扁豆、白扁豆花、龙眼肉（桂圆）、决明子、百合、肉豆蔻、肉桂、余甘子、佛手、杏仁、沙棘、芡实、花椒、赤小豆、阿胶、鸡内金、麦芽、昆布、枣（大枣、酸枣、黑枣）、罗汉果、郁李仁、金银花、青果、鱼腥草、姜（生姜、干姜）、枳椇子、枸杞子、栀子、砂仁、胖大海、茯苓、香橼、香薷、桃仁、桑叶、桑椹、橘红、桔梗、益智仁、荷叶、莱菔子、莲子、高良姜、淡竹叶、淡豆豉、菊花、菊苣、黄芥子、黄精、紫苏、紫苏籽、葛根、黑芝麻、黑胡椒、槐米、槐花、蒲公英、蜂蜜、榧子、酸枣仁、鲜白茅根、鲜芦根、蝮蛇、橘皮、薄荷、薏苡仁、薤白、覆盆子、藿香。（以上为 2012 年公示的 86 种）

2014 年新增 15 种中药材物质作为按照传统即是食品又是中药材

人参、山银花、芫荽、玫瑰花、松花粉、油松、粉葛、布渣叶、夏枯草、当归、山柰、西红花、草果、姜黄、荜茇，在限定使用范围和剂量内作为药食两用。

2018 年新增 9 种中药材物质作为按照传统即是食品又是中药材

党参、肉苁蓉、铁皮石斛、西洋参、黄芪、灵芝、天麻、山茱萸、杜仲叶，在限定使用范围和剂量内作为药食两用。

主要参考书目

1. 龚廷贤. 寿世保元 [M]. 北京：人民卫生出版社，2020

2. 孟诜. 食疗本草校注 [M]. 郑州：河南科学技术出版社，2015

3. 汪昂. 本草备要 [M]. 北京：人民卫生出版社，2005

4. 忽思慧. 饮膳正要 [M]. 郑州：中州古籍出版社，2015

5. 高濂. 遵生八笺 [M]. 北京：人民卫生出版社，2007

6. 曹庭栋. 老老恒言 [M]. 北京：人民卫生出版社，2006

7. 孙思邈. 备急千金药方 [M]. 北京：人民卫生出版社，1956

8. 李时珍. 本草纲目 [M]. 北京：人民卫生出版社，1975

9. 张景岳. 景岳全书 [M]. 上海：上海科学技术出版社，1984

10. 张仲景. 金匮要略 [M]. 北京：人民卫生出版社，1978

11. 廖希雍. 神农本草经疏 [M]. 北京：中医古籍出版社，2017

12. 朱橚主编. 普济方 [M]. 北京：人民卫生出版社，1999

13. 郑金生点校. 圣济总录 [M]. 北京：人民卫生出版社，2013

14. 王士雄. 随息居饮食谱 [M]. 天津：天津科学技术出版社，2021

15. 陶弘景. 名医别录 [M]. 北京：中国医药科技出版社，2013

16. 王怀隐，郑金生，汪惟刚主编. 太平圣惠方 [M]. 北京：人民卫生出版社，2016

17. 张锡纯. 医学衷中参西录 [M]. 北京：中医古籍出版社，2016

18. 陈直. 养老奉亲书 [M]. 北京：北京大学医学出版社，2014

19. 龚廷贤. 万病回春 [M]. 北京：中国中医药出版社，2019

20. 尤乘. 寿世青编 [M]. 北京：中国医药科技出版社，2019

21. 曹洪欣，张志斌主编. 中医养生大成 [M]. 福州：福建科学技术出版社，2017

22. 谢梦洲，朱天民. 中医药膳学 [M]. 北京：中国中医药出版社，2016

23. 彭铭泉. 中国药膳学 [M]. 北京：人民卫生出版社，1985

24. 刘继林. 中医食疗学 [M]. 济南：山东科学技术出版社，1988

25. 钟赣生 . 中药学 [M]. 北京：中国中医药出版社，2016

26. 胡珍珠，李荣惠，袁洪业 . 家庭食疗手册 [M]. 天津：天津科学技术出版社，1982

27. 王者悦主编 . 中国药膳大辞典 [M]. 大连：大连出版社，1992

28. 刘继林 . 食疗本草学 [M]. 成都：四川科学技术出版社，1987

29. 覃迅云，罗金裕，高志刚 . 中国瑶药学 [M]. 北京：民族出版社，2002

30. 温如玉，萧波 . 疾病的食疗与验方 [M]. 西安：陕西人民教育出版社，1992

31. 董三白 . 常见病的饮食疗法 [M]. 北京：中国食品出版社，1987

32. 陈可冀 . 慈禧光绪医方选议 [M]. 上海：中华书局，1981

33. 王文新，陈玉洁 . 家庭药膳手册 [M]. 天津：天津科学技术出版社，1989

34. 谢永新 . 百病饮食自疗 [M]. 北京：中医古籍出版社，1987

35. 彭铭泉 . 中国药膳大全 [M]. 北京：四川科学技术出版社，1987

36. 梁剑辉 . 饮食疗法 [M]. 广州：广东科技出版社，1992

37. 倪朱谟 . 本草汇言 [M]. 北京：中医古籍出版社，2005

38. 葛洪 . 肘后备急方 [M]. 天津：天津科学技术出版社，2021

39. 寇宗奭 . 本草衍义 [M]. 北京：中国医药技术出版社，2018

40. 刘完素 . 黄帝素问宣明论方 [M]. 北京：科学出版社，2022

41. 王士雄 . 王孟英医案 [M]. 北京：中医中药出版社，2022

42. 杨智孚，张峰 . 补品补药与补益良方 [M]. 北京：金盾出版社，1987

43. 彭铭泉，杨帆 . 大众药膳 [M]. 北京：四川科技出版社，1985

44. 翁维健 . 药膳食谱集锦 [M]. 北京：人民卫生出版社，2000

45. 曹庭栋，黄云鹄 . 粥谱 [M]. 北京：北京日报出版社，2019

46. 杨士瀛 . 仁斋直指方 [M]. 上海：第二军医大学出版社，2006

47. 孙伟 . 良朋汇集 [M]. 北京：中医古籍出版社，1993

48. 赵潜 . 养疴漫笔 [M]. 上海：中华书局，1991

49. 章穆 . 调疾饮食辨 [M]. 北京：中医古籍出版社，1999

50. 中国药膳研究会 . 常用特色药膳技术指南 [M]. 北京：中国中医药出版社，2015

51. 进生 . 常见病食疗食补大全 [M]. 北京：中医古籍出版社，1989

52. 俞长芳 . 滋补保健药膳食谱 [M]. 北京：轻工业出版社，1987

53. 浙江中医研究所 . 医方类聚 [M]. 北京：人民卫生出版社，1981

54. 傅时鉴 . 常见慢性病食物疗养法 [M]. 南昌：江西科学技术出版社，1985

55. 程尔曼 . 膳食保健 [M]. 北京：纺织工业出版社，1987

56. 赵学敏 . 本草纲目拾遗 [M]. 北京：中医古籍出版社，2017

56. 蔡武承 . 中国药膳大观 [M]. 北京：华艺出版社，1991

57. 林笃江 . 食物疗法 [M]. 福州：福建人民出版社，1979

58. 蒋家述 . 良药佳馐 [M]. 武汉：中国科学院武汉图书馆，1986

59. 许浚 . 东医宝鉴 [M]. 太原：山西科学技术出版社，2014

60. 万全 . 万氏家传养生四要 [M]. 武汉：湖北科学技术出版社，1984

61. 彭铭泉 . 中国药膳 [M]. 上海：上海文化出版社，1986

62. 陆以湉 . 冷庐医话 [M]. 北京：人民军医出版社，2010

63. 青浦诸君子 . 寿世编 [M]. 北京：中医古籍出版社，2004

64. 虞抟 . 医学正传 [M]. 北京：中国医药科技出版社，2011

65. 陈修园 . 医学从众录 [M]. 北京：中国中医药出版社，2016

66. 张子和 . 儒门事亲 [M]. 北京：人民卫生出版社，2005

67. 万表辑 . 万氏家抄方 [M]. 北京：中医古籍出版社，1996